ATLAS OF SURGICAL EXPOSURES OF THE
UPPER AND LOWER EXTREMITIES

上下肢
手术路径图谱

原著　[法] Raoul Tubiana
　　　　　Alain C Masquelet
　　　[英] Christopher J McCullough

主译　杨康平　刘　淼
译者　刘　淼　王振汉　王金堂　王　民
　　　杨康平　马　巍　李曙民　周双利
　　　韩学哲　李新友　张志刚　王德利
　　　尹战海　李海峰　张晓卫　王剑鸣
　　　刘　昱　马延生　沙浩渡

U0377137

中国出版集团
世界图书出版公司
西安　北京　上海　广州

图书在版编目(CIP)数据

上下肢手术路径图谱/(法)瑞奥(Tubiana,R.),(法)阿林(Masquelet,A.
C.),(英)克里斯托弗(Christopher,J.M.)著;杨康平,刘淼主译.—西安:世界图
书出版西安有限公司,2016.1
书名原文:Atlas of Surgical Exposures of the Upper and Lower Extremities
ISBN 978-7-5192-0484-6

Ⅰ.①上… Ⅱ.①瑞…②阿…③克…④杨…⑤刘… Ⅲ.①上肢—外
科手术—图谱②下肢—外科手术—图谱 Ⅳ.①R658-64

中国版本图书馆CIP数据核字(2015)第295137号

版权贸易登记号 25-2016-0001

Atlas of Surgical Exposures of the Upper and Lower Extremities/by Raoul Tubiana, Alain C Masque-
let,Christopher J McCullough/ISBN:1853178756

Shangxiazhi Shoushu Lujing Tupu

上下肢手术路径图谱

原 著	[法]Raoul Tubiana, Alain C Masquelet,[英]Christopher J McCullough
主 译	杨康平 刘 淼
责任编辑	马可为
封面设计	新纪元文化传播

出版发行	**世界图书出版西安有限公司**
地 址	西安市北大街85号
邮 编	710003
电 话	029-87233647(市场营销部)
	029-87234767(总编室)
传 真	029-87279675
经 销	全国各地新华书店
印 刷	陕西金德佳印务有限公司
开 本	889mm×1194mm 1/16
印 张	24.25
字 数	155千字

版 次	2016年1月第1版
印 次	2016年1月第1次印刷
书 号	ISBN 978-7-5192-0484-6
定 价	198.00元

☆如有印装错误,请寄回本公司更换☆

译者序

上下肢部位的手术在骨科临床中很常见。上下肢的解剖结构较为复杂，很多重要的血管和神经穿行于肌肉、肌腱和骨骼之间，因此，骨科医生必须熟练掌握上下肢手术入路的相关知识，才能合理选择切口、辨明解剖结构、准确实施操作，达到良好的手术效果，并避免并发症的发生。

本书由来自法国和英国的专家共同编写，内容全面、科学、实用，编排结构合理，叙述简明扼要，对骨科临床实践具有非常好的指导作用。全书共17章，系统介绍了154种上下肢手术入路的适应证、患者体位、切口、显露等；并配有700余幅绘制清晰、精美、解剖层次感极强的插图，能够使读者直观地学习、体会相关操作。我们深信，本书一定能使广大骨科同道从中受益，更好地提升临床实践水平。

本书译者均为骨科临床医生，在翻译过程中，始终保持着对专业的敬畏。但限于水平，如果读者在阅读过程中，发现本书的错误或不足之处，欢迎大家随时批评指正。

西安交通大学第一附属医院骨科

2015年10月

目　录

第一章

肩胸带与肩关节

Scapulothoracic girdle and shoulder joint

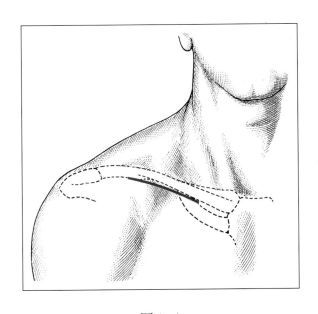

图 1-1

上肢起于包绕上胸部的肩胸带，后者由5块骨骼组成：前方是胸骨柄和一对锁骨，后方是一对肩胛骨。肌肉与韧带附着在这些骨骼上，对维持肩部的稳定性和位置相当重要。上肢若无肩胸带良好的支持，手的运动就难以控制。

上肢的位置与躯干相关，它包括以下5个关节的整合运动：3个解剖关节（胸锁关节，肩锁关节，盂肱关节），肩胛骨与胸廓、肱骨头与肩峰下表面及肩峰下间隙两个功能性关节。

一、锁　骨

【解剖】

锁骨成"S"形，连接肩胛带骨与中轴骨骼。其胸骨端通过关节囊、纤维软骨盘、附属韧带与胸骨及第一肋骨相连。其肩峰端主要依靠喙锁韧带维持稳定。另外，锁骨通过三角肌、斜方肌与肩胛骨相连，又通过胸大肌、胸锁乳突肌、锁骨下肌与胸骨和肋骨相连。肩部的运动可带动锁骨。

【适应证】

1.骨不连的内固定。

2.良性肿瘤或感染的手术治疗。

【体位】

仰卧或半坐位，患侧肩下垫沙袋。

【切口与显露】

图 1-1 锁骨位于皮下，皮肤切口以病变为中心。钝性分离皮下组织，显露锁骨上神经（$C_{3,4}$），向内侧或外侧牵开。沿切口分开颈阔肌，按所需长度骨膜下剥离显露锁骨。

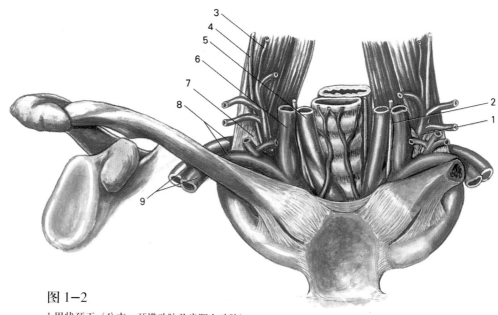

图1-2

1.甲状颈干（分支：颈横动脉及肩胛上动脉）

2.喉返神经

3.颈升动脉

4.膈神经

5.颈总动脉

6.颈内静脉

7.前斜角肌

8.锁骨下动、静脉

9.腋动、静脉

图1-2 通过锁骨深面的主要血管神经如下：

胸锁关节和胸骨柄：颈内静脉和锁骨下静脉汇合成左右头臂静脉。左侧头臂静脉斜行通过颈根部至胸骨柄后，与右侧头臂静脉汇合成上腔静脉。

锁骨内1/3：锁骨下静脉位于胸膜顶部，跨过第一肋至前斜角肌前方。与锁骨间被锁骨下肌分开。在胸锁关节后方与颈内静脉汇合成头臂静脉。

锁骨中1/3：头静脉穿胸锁筋膜入腋静脉，锁骨下动脉跨过第一肋，穿前斜角肌后面延续为腋静脉。肩胛上动脉与颈横动脉起自锁骨下动脉第二段，在前斜角肌前方过颈后三角。腋动脉发出两条分支为穿过胸锁筋膜的胸廓上动脉

和胸肩峰动脉。若切断这些血管，断端常回缩至锁骨深面，造成的出血很难处理。在此处，臂丛离开颈部进入位于锁骨中1/3的腋深层。

锁骨外1/3：胸肩峰动脉的肩峰支沿胸小肌上缘越喙突供应肩峰。行锁骨外侧手术时易损伤，若断端回缩至锁骨深面，造成的出血也很难处理。

二、肩胛骨

【适应证】

1.良、恶性肿瘤的切除。

2.盂下骨折的切开复位。

【体位】

俯卧位，患侧肩下垫沙袋。

【切口】

图1-3 常用以下切口显露肩胛骨特定区域。

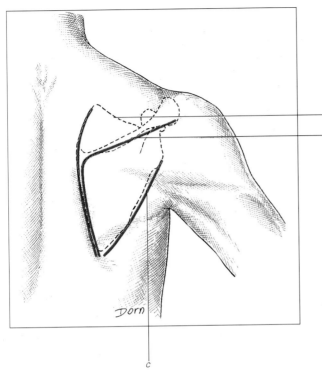

a.沿肩胛冈切口
b.沿肩胛内缘切口
c.沿肩胛腋缘切口

图 1-3

a 沿肩胛冈做切口显露肩胛冈及冈上窝。在内侧沿肩胛骨的脊柱缘向下延长切口显露冈下窝。

b 沿肩胛骨内缘做切口显露此区及肩胛下窝。

c 于肩胛骨外缘自肩胛下角向肩关节做切口，显露其外缘及肩胛顶部的盂下区域。此切口也可显露肩关节下方区域。

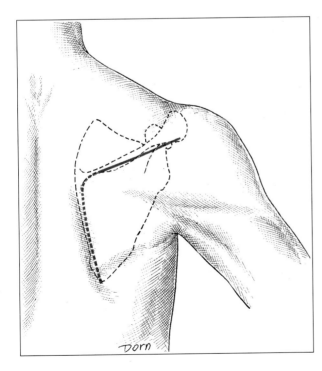

图 1-4

【冈下窝】

图 1-4 切口取肩胛冈走向，沿肩胛骨内缘向下延长。牵开皮瓣。沿肩胛冈切开筋膜和骨膜。于菱形肌与冈下肌之间沿肩胛骨脊柱缘钝性分离。

图 1-5 切断三角肌在肩胛冈的附着点。在肩胛骨的后面从骨膜下剥离冈下肌可显露冈下窝。向后下牵拉三角肌及冈下肌，见冈上动脉神经自肩胛冈外缘入冈下窝。此入路适用于冈下窝良性肿瘤的切除。向外分离显露肩胛颈的盂下部分，这样可复位固定波及肩关节关节面的骨折。术后通过钻骨孔缝合可将三角肌重新连接于肩胛冈上。收紧缝线使三角肌腱紧密附着。

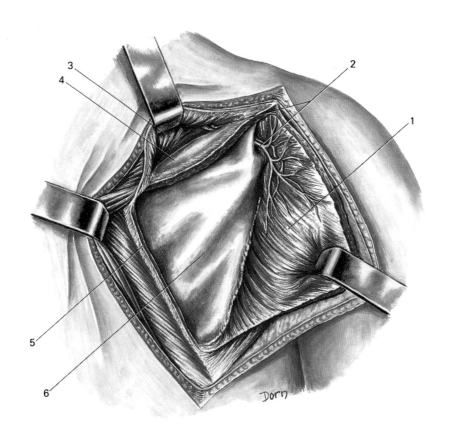

图 1-5

1.牵拉开的冈下肌

2.肩胛上神经、动脉

3.牵拉开的冈上肌

4.肩胛冈

5.肩胛下肌（内侧切缘）

6.冈下窝

【冈上窝】

图1-6　沿肩胛冈做切口，切开筋膜及骨膜。牵开斜方肌，显露深面的冈上肌。

图1-7　自骨膜下分离掀起冈上肌，可见肩胛上神经走向冈上窝深面，肩胛上动脉在肩胛上韧带浅面,神经与血管分别向下外方斜行，绕过冈上窝的上外方，走向肩胛冈基底部。

图1-8　自肩胛冈下缘牵开三角肌及冈下肌，显露肩胛冈。见冈上动脉、神经进入冈下窝。

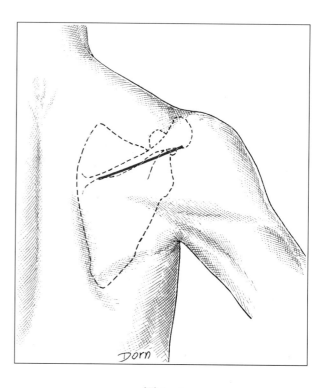

图 1-6

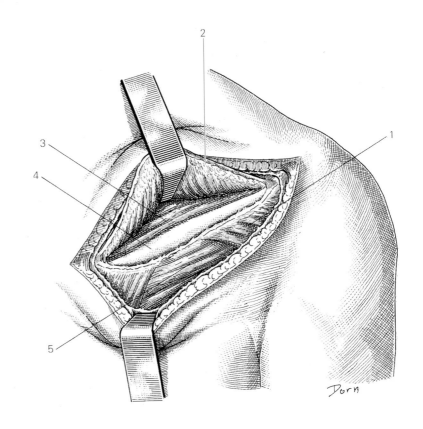

图 1-7
1.三角肌
2.斜方肌
3.冈上肌
4.肩胛冈
5.冈下肌

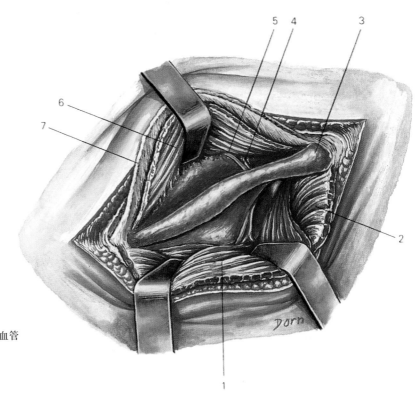

图 1-8
1.冈下肌
2.三角肌
3.喙突
4.肩胛上神经、血管
5.肩胛切迹
6.冈上肌
7.斜方肌

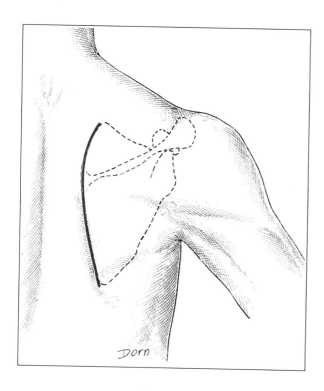

图 1-9

【肩胛骨内侧缘】

图 1-9 沿肩胛骨内缘做切口。牵开皮瓣显露越过肩胛上角的斜方肌下半部分肌纤维，将其分离。

图 1-10 牵开斜方肌显露起于冈上窝的冈上肌内侧缘。沿冈下肌内缘做切口将其自肩胛骨上掀起。也可在肩胛骨内缘牵开菱形肌，显露肩胛下肌。

图 1-11 自骨膜下掀起冈上、下肌及肩胛下肌，显露肩胛骨内缘。

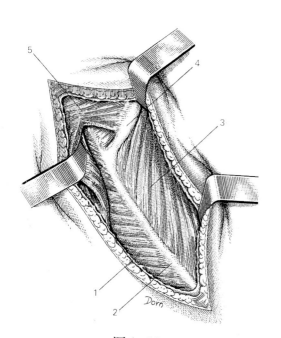

图 1-10

1.菱形肌
2.肩胛骨内缘
3.冈下肌
4.肩胛冈
5.斜方肌

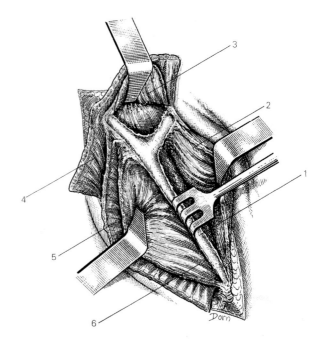

图 1-11

1.肩胛骨内缘
2.冈下肌
3.冈上肌
4.斜方肌
5.菱形肌
6.肩胛下肌

【肩胛骨外侧缘】

图 **1-12** 自肩胛下角沿肩胛骨外缘做切口至肩关节后方，可显露肩胛骨外缘及肩关节。切开深筋膜，在切口上方可见三角肌下缘，松解并向上牵开。找到冈下肌与小圆肌之间有一平面继续解剖可显露肩胛骨外缘。注意腋神经通过小圆肌下的四边孔。肩胛上神经、动脉自冈下肌上缘入冈下窝。保证这些肌肉的完整，就可保护神经血管。

图 **1-13** 自冈下窝掀起冈下肌外缘。向下牵开小圆肌，显露三头肌长头腱，后者起自肩胛骨的盂下结节。肩关节的后下部分关节囊亦可显露。

图 **1-14** 通过肩关节囊做切口显露肱骨头的下半部分及盂下腔隙。此切口可用于肩关节下部关节内骨折内固定手术。

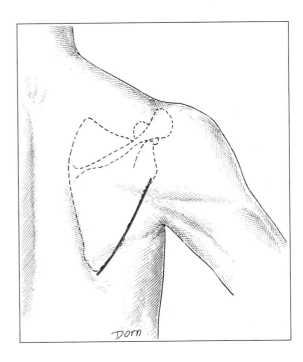

图 1-12

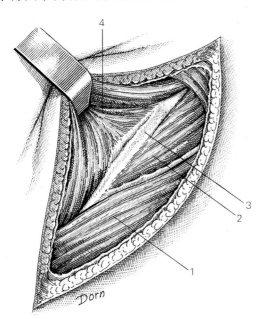

图 1-13
1.大圆肌
2.小圆肌
3.肩胛骨腋缘
4.冈下肌

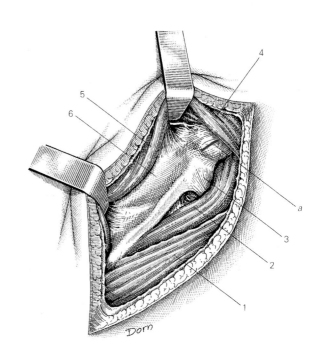

图 1-14
1.大圆肌
2.小圆肌
3.三头肌长头腱
4.三角肌
5.冈下肌
6.冈下窝
a.肩关节后侧切口

三、肩峰下间隙与盂肱关节：外科解剖

【肩峰下间隙】

图1-15 此间隙上界为肩峰锁骨弓及喙突肩峰弓，下界为肱骨结节及肱骨头。肩峰下滑囊位于两层肌袖间，具有关节腔的功能。此两层肌肉包绕于肩峰下间隙和盂肱关节。外层主要是三角肌，其起点与斜方肌附丽点过肩峰锁骨弓，大圆肌从后面加强。内层由肩袖：肩胛下肌、冈上肌、冈下肌、小圆肌组成。

肩峰下滑囊位于这两层肌肉之间。肩关节运动时它们可依靠对方作滑动，滑囊基底中央部连接大结节和肩袖附着处，顶部中央连于肩峰和喙肩韧带，外侧部游离且外有疏松结缔组织。大多情况下，肩峰下滑囊不与盂肱关节连接，两者间有关节囊和旋转肌群。

【盂肱关节】

盂肱关节(或肩关节)参与上肢和手的运动。

图1-16 肱骨头和肩胛骨的关节盂构成盂肱关节。在冠状平面，肩胛骨前倾30°，肱骨头伸向后上、内方，后倾约20°～30°。

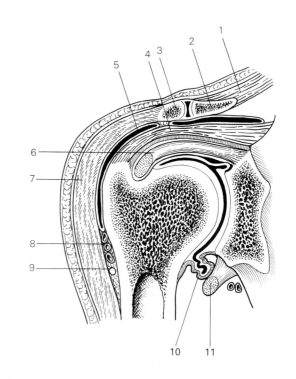

图 1-15

1.斜方肌	7.三角肌
2.锁骨	8.旋肱后血管
3.肩峰	9.腋神经
4.冈上肌	10.关节下隐窝
5.肩峰下滑囊	11.三头肌长头
6.二头肌长头	

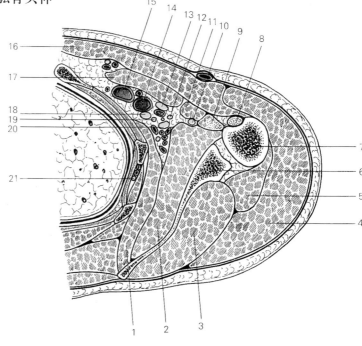

图 1-16

1.前锯肌	12.肌皮神经
2.肩胛下肌	13.正中神经
3.冈上肌	14.腋动脉
4.三角肌	15.腋静脉
5.冈下肌	16.胸大肌
6.肩胛骨	17.胸小肌
7.肱骨头	18.尺神经
8.二头肌长头腱	19.臂内侧皮神经
9.二头肌短头	20.桡神经
10.腋神经	21.肋间神经
11.喙肱肌	

图 **1-17**　关节盂的边缘"镶有"一层纤维软骨称盂缘，以增加关节盂的深度，关节囊与盂唇融合，如前方有滑囊隐窝，关节囊前部可延伸至肩胛颈上的骨膜。

关节囊远端连于肱骨解剖颈，其前、上、后方由肩袖加强。关节囊下方松弛，呈双层，构成关节下隐窝(图1-15)。关节囊前方增厚部分形成上、中、下三束盂肱韧带(图1-17)。但这种解剖关系不是恒定的，中间韧带缺如时，滑膜隐窝从前方延伸至肩胛颈。关节囊前方韧带的变异，可能影响盂肱关节前侧的稳定性。

二头肌长头腱起于盂上粗隆，与关节唇相连，在外侧入关节，附以滑囊，并从大小结节间出关节，行于横韧带下的二头肌间沟，向远端4～5cm，且附有与关节滑囊相连的滑膜鞘。

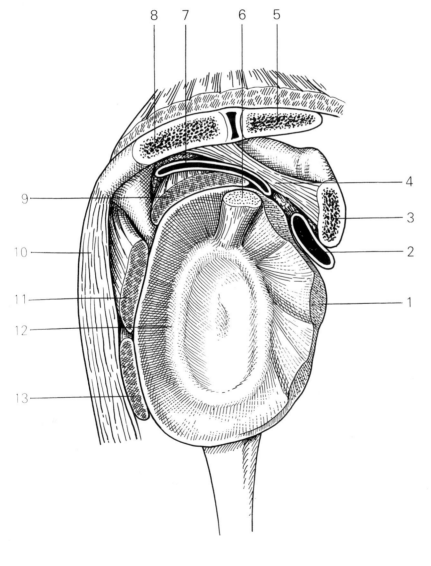

图 1-17

1.关节囊与韧带
2.喙突下滑囊
3.喙突
4.喙肩韧带
5.锁骨
6.二头肌长头
7.肩峰下滑囊
8.肩峰
9.冈上肌
10.三角肌
11.冈下肌
12.关节唇
13.小圆肌

【肌肉】

当上臂外展时，附着于关节盂的短的旋转肌群固定肱骨头，使三角肌能作用于肱骨。同时肩胛骨沿胸壁移动，它的位置主要由斜方肌和前锯肌控制。

三角肌在肩关节周围肌肉运动中占40%，它起于锁骨外1/3，肩峰外缘至肩胛冈远端，止于三角肌粗隆，前、外侧直接由肌纤维附着于骨，没有明显的腱袖。应避免横向分离肌肉，因为修复的肌肉的效果不佳，而且可导致永久性的功能紊乱，三角肌可以纵向分离，但要注意保护腋神经。

三角肌后束纤维有短的肌腱附着于肩胛冈下缘，需作分离才可到达盂肱关节和肩胛冈下窝后方。自肩胛冈游离此肌腱，术后可做钻骨缝合。

冈下肌对外旋肩部很重要，可牵开此肌但不可切断。

【重要神经】

● *腋神经*

图1-18　腋神经起于臂丛后束，支配三角肌。注意以下4个部位：

1.腋神经入四边孔前横过肩胛下肌肌腹。由此肌腱做纵切口很危险，正确切口应外旋上臂取该肌附着点内2.5cm处。沿此肌再向内侧做切口，就可能损伤腋神经，而使上臂不能外展。

2.腋神经由关节囊下缘连接处入四边孔。重建前方关节囊时应注意。

3.腋神经由小圆肌下缘出四边孔，可将肌肉牵开，而不应分离。保持此肌肉的完整可同时保护腋神经。

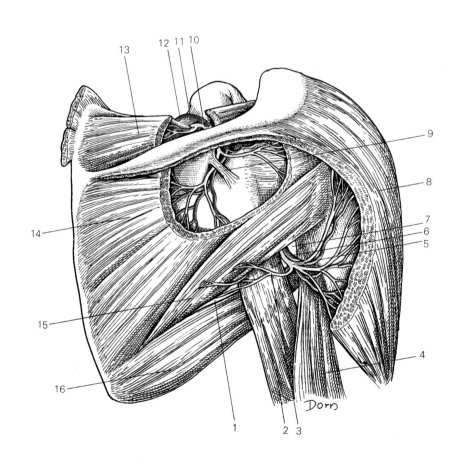

图1-18

1.三边孔
2.三头肌长头
3.支配小圆肌的神经
4.三头肌外侧头
5.腋神经
6.旋肱后动脉
7.四边孔
8.三角肌
9.韧带
10.肩胛上神经
11.肩胛上切迹和韧带
12.肩胛上动脉
13.冈上肌
14.冈下肌
15.小圆肌
16.大圆肌

4.腋神经绕肱骨颈外侧缘，距肩峰外缘5cm处分支支配三角肌。垂直分离三角肌前外侧肌纤维时，切口不应超过距肩峰缘4cm。

● 肌皮神经

从喙突截骨或分离附着其上的肌肉可显露盂肱关节和肱骨近端。肌皮神经及臂丛后束、外侧束位于喙突下，直接分离或向下牵拉附于喙突的肌肉都可能损伤它。肌皮神经常在喙肱肌喙突附着点远端6cm处进入该肌，但并不恒定。事实上它有几个分支。不应向远端强行牵拉喙肱肌，其深面放拉钩应小心。

● 肩胛上神经

取肩后入路时要保护此神经，因为此处神经绕于肩胛冈外缘。取冈下肌与小圆肌间切口，保持冈下肌完整可保护此神经。

四、盂肱关节：前侧入路

【适应证】

1.肩关节前脱位的手术治疗。

2.肩关节成形术。

3.肩关节固定术。

【体位】

半坐位，同侧肩下垫沙袋，包裹上肢。

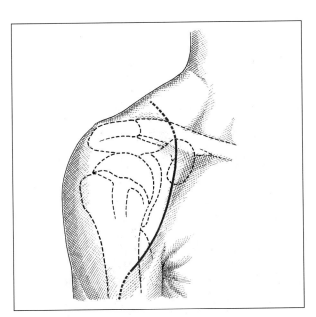

图 1-19

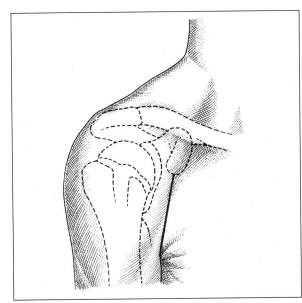

图 1-20

【切口】

图1-19 切口自锁骨下缘喙突外侧沿三角肌前缘弧形走向，终止于腋前皱襞外侧。行肩关节固定术时切口可向近侧延长，以显露肩关节上方、喙突和锁骨。如行肩关节假体插入时亦可将切口向远端延长。

图1-20 从喙突尖部到腋前皱襞顶的短切口，作为美容切口而广泛应用，可在皮下向周围广泛游离，使显露充分。

【显露】

图1-21 三角肌胸大肌间沟内见头静脉，平行头静脉外侧向远端分离三角肌。同胸大肌一起，向内牵开被部分三角肌束覆盖的头静脉，向外牵开三角肌。除非做关节固定，否则不要分离三角肌在锁骨的附着处。因为修补三角肌的结果不令人满意且妨碍功能。

图1-22 牵开三角肌与胸大肌，切口近端可见喙突。肱二头肌短头及喙肱肌起自喙突并伸向切口远端，前者有一层白色的肌腱膜。

图1-23 向外牵开三角肌，肱骨头前方见肱二头肌长头。旋肱前动脉位于其深面，胸大肌深面可见肩胛下肌的横行肌纤维。

牵开喙肱肌腱和二头肌短头，或于喙突下1cm处断离肌腱或行喙突截骨，即可显露肩胛下肌。对肌肉而言，后一种操作较好。若肌肉发育不良，可单独牵开这些肌腱。行喙突截骨前，应行喙突前后钻孔，有利于在手术结束时重新固定喙突止点。而截骨应该在胸小肌附着处远侧。

图1-24 截除喙突，向下牵开附有喙肱肌及肱二头肌短头止点的骨片，显露重要的血管神经。肌皮神经距喙突下6cm进入喙肱肌。其分支及数量有较大变异，轻牵这些肌肉将避免损伤肌皮神经。

内侧应小心使用拉钩，防止损伤深面的血管、神经，尤其是臂丛神经的后束和外侧束。

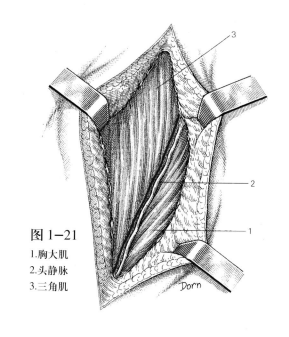

图 1-21
1.胸大肌
2.头静脉
3.三角肌

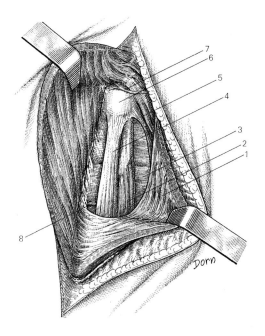

图 1-22
1.胸大肌
2.喙肱肌
3.肩胛下肌
4.二头肌短头
5.胸小肌
6.喙突
7.胸肩峰血管
8.旋肱前血管

外旋上臂，可充分显露肩胛下肌。其下缘可见旋肱前、后动脉沿腋神经走行。

旋肱后动脉与腋神经一起穿过四边孔，在肩关节囊下缘供应肱骨颈。旋肱前动脉跨过肱骨干骺端行于二头肌长头深面。

钝性分离，在肩胛下肌腱与盂肱关节之间见一平面。在习惯性肩关节前脱位时，瘢痕组织充填该平面。越靠近肩胛下肌附着处，从关节囊分离这些肌肉越困难。将血管钳置于肩胛下肌腱深面，最大限度外旋上肢，在其附着点内2.5cm处纵行切开该肌，注意保护腋神经和旋肱动脉。

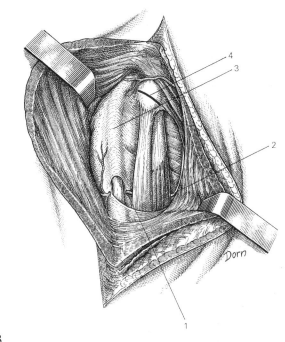

图 1-23
1.旋肱前血管
2.腋神经
3.二头肌腱（长头）
4.喙突截骨线位于胸小肌附着处远侧

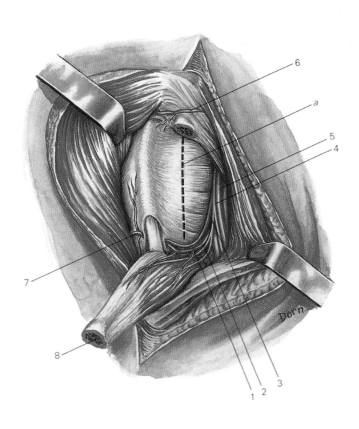

图 1-24
1.腋神经
2.旋肱后血管
3.肌皮神经
4.臂丛外侧束
5.腋动脉
6.胸肩峰血管
7.旋肱前血管
8.切除的喙突
a.沿肩胛下肌腱切口

图1-25　显露肩关节囊。纵行切开，显露肱骨头及关节盂。

图1-26　盂唇环绕关节盂，从前方切开肩关节囊，直达切断的肩胛下肌腱内缘，即可显露前方盂窝。

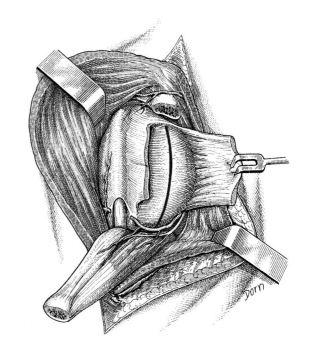

图1-25

【扩大前侧入路】

为行肩关节置换成形术，可由臂前侧向远端延长切口扩大显露。外展上肢，松弛三角肌，使其容易牵开。松解肱骨上附着的三角肌，分离胸大肌上缘。不要切断起自锁骨前方的三角肌纤维。

另一扩大显露的方法是，在锁骨外1/3用电锯做带有三角肌止点的骨瓣，连同附着的三角肌一起向外侧牵拉。术后用可吸收线环扎锁骨。因这种方式仍有较小的骨折率，故大多数学者认为该法不可取。同时锁骨深面的血管神经亦应注意。

在有严重瘢痕形成的肩关节，很难区分冈上肌与肩胛下肌间的旋前肌群间隙。但是，分离由此间隙进入关节囊的二头肌长头腱可通过锐性和钝性分离相结合来游离。外旋上臂并在肩胛下肌附着处2.5cm处将其切断。另外，有些外科医生认为可以在肩胛下肌附着处（小结节）截骨并向内牵开。术后可用螺钉原位固定。

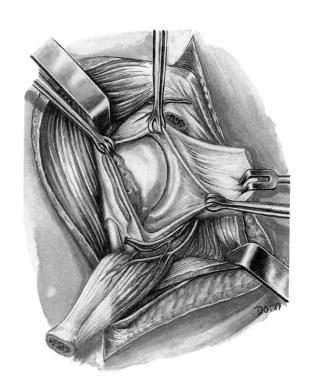

图1-26

五、盂肱关节：后侧入路

【适应证】

1.习惯性肩关节后脱位的治疗。

2.化脓性肩关节炎的引流。

【体位】

俯卧位，包裹上肢并外展。

【切口】

图 1-27 自肩胛冈内缘下方，平行冈下缘向外至肩关节后方切开。

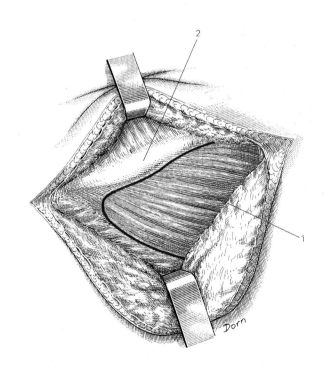

图 1-27

【显露】

图 1-28 切断三角肌向外牵开。牵开皮下组织显露肩胛冈。见斜方肌附着于肩胛冈表面，三角肌从冈下缘斜向下外走行。松解三角肌内下缘向外牵开。其深面与冈下肌、小圆肌间见一平面。若此方法不能充分显露小圆肌和冈下肌，就从肩胛冈上分离三角肌。术后钻孔缝合可使肌腱重新连接于肩胛冈上。

图 1-28
1.三角肌
2.肩胛冈

图 1-29 冈下肌与小圆肌位于盂肱关节后方，在两者间的空隙进行解剖。

图 1-30 将冈上肌牵向上，小圆肌牵向下，显露盂肱关节囊后方和关节盂颈后方。肩胛上神经、动脉过肩胛冈外缘入冈下窝供应冈下肌。小心不要损伤。腋神经和旋肱后动脉位于小圆肌下方，紧邻肱骨颈。保证小圆肌完整就可保护这些神经、血管。可在盂肱关节囊处做切口。

图 1-31 显露肱骨头和关节腔。为进一步显露盂颈下面，如行关节盂下缘有移位骨折的内固定，可沿肩胛骨内缘在冈下肌附着处将其分离。翻开肌肉，显露肩胛冈外缘处的冈上神经和动脉（见图 1-5）。

另一显露盂肱关节后方的方法是：在小圆肌和大圆肌间入路，向近端牵开三角肌下缘而不切断其在冈上的附着处。和在小圆肌与冈下肌间的入路相比，此入路显露有限。引流盂肱关节化脓性关节炎，此入路较好。

图 1-32 三角肌下缘切口。

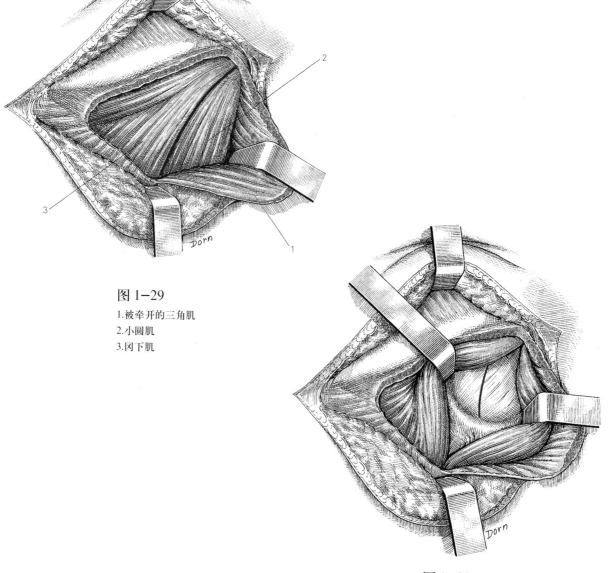

图 1-29
1. 被牵开的三角肌
2. 小圆肌
3. 冈下肌

图 1-30

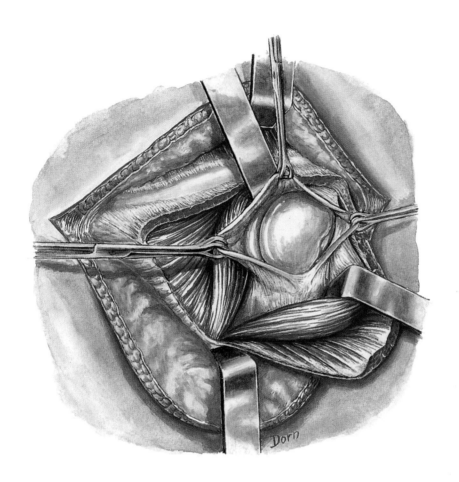

图 1-31

图 1-33　切开筋膜，向近端牵开三角肌。

图 1-34　牵开大、小圆肌，显露盂肱关节。

图 1-35　切开关节囊，显露肱骨头。

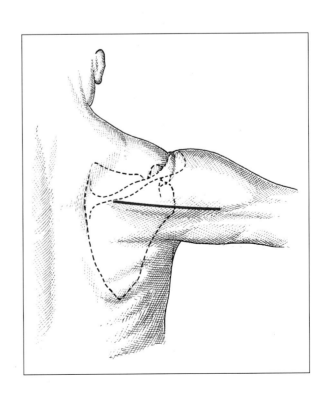

图 1-32

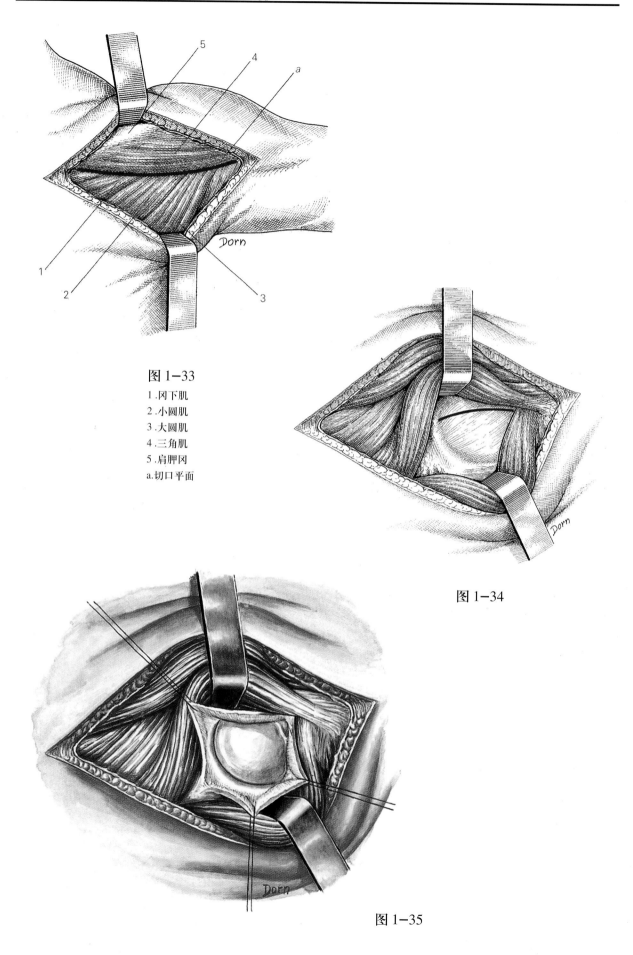

图 1-33

1. 冈下肌
2. 小圆肌
3. 大圆肌
4. 三角肌
5. 肩胛冈
a. 切口平面

图 1-34

图 1-35

六、盂肱关节：上方入路

【简介】

此入路是把三角肌从锁骨、肩峰、肩胛冈附着处切断，广泛显露盂肱关节前、上、后方。适用于肩关节融合术，其他手术时少用。因为大范围切断三角肌会影响其功能。

【适应证】

肩关节融合术。

【体位】

半坐位，同侧肩胛骨内缘垫沙袋。

【切口】

图 1-36　在矢状面上做弧形切口。始于肩峰后3cm处，向前达肩峰、肩锁关节，再向前至肩关节前方。

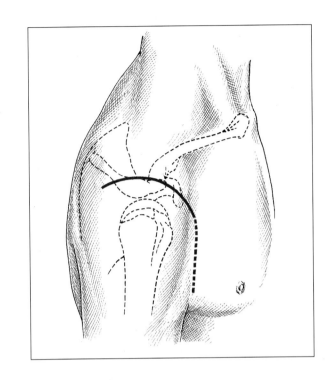

图 1-36

【显露】

图 1-37　向内侧、外侧牵开皮瓣，显露肩峰及锁骨外侧，可见斜方肌和三角肌，后者起自肩胛冈、肩峰和锁骨外 1/3。做三角肌切口，游离其附着在锁骨、肩峰、肩胛冈上的肌腱。

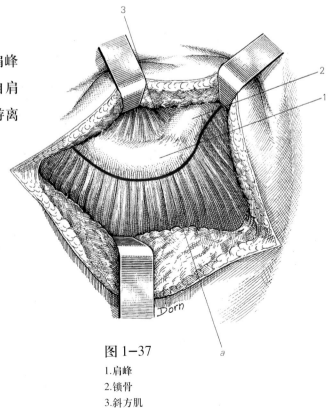

图 1-37

1.肩峰

2.锁骨

3.斜方肌

a.三角肌切口

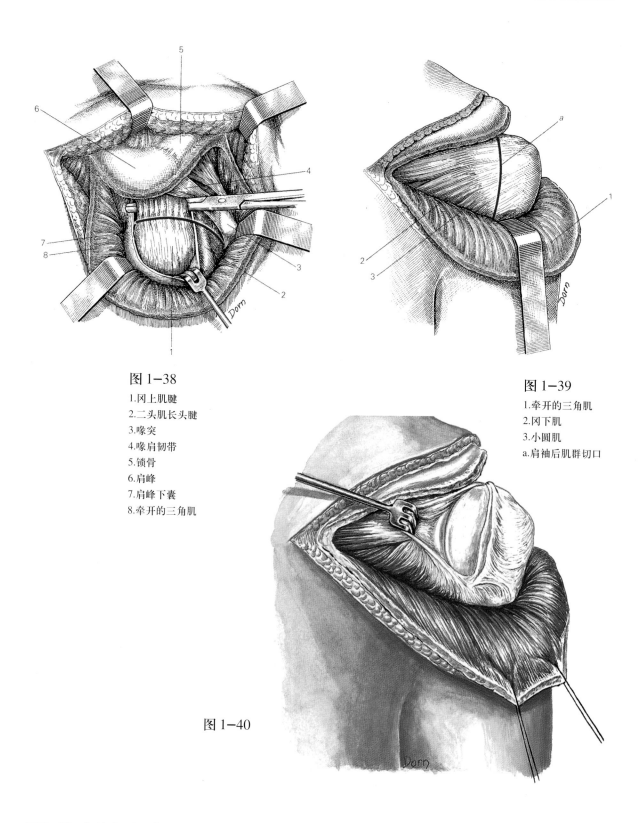

图 1-38
1.冈上肌腱
2.二头肌长头腱
3.喙突
4.喙肩韧带
5.锁骨
6.肩峰
7.肩峰下囊
8.牵开的三角肌

图 1-39
1.牵开的三角肌
2.冈下肌
3.小圆肌
a.肩袖后肌群切口

图 1-40

图 1-38 向外牵开三角肌显露肩袖。前方见喙肩韧带附着于喙突。矢状面上分离肩袖，留足外侧组织利于术后缝合。术中注意保护肱二头肌长头腱。

图 1-39 取肩袖后肌群垂直矢状切口。

图 1-40 显露盂肱关节囊，矢状面切开，显露肱骨头。使盂肱关节脱位，显露盂腔。保护腋神经和旋肱后动脉。

七、盂肱关节：腋窝入路

【简介】

因为需离断一些神经血管结构,故此入路少用。但此入路出血少,术后瘢痕不外露,易为病人接受。

【适应证】

习惯性肩关节前脱位。

【体位】

半坐位,外展上肢。

【切口】

图1-41 腋顶部做垂直切口,从腋前皱襞延长至后皱襞,充分游离皮下并牵向前上方。

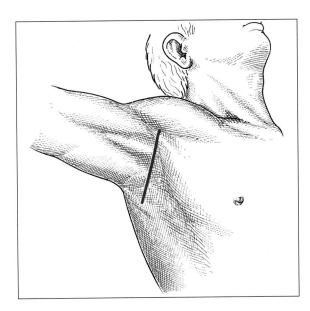

图 1-41

图1-42 下为背阔肌,上为三角肌和胸大肌。腋窝脂肪中有血管神经束,用钝性分离,将其解剖出。

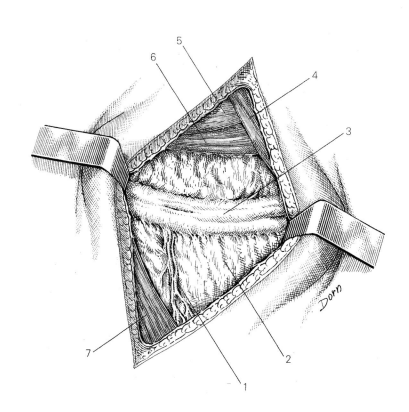

图 1-42
1. 胸壁外侧血管
2. 腋脂肪
3. 腋动脉和臂丛
4. 胸大肌
5. 二头肌
6. 喙肱肌
7. 背阔肌

图 1-43 可见到臂丛、腋动脉、腋神经、旋肱前动脉。

图 1-44 向后牵开神经血管鞘，置腋神经于前方，显露肩胛下肌，于该肌附着点2.5cm处分离并切断。

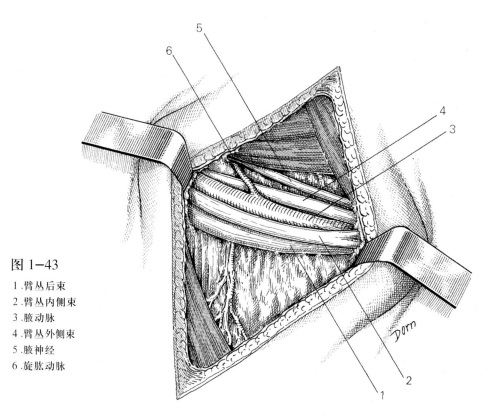

图 1-43

1.臂丛后束
2.臂丛内侧束
3.腋动脉
4.臂丛外侧束
5.腋神经
6.旋肱动脉

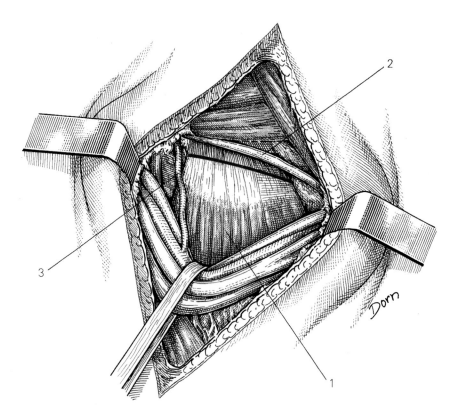

图 1-44

1.肩胛下肌
2.腋神经
3.旋肱动脉

图 1-45 向内牵开肩胛下肌，显露盂肱关节囊和关节盂唇。

图 1-46 切开并牵开关节囊，显露肱骨头。

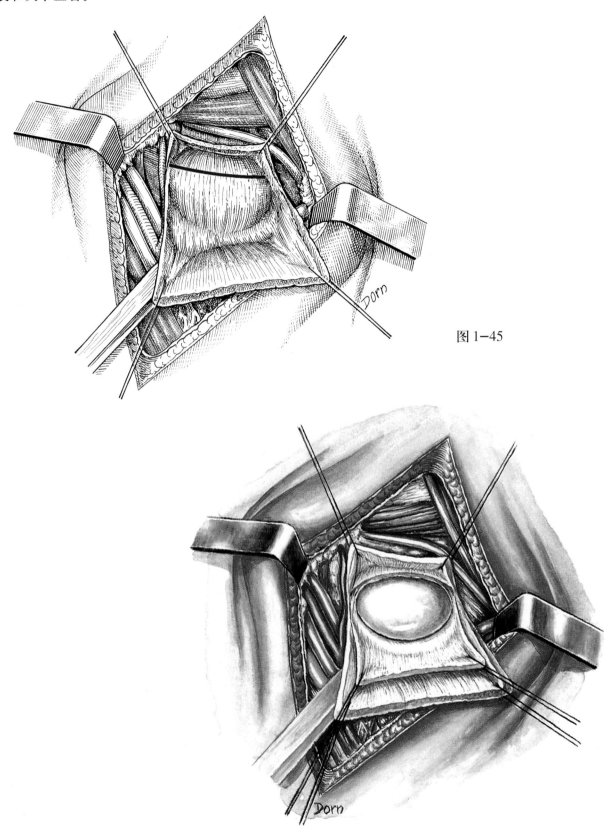

图 1-45

图 1-46

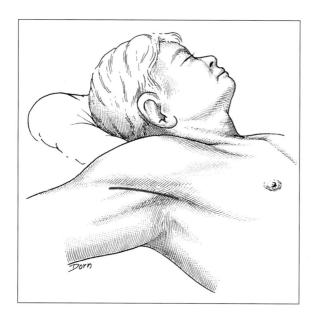

图 1-47

沿腋前皱襞后缘做切口也可显露盂肱关节，惟进入关节受到制约。但此入路避开了垂直入路所要保护的血管。它适用于下盂唇骨折的切开复位和下方骨折块的复位。

图 1-47 沿胸大肌下缘做横切口。

图 1-48 分离皮下组织，显露胸大肌，向前牵开，显露肱二头肌长头和肩胛下肌。将喙肱肌和二头肌短头向后牵开，肩胛下肌向近端牵开，显露盂肱关节囊，沿盂唇将其切开。

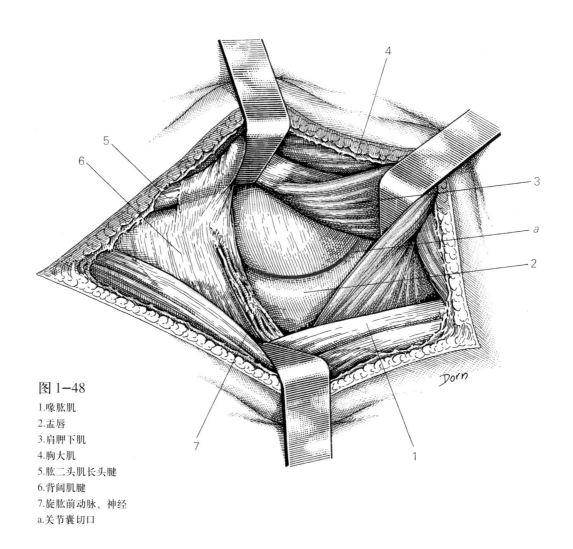

图 1-48
1. 喙肱肌
2. 盂唇
3. 肩胛下肌
4. 胸大肌
5. 肱二头肌长头腱
6. 背阔肌腱
7. 旋肱前动脉、神经
a. 关节囊切口

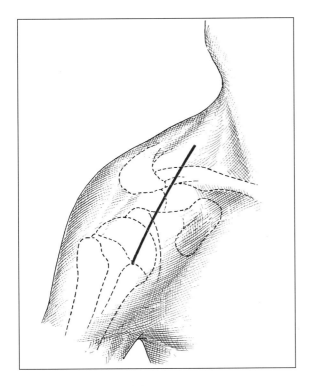

图 1-49

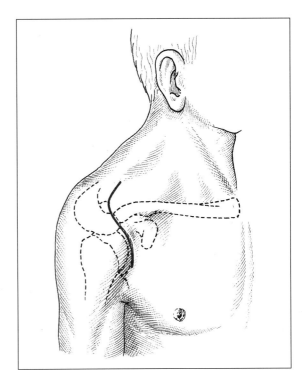

图 1-50

八、肩峰下间隙：前侧入路

【适应证】

肩峰前方撞击综合征的手术治疗。

【体位】

半坐位，肩胛骨下垫沙袋。

【切口】

图 1-49 于肩锁关节近端2cm、内侧1cm处沿皮纹做切口，过肩前方外侧，至喙突外1cm。

图 1-50 另一弧形切口。

图 1-51 显露斜方肌、三角肌、肩峰前面和锁骨外1/4。骨膜下分离，将这两块肌肉从骨上剥离并牵开。

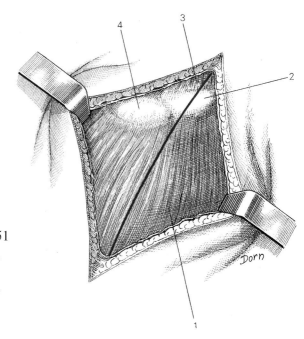

图 1-51
1.三角肌
2.锁骨
3.斜方肌
4.肩峰

图1-52 牵开三角肌和斜方肌,显露肩锁关节、锁骨与肩峰连接处、冈上肌腱和喙肩韧带。此入路用于前方撞击综合征的治疗。切除锁骨外端,分离喙肩韧带便可行前方肩峰成形术。此方法可显露肩袖,而且任何小撕裂都可进行修复。另一达到显露喙肩韧带、三角肌下囊的入路是自三角肌在肩峰、锁骨外侧附着处连同骨缘一并掀起。

图1-53 越过肩锁关节做前外侧垂直切口。

图1-54 牵开皮肤切开深层结构显露肩锁关节。

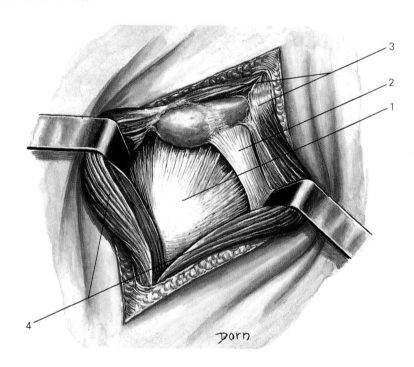

图 1-52

1.肩袖
2.喙肩韧带
3.分离并牵开的斜方肌
4.分离并牵开的三角肌

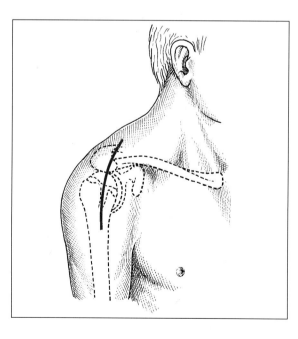

图 1-53

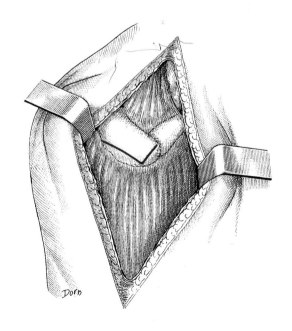

图 1-54

图**1-55** 切开肩峰和锁骨的骨膜，剥离三角肌起点。

图**1-56** 纵行切开此三角肌显露三角肌下囊并切开。

图**1-57** 通过骨孔将牵开之肌瓣缝合，即：重建三角肌起点。

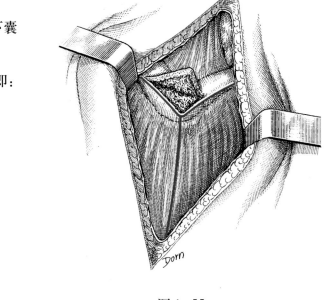

图 1-55

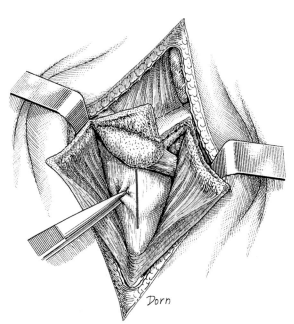

图 1-56

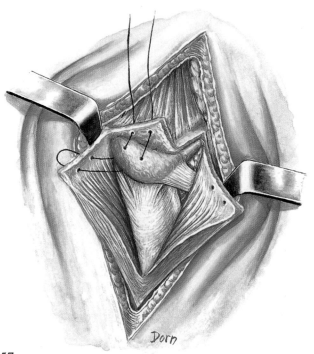

图 1-57

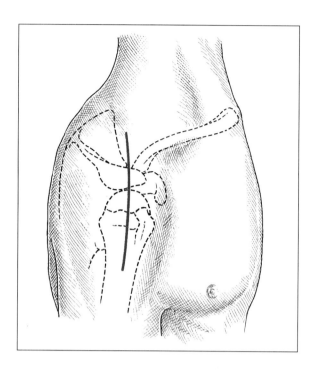

图 1—58

九、肩峰下间隙：经肩峰入路

【适应证】
肩袖的修复。

【体位】
半坐位，肩胛骨下垫沙袋。

【切口】
图 1—58 切口在冠状面上，自冈上窝上方、肩峰近端 4cm 处向外过肩峰、三角肌，止于肩峰远端约 6cm 处。

【显露】
图 1—59 斜方肌和三角肌在肩峰处形成联合肌腱。自肩峰近侧 3cm 至远侧 4cm 切开肌纤维。应注意腋神经在三角肌深面邻近肱骨颈，距肩峰外缘 5cm 处。冈上肌上、斜方肌下有脂肪带，三角肌下有滑囊，这些结构可区分深层肌肉。

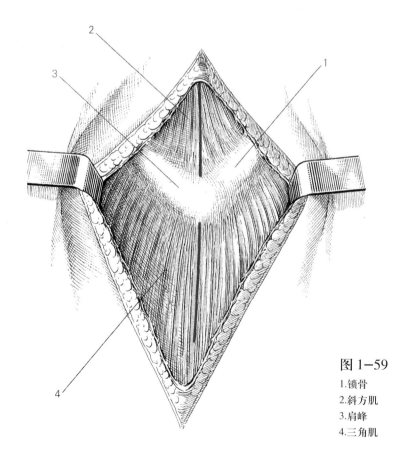

图 1—59

1.锁骨
2.斜方肌
3.肩峰
4.三角肌

图**1-60**　切开肩峰骨膜，用骨刀向前、后方，掀起三角肌、斜方肌腱膜、骨膜和骨。

图**1-61**　行肩峰截骨，如肩袖撞击综合征由肩峰引起，可将其切除。过三角肌下滑囊做冠状切口。腋神经位于肩峰下5cm处，靠近肱骨颈外侧应注意保护。

图**1-62**　牵开三角肌下滑囊边缘，显露肩袖。可向内、外旋转上臂，显露以上结构。

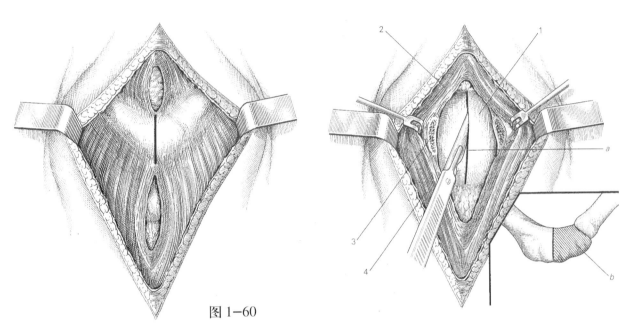

图 1-60

图 1-61

1.肩峰下滑囊
2.切开的斜方肌
3.截骨后牵开的肩峰
4.切开的三角肌
a.肩峰下滑囊切口
b.切断的前方肩峰

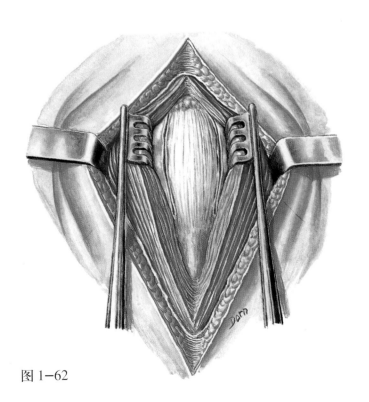

图 1-62

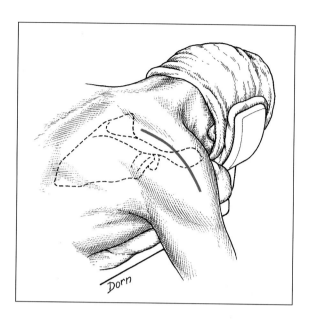

图 1-63

十、肩峰下间隙：后上方入路

【适应证】

广泛显露肩峰下间隙，重建肩袖。

【体位】

头置于头托上，俯卧并包裹上肢。

【切口】

图 1-63 取冈上窝中间切口，沿肩峰和三角肌向外延长。

【显露】

图 1-64 自冈上缘切断斜方肌，肩峰截骨，沿截骨线分离三角肌，注意肩峰外缘下方5cm处的腋神经。

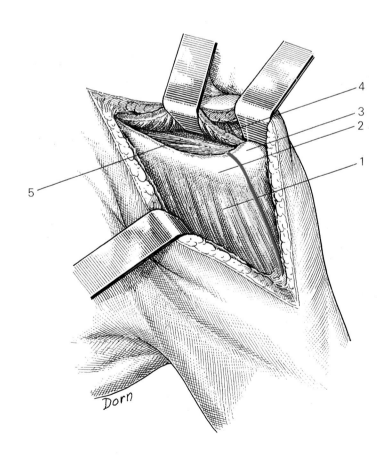

图 1-64

1.三角肌
2.肩胛冈
3.肩峰
4.牵开的斜方肌
5.冈上肌

图1-65　辨认冈上肌腱、肌腹及冈下肌和小圆肌的外侧部分。

图1-66　纵行切开肩峰下滑囊，显露肩袖，牵开冈上肌，注意保护神经血管束(见图1-18)。

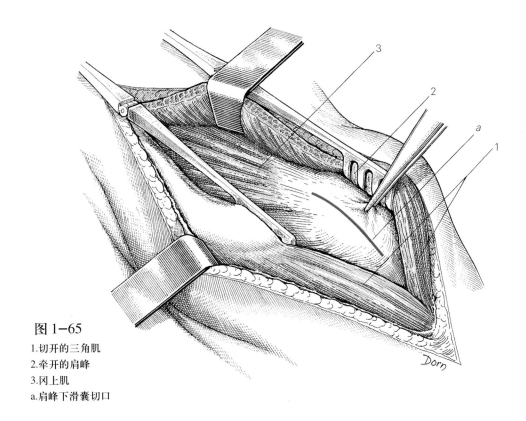

图 1-65
1.切开的三角肌
2.牵开的肩峰
3.冈上肌
a.肩峰下滑囊切口

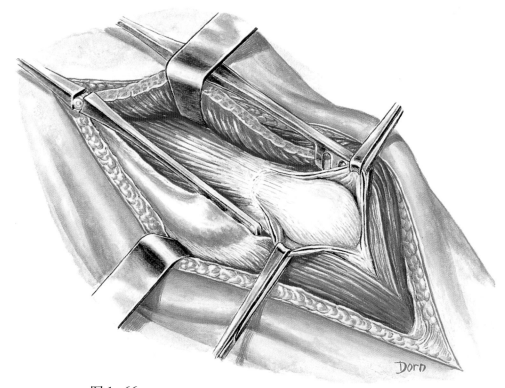

图 1-66

第二章

肱 骨
Humerus

一、肱骨近侧干骺端：前侧入路

【适应证】

肱骨近侧干骺端恶性病变的切除。对良性病变不必分离锁骨上的三角肌。

【体位】

半坐位，患侧肩下垫沙袋。

【切口】

图2-1 切口起自肩峰前，沿锁骨下缘向内，再沿三角肌胸大肌间沟向远侧延长。

【显露】

图2-2 牵开皮瓣，显露锁骨上附着的三角肌、头静脉、胸大肌。切断三角肌的锁骨起点，分离其前缘，留一小束肌纤维保护头静脉。

图2-3 向外牵开三角肌，向内牵开胸大肌，显露肱骨头、肱二头肌长头和旋肱前动脉。在肱

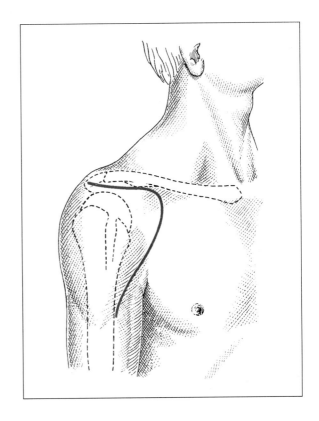

图2-1

二头肌长头的外侧切开骨膜达肱骨，电凝结扎旋肱前动脉。此入路可向远端延长。

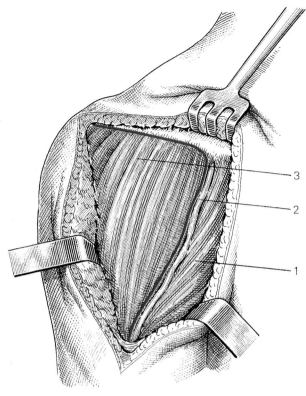

图 2-2

1.胸大肌
2.头静脉
3.三角肌

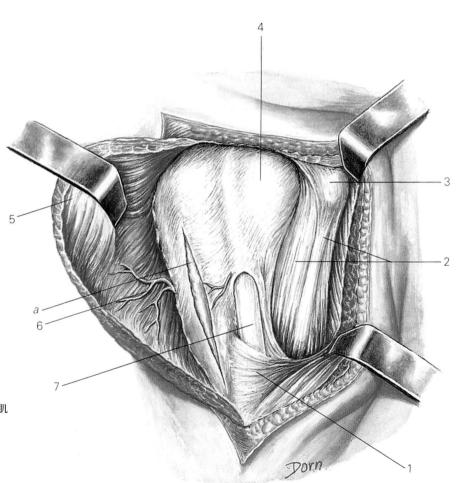

图 2-3

1.胸大肌止点
2.肱二头肌短头和喙肱肌
3.喙突
4.肱骨头
5.牵开的三角肌
6.腋神经
7.肱二头肌长头
a.骨膜切口

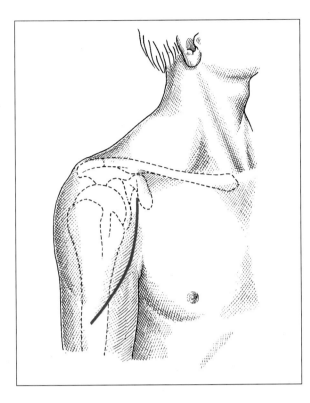

图2-4

二、肱骨近端1/3：前入侧路

【适应证】

1.肱骨骨折内固定。

2.骨良性肿瘤或骨感染的手术治疗。

【体位】

半坐位，患侧肩下垫沙袋。

【切口】

图2-4 切口起自喙突，沿三角肌胸大肌间沟向远端延长。

【显露】

图2-5 切开三角肌胸大肌间沟，留一小束三角肌保护头静脉。

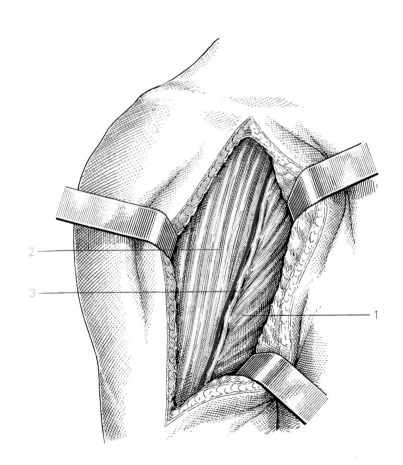

图2-5

1.胸大肌
2.三角肌
3.头静脉

图2-6 将胸大肌牵向内，三角肌牵向外，显露肱骨上1/3。沿肱二头肌长头外侧的骨膜做一纵行切口，显露三角肌和胸大肌止点间的肱骨干。旋肱前动脉需要结扎。

图2-7 显露肱骨干上1/3。此显露也可向远端延长。

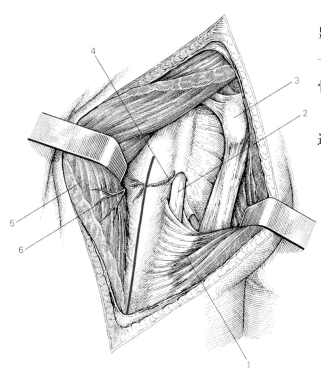

图 2-6

1.胸大肌止点
2.肱二头肌长头
3.喙突
4.旋肱前动脉
5.牵开的三角肌
6.腋神经

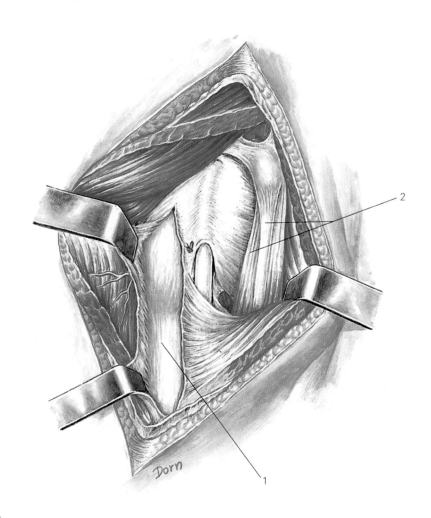

图 2-7

1.肱骨干骺端
2.二头肌短头和喙肱肌

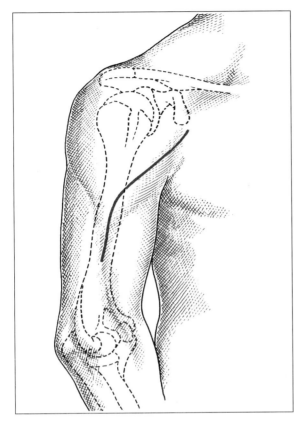

图 2-8

三、肱骨近端1/3和中段：前外侧入路

【适应证】

1.肱骨骨折内固定。

2.骨良性肿瘤或感染的外科治疗。

【体位】

仰卧位，肩胛下垫沙袋，单独包裹前臂，以显露肩与上臂。

【切口】

图 2-8 切口起自肩前方喙突下，延至上臂前外侧，远达肱骨的远端1/3。

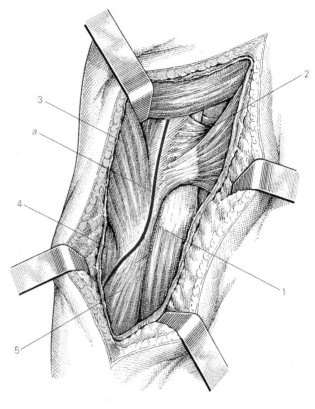

图 2-9

1.二头肌肌腹

2.胸大肌

3.三角肌

4.三头肌外侧头

5.肱肌

a.骨膜切口

【显露】

图 2-9 牵开皮瓣，沿切口线切开深筋膜。确认胸大肌和三角肌止点，肱肌起点毗邻此处。其前方，可见肱二头肌肌腹外侧面。于胸大肌和三角肌止点间切开骨膜，向下在肱肌起点与三角肌止点之间延伸。

图2-10 牵开切口各层组织及骨膜,可见肱骨干近端和上中1/3段。

图2-11 经上臂上1/3的横断面,可见肱肌和三头肌外侧头间的肱骨干入路。

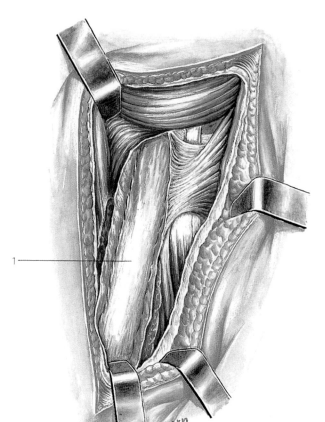

图 2-10

1.肱骨干

图 2-11

1.肱三头肌长头

2.桡神经

3.肱三头肌内侧头

4.尺神经

5.尺侧上副动脉

6.肱动脉

7.正中神经

8.肱二头肌短头

9.肱二头肌长头

10.肌皮神经

11.头静脉

12.肱肌

13.喙肱肌

14.肱深动脉

15.肱三头肌外侧头

a.肱骨干入路

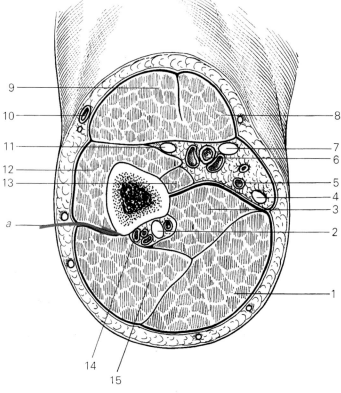

四、肱骨中段 1/3：外侧入路

【适应证】

1.肱骨干骨折内固定。

2.骨良性肿瘤或感染的手术治疗。

【体位】

仰卧位，单独包裹前臂，臂外展置于侧台上或内收放在胸前。

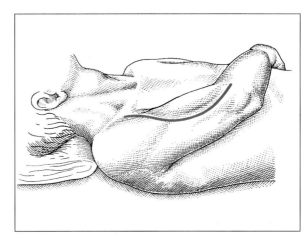

图 2-12

【切口】

图 2-12 切口起自三角肌前缘中点，向远端延长至二头肌肌腹外侧和肱桡肌前方，止于肘屈横纹近端 2cm 处。

【显露】

图 2-13 牵开皮瓣，沿切口线切开深筋膜，前方见肱二头肌，后方由近及远是三角肌止点和肱肌。仔细分离，切口远段见桡神经位于肱肌后方。此段桡神经，穿过外侧肌间隔进入臂前室，行于位于近内侧的肱肌与位于远外侧的肱桡肌的间隙内。

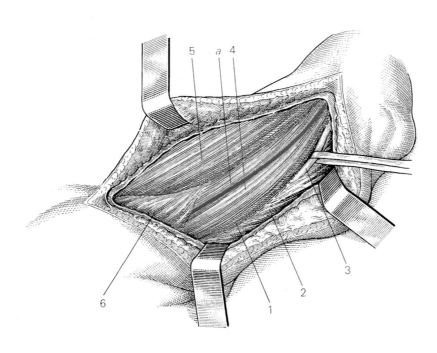

图 2-13

1.外侧肌间隔

2.肱三头肌

3.桡神经

4.肱肌

5.肱二头肌肌腹

6.三角肌

a.肱肌切口

图 2-14 纵行切开肱肌，向后牵开后侧肌纤维，以保护桡神经。向前牵开前侧肌纤维，骨膜下剥离即可显露肱骨干。

图 2-15 经上臂远端 1/3 的横断面，可见肱骨中 1/3 的前外侧入路，纵行切开肱肌，其后侧肌纤维可保护桡神经。

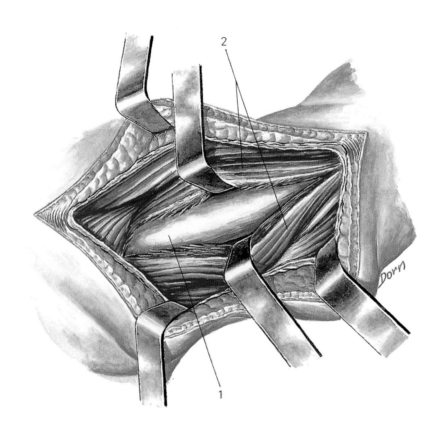

图 2-14
1.肱骨干
2.切开的肱肌

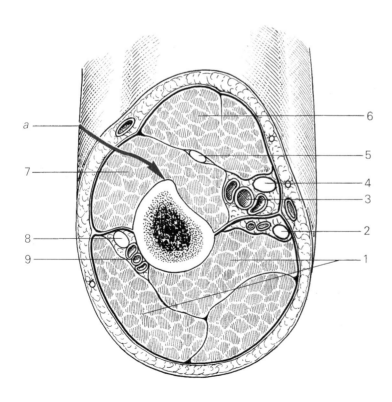

图 2-15
1.肱三头肌
2.尺神经
3.肱动脉和伴行静脉
4.正中神经
5.肌皮神经
6.肱二头肌
7.肱肌
8.桡神经
9.肱深动脉和伴行静脉
a.经肱肌手术入路

五、肱骨远端1/3：前外侧入路

【适应证】

1.肱骨骨折内固定。

2.骨良性肿瘤或感染的手术治疗。

【体位】

仰卧位，臂外展置于侧台上。

【切口】

图2-16　切口起自肱二头肌外缘，向远端延长至肘横纹。

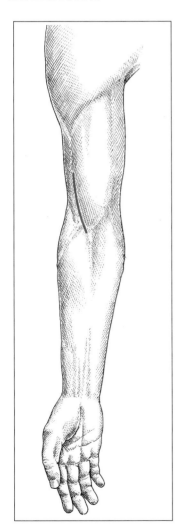

图2-16

【显露】

图2-17　沿切口线切开筋膜，确认肱二头肌外缘，将肱二头肌向内牵开。前臂外侧皮神经行于肱二头肌与肱肌之间，经肱二头肌肌腱外侧穿过深筋膜，进入前臂。确认此神经并向内牵开。它支配前臂桡侧皮肤的重要区域。

图2-18　向外牵开肱桡肌，显露肱肌外侧的桡神经。

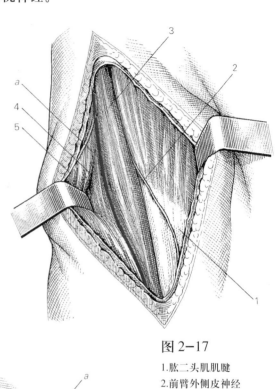

图2-17

1.肱二头肌肌腱
2.前臂外侧皮神经
3.肱肌
4.肱桡肌
5.前臂后侧皮神经
a.切口

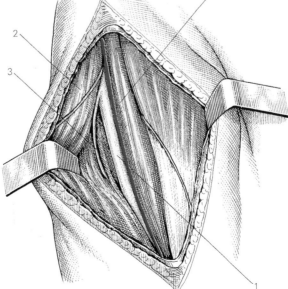

图2-18

1.桡神经
2.牵开的肱桡肌
3.桡侧腕长伸肌肌支
a.切口

图2-19 向内牵开肱肌，骨膜下剥离，即可显露远端1/3肱骨干。绕过肱骨内缘置入拉钩时必须小心，否则有损伤尺神经的危险。此段尺神经位于内侧肌间隔后方。

图2-20 经肱骨远端干骺端的横断面可显示肱肌与肱桡肌间的手术入路，并显示桡神经与尺神经的位置。

六、肱骨远端干骺端：外侧入路

【适应证】

1.肱骨远端骨折内固定。

2.肱骨良性肿瘤或感染的手术治疗。

【体位】

仰卧位，单独包裹前臂，外展置于侧台上或内收置于胸前。

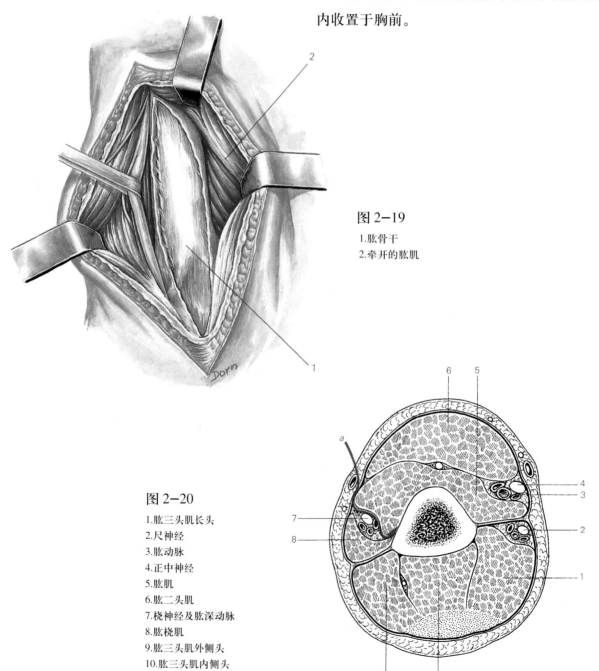

图 2-19

1.肱骨干
2.牵开的肱肌

图 2-20

1.肱三头肌长头
2.尺神经
3.肱动脉
4.正中神经
5.肱肌
6.肱二头肌
7.桡神经及肱深动脉
8.肱桡肌
9.肱三头肌外侧头
10.肱三头肌内侧头
a.手术入路

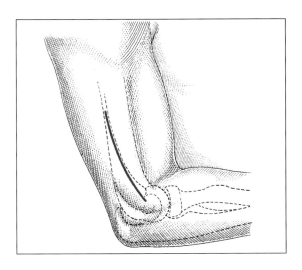

图 2-21

【切口】

图 2-21 切口起自肱骨外上髁沿外侧中线向近侧切开。

【显露】

图 2-22 牵开皮瓣，显露深筋膜。外侧中线的前方是肱桡肌的起点，后方是三头肌内侧头。在切口的上部桡神经行于肱桡肌与肱肌间。沿皮肤切口切开深筋膜。

在此处显露时有伤及桡神经的危险。在伤口的上方必须确认肱桡肌与肱肌间的桡神经后，再向前剥离肱桡肌的起点。

图 2-23 在肱骨前外侧骨膜下分离，翻起肱桡肌，自其后方骨膜下，翻起肱三头肌内侧头，必须深达骨膜，否则会损伤内侧肌间隔后方的尺神经，故在肱骨干内缘放置拉钩应特别小心。

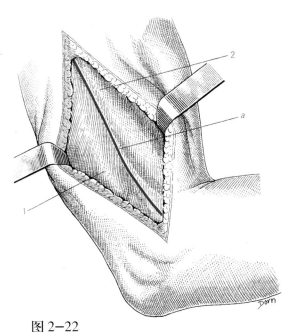

图 2-22

1.肱三头肌内侧头
2.肱桡肌
a.切口

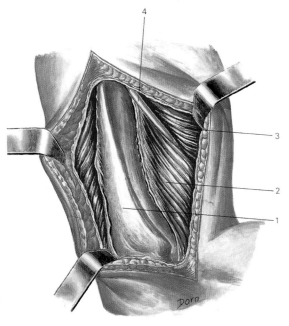

图 2-23

1.肱骨远端干骺端
2.肱桡肌
3.肱肌
4.桡神经

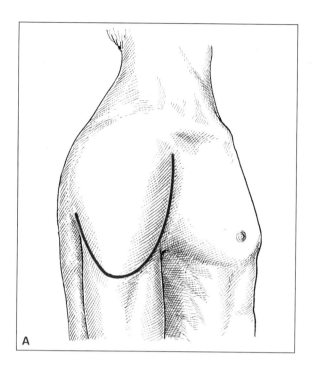

图 2-24

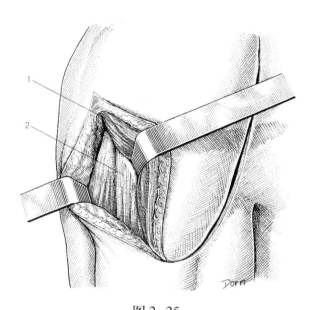

图 2-25
1.三角肌后缘
2.肱三头肌

七、肱骨近端干骺端：三角肌下入路

【适应证】

肱骨颈骨折畸形愈合的截骨术。

【体位】

半坐位，肩胛下垫沙袋，包裹前臂，暴露肩部及上臂。

【切口】

图 2-24 皮下可触及三角肌前、后缘，肩峰及锁骨外部。切口为沿着三角肌前、后缘，做一基底在近侧的皮瓣，其顶点位于三角肌在肱骨上的止点。

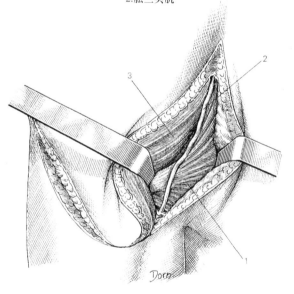

图 2-26
1.胸大肌
2.头静脉
3.三角肌前缘

【显露】

图 2-25 深达皮下组织，切开深筋膜，显露三角肌附于锁骨、肩峰及肩胛冈的纤维。

图 2-26 认清三角肌前后缘，注意保护位于三角肌胸大肌间沟内的头静脉。

图 **2-27** 三角肌止于肱骨外侧面，其止点与前方胸大肌和肱肌止点相毗邻。弧形切开三角肌止点处的骨膜，做一带有肌止点的骨瓣向前翻开。骨瓣上钻孔，以便术终用螺钉原位固定。

图 **2-28** 翻起三角肌向上牵开，特别注意腋神经穿过四边孔，必须确认该神经于肌肉深面进入三角肌。也要保护其伴行的旋肱后动脉。牵开此肌时避免拉伤腋神经。此时，肱骨干骺端的外侧可做骨膜下显露。于肱骨干周围的骨膜下小心插入骨剥，向后时应特别注意，因为桡神经的近端经三边孔进入臂后室。

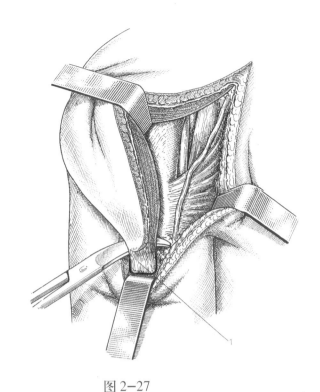

图 2-27

1.三角肌附着点，连同骨块被掀起

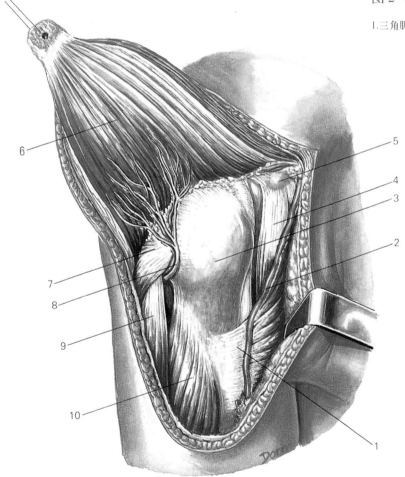

图 2-28

1.胸大肌止点
2.头静脉
3.近端肱骨干骺端
4.喙肱肌
5.喙突
6.向上牵开的三角肌
7.小圆肌
8.腋神经
9.肱三头肌外侧头
10.肱肌

八、肱骨干中段：后内侧入路

【适应证】

此入路很少用，可用于肱骨干内侧良性肿瘤及慢性骨髓炎的手术治疗。手术中需广泛松解尺神经。

【体位】

俯卧位，上臂外展和肩内旋。

【切口】

图 2-29　自肱骨内上髁近端后方切开，沿臂后内侧缘向上延伸。

图 2-30　沿切口线切开深筋膜，确认内侧肌间隔后方的尺神经，将其从肱三头肌外膜中游离。尺神经在上臂无分支，可做长距离松解。尺侧上副动脉伴行并部分供应尺神经，将其与尺神经一起松解，用橡皮条牵开。

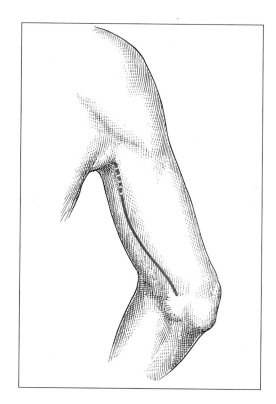

图 2-29

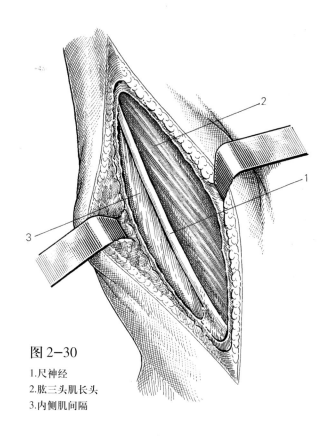

图 2-30
1.尺神经
2.肱三头肌长头
3.内侧肌间隔

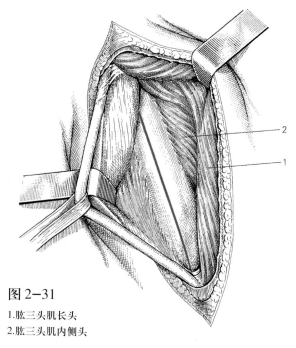

图 2-31
1.肱三头肌长头
2.肱三头肌内侧头

图 **2-31** 松解肱三头肌长头内缘，向后牵开。自内侧肌间隔后面邻近肱骨处分离肱三头肌内侧头，向后外牵开。

图 **2-32** 切开骨膜，显露肱骨干。

图 **2-33** 如需向近端延长切口，必须掌握桡神经在上臂后室的走行。向外牵开肱三头肌的长头，桡神经行于肱三头肌长头近端 1/4 的深面，从内侧向外侧，并与肱深动脉伴行。必须保护这些结构。

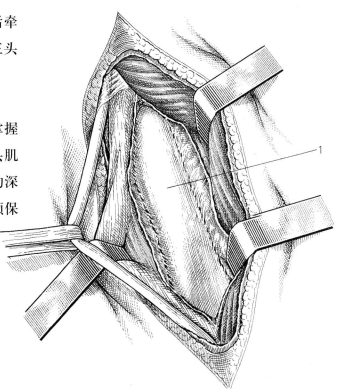

图 2-32

1.肱骨干

图 2-33

1.桡神经和肱深动脉

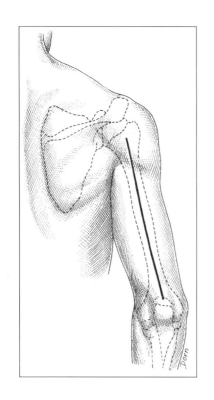

图 2-34

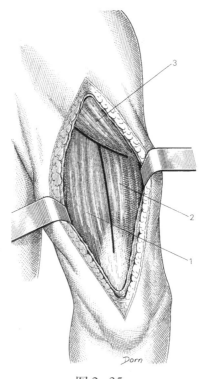

图 2-35
1.肱三头肌长头
2.肱三头肌外侧头
3.三角肌

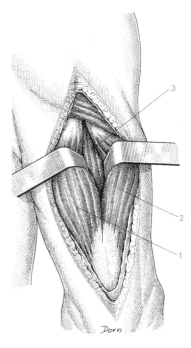

图 2-36
1.牵开的肱三头肌长头
2.牵开的肱三头肌外侧头
3.肱三头肌内侧头

九、肱骨近端和中段1／3：后侧入路

【适应证】

此入路临床少用，但肱骨后方病变取活检时可选用。肱骨干骨折内固定，常用前外侧入路，因其分离肌肉较少。

【体位】

俯卧位，臂外展置于侧台上。

【切口】

图 2-34 自肩峰后缘远端4～5cm至鹰嘴顶端做一直线切口。沿切口线的肱三头肌肌腹的内、外侧缘之间用手指可触及肱三头肌长头。

【显露】

图 2-35 沿切口线切开深筋膜，在切口的近端，可见三角肌游离的后缘。肱三头肌长头和外侧头位于其深面，并在后中线融合向远侧延续为发亮的肱三头肌腱膜。

图 2-36 在近端，肱三头肌长头与外侧头间的界面可以辨清。用一个手指，可以从肱三头肌长头和外侧头间与覆盖肱骨干后侧的内侧头之间的空隙直达深面的肌袖。在肱三头肌长头与外侧头之间纵行切开并分别向内外侧牵开。牵开这些肌肉时，必须特别注意避免损伤其下方的神经、血管。

图2-37 桡神经伴肱深动脉穿出大圆肌下缘向远端外侧走行，然后通过肱三头肌内、外侧头之间。桡神经内侧肌支在上臂近端内侧发出，支配肱三头肌的长头和内侧头。支配内侧头的肌支与尺神经并行，称之尺侧神经副肌支。外侧头肌

支发自位于桡神经沟中的桡神经。在切口近端的内侧，可见尺神经和其前方的肱动脉及正中神经，在此处这些结构位于内侧肌间隔前面。

图 2-38 肱三头肌内侧头覆盖着肱骨后方，沿此肌后方中线做切口，如需显露肱骨干近端后方，肌肉切口可向近端延长，向外牵开桡神经和肱深动脉。在牵拉桡神经时不要过度用力，并尽量使臂内收，以避免神经牵拉伤。分离肱三头肌内侧头，骨膜下显露肱骨干后方。

图 2-39 经上臂中部的横断面可显示肱三头肌长头与外侧头之间的手术入路。纵行切开内侧头（a），注意尺神经与桡神经和肱深动脉与肱骨干的关系。

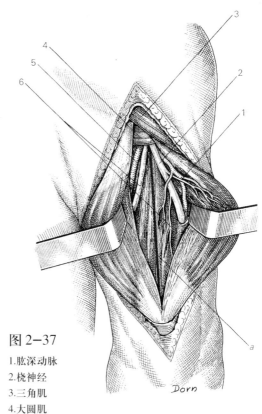

图 2-37

1.肱深动脉
2.桡神经
3.三角肌
4.大圆肌
5.尺侧副动脉
6.肱三头肌长头及内侧头神经支
a.肱三头肌内侧头切口

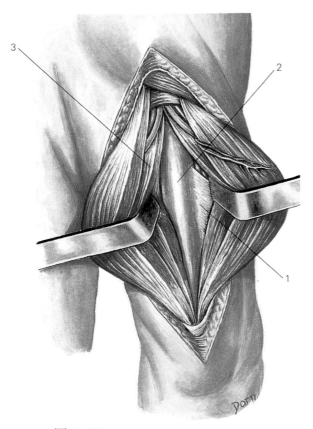

图 2-38

1.外侧肌间隔
2.肱骨干
3.切开的肱三头肌内侧头

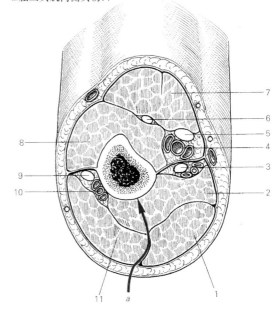

图 2-39

1.肱三头肌长头
2.肱三头肌内侧头
3.尺神经
4.肱动脉
5.正中神经
6.肌皮神经
7.肱二头肌
8.肱肌
9.桡神经
10.肱深动脉
11.肱三头肌外侧头
a.手术入路

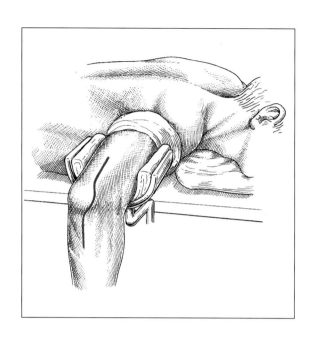

图 2-40

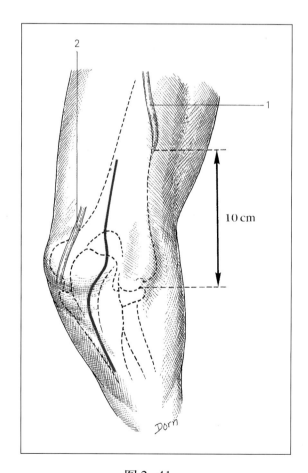

图 2-41

1.桡神经

2.尺神经

十、肱骨远端1/3:后侧入路

【适应证】

肱骨远端干骺端骨折内固定。

【体位】

半俯卧位，患臂向前，包裹前臂，显露肘部，肱二头肌下垫托，前臂可自由活动以利于骨折远端的整复。

【切口】

图2-40 自臂后中线至鹰嘴桡侧缘切开，避开尺神经。

【显露】

图2-41 行以下解剖时必须保护桡神经、尺神经。桡神经在肱骨外上髁近端10cm处离开桡神经沟通过外侧肌间隔，只有在此点确认和保护好桡神经，才能继续向近侧剥离肱三头肌。

在上臂远端1/2，尺神经走行在肱三头肌长头与内侧肌间隔之间。在开始分离时必须确认肱骨内上髁后方的尺神经，除非行屈肌总腱起点分开，否则，无需神经转位。

图**2-42** 沿切口线切开深筋膜，牵开皮瓣，显露肱三头肌腱及其长头和外侧头。纵行切开肱三头肌或做一舌形肌瓣，向下翻开。后者更利于显露，但舌形肌瓣血供可能受损而导致延迟愈合。理想的方法是做短的舌形肌瓣后，向近端切开肱三头肌腱。

图**2-43** 将舌形肌瓣翻向远端，骨膜下剥离显露肱骨干。

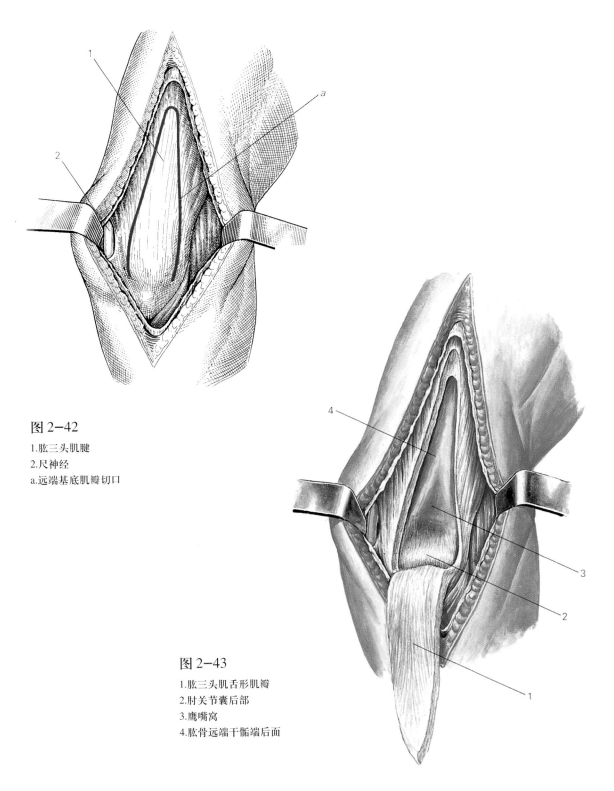

图 2-42
1.肱三头肌腱
2.尺神经
a.远端基底肌瓣切口

图 2-43
1.肱三头肌舌形肌瓣
2.肘关节囊后部
3.鹰嘴窝
4.肱骨远端干骺端后面

第三章

肘
Elbow

一、肘后侧入路

【适应证】
1.肱骨髁间骨折。
2.肘关节置换或切除关节成形术。

【体位】
半俯卧位，上肢单独铺包巾，肘上置上肢支架于上臂部，尽可能于上臂近端放置止血带。另一体位：仰卧位，同侧肩下置一沙袋，上肢单独铺包巾并将上肢置于胸前。

【显露】
肘后入路有以下3种：

图3-1 远端肱骨上的肱三头肌腱纵向切口入路。分别从肱骨内、外髁行骨膜下分离屈、伸肌总腱的起点可增加显露。此入路在肘关节成形术中尤为适用。但因不易接近肱骨关节表面，所以在行肱骨远端骨折内固定术时并不推荐此入路。

肱三头肌远端基底舌状瓣切口入路。可使肘关节后面充分显露，其广泛用于肘关节置换术。然而，在伤口愈合中却会出现问题，这可能是由于肱三头肌肌瓣的无血管性引起的。对于肘关节假体的置入，选择内侧或前外侧入路，要依据假体的设计而定。

鹰嘴截骨术的肘部后侧入路(见下节)。

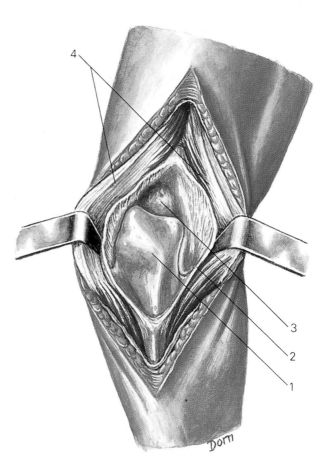

图 3-1

1.鹰嘴
2.切开的肘后关节囊
3.鹰嘴窝
4.切开的肱三头肌腱

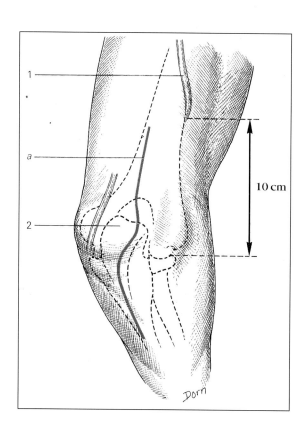

图 3-2
1. 桡神经
2. 尺神经
a. 切口

二、鹰嘴截骨术：后侧入路

【简介】

采用鹰嘴截骨术的肘后入路主要用于肱骨髁间骨折的内固定。此入路具有使肱骨关节表面很好显露的优点。然而，截骨术被认为是另加的骨折，所以在手术结束时，必须使鹰嘴得以精确、稳固的固定。

【体位】

和肘关节后侧入路的体位相同。

【切口】

图 3-3 切口自臂后面中线开始，并向远端延伸，沿鹰嘴桡侧，然后越过皮下的尺骨缘复回中线。

图 3-2 采取肘后入路时，掌握桡神经和尺神经与关节的关系非常重要。尺神经位于肱骨内上髁的后方，如果以前做过手术，则很难辨认。尺神经在上臂近端正常的组织内易确认，然后再向远端解剖，松解后并可向前转位。如果这样的话，内侧的肌间隔必须切除，否则会导致神经扭结。如果通过总屈肌起点作骨膜下分离，以获得更大的肘部显露，最好将神经进行转位，并与屈肌走向保持一致，同时注意不要将神经从其床上切除，这样能保留其供血。

如果后侧入路向近端延伸，必须保护桡神经。肱骨外侧距外上髁10cm处桡神经离开桡神经沟，此处桡神经位于肱三头肌外侧头深面。

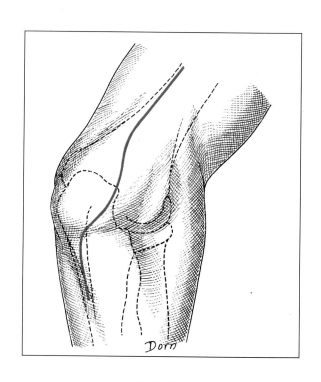

图 3-3

【显露】

图3-4 切除内侧肌间隔后，将尺神经向前侧转位。确定和松解肱三头肌止点的边缘，在鹰嘴截骨处切开软组织和骨膜。

图3-5 从鹰嘴向尺骨干纵向钻洞，以确保手术结束时对鹰嘴的螺钉固定。鹰嘴在冠状面上用电锯截骨，避免损伤肱骨远端的关节面。截骨时，软骨下截骨面会呈现出牙齿状，这在手术结束鹰嘴复位时，有助于提高精确度和稳定性。截骨可在以下两处进行：

1. 关节外，斜向截骨术具有使鹰嘴骨折块更小的特点，因而在手术结束时更易复位。另外，尺骨的关节软骨也可避免损伤。

2. 关节内，截骨术可以给予更好的显露，因而被广泛地应用。

图3-6 将鹰嘴与附着的肱三头肌腱向近端牵开，以显露肱骨远端部分及肘关节的关节面。肱三头肌腱向近端切开，可显露肱骨远端8cm。桡神经必须得到保护。

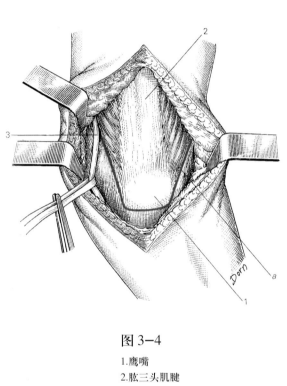

图 3-4

1. 鹰嘴
2. 肱三头肌腱
3. 尺神经
a、切口

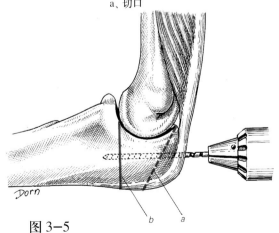

图 3-5

a. 关节外鹰嘴截骨术
b. 关节内鹰嘴截骨术

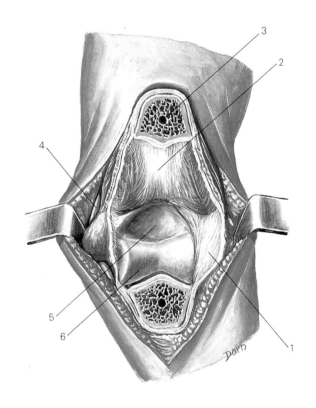

图 3-6

1. 肱骨小头
2. 肱三头肌腱
3. 截骨后和带有钻孔的鹰嘴被牵开
4. 尺神经
5. 鹰嘴窝
6. 滑车

三、肘外侧入路

通过图 3-7，3-8，3-9 三种入路，肘关节可从外侧进入：

图3-7 肱三头肌与肘肌之间的后外侧入路。这种方式对肘关节只是有限的显露，仅适用于关节后侧部位的游离体摘除术。

图3-8 肘肌与尺侧腕伸肌之间的外侧入路。这种入路对桡骨头切除，游离体摘除术，肘关节的滑膜切除术及桡骨头、肱骨小头骨折的内固定都很理想。另外，显露也可通过肱三头肌腱与肘肌的牵开及肌腱肌瓣的向后牵开得以扩大延伸，肱桡肌与伸肌起点被向前松解可给予肘外侧更宽的入路。内翻力作用于前臂使肘关节脱位，可增大入路。这种入路可用于肘关节置换关节成形术。

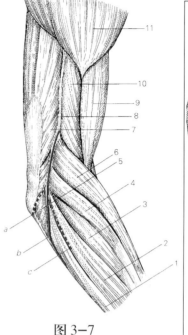

图 3-7

1.尺侧腕伸肌
2.指伸肌
3.桡侧腕短伸肌
4.桡侧腕长伸肌
5.肘肌
6.肱桡肌
7.肱三头肌
8.外侧肌间隔
9.肱二头肌
10.肱肌
11.三角肌
a~c 为三个入路

图 3-8

图3-9 尺侧腕伸肌与指伸肌之间的外侧入路（图3-8和图3-9）。这种入路适用于桡骨头的切除及肘关节的滑膜切除术。

● 显露桡骨及骨间背侧神经

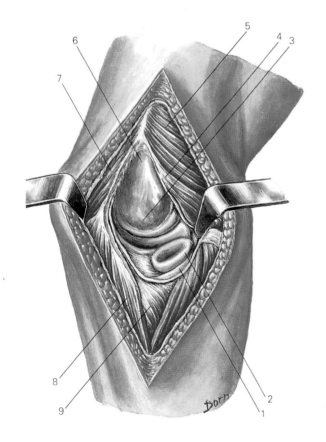

图 3-9

1.环状韧带
2.桡骨头
3.肱骨小头
4.伸肌起点
5.肱桡肌
6.外上髁
7.肱三头肌
8.肘肌
9.旋后肌

图 3-10　了解桡骨近端和环状韧带以及骨间背侧神经的关系是必要的。环状韧带附着于尺骨桡侧粗隆的边缘，在近侧尺桡关节与桡骨头和颈紧紧相扣。骨间背侧神经从外上髁处起自桡神经，绕桡骨近端穿行于旋后肌。在近端位于桡骨头前面，绕桡骨颈的外侧进入前臂的伸肌。神经与颈相关位置随前臂旋转而变化。当前臂旋后时,(a) 神经移向后外侧。当旋前时,(b)神经移向前内侧。

行肘关节外侧入路时，神经位于关节囊切口的前方。使前臂旋前，神经进一步前移，可使其远离切口。如果切口继续向远端延长超出环状韧带下缘时，神经就有被损伤的危险。行前外侧入路时，神经位于肘关节囊切口线外侧，很易认出，此时前臂应当旋后。

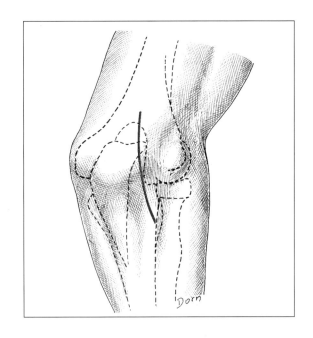

图 3-11

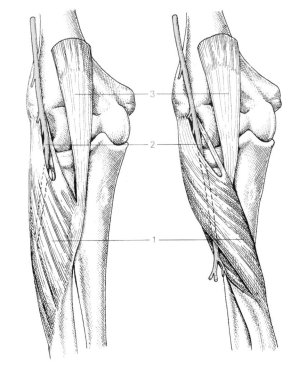

a　　　　　　　b

四、肘后外侧入路

【适应证】

1.游离体摘除术。

2.桡骨头切除术。

【体位】

上肢外展置于上肢手术台，前臂旋前，肘关节屈曲。肘上应用止血带。

【切口】

图3-11 弧形切口位于鹰嘴和外上髁之间，长 6cm。

图 3-10

a.前臂，旋后

b.前臂，旋前

1.旋后肌

2.骨间背侧神经

3.肱二头肌肌腱

【显露】

图3-12 按皮肤切口线切开筋膜,可见肱三头肌和肘后肌之间的间隙,牵开这些肌肉显露肘关节囊后外侧部。此入路的主要不足是,在肱三头肌和肘肌之间切开,使得肘肌去神经支配。

图3-13 纵向切开关节囊,显露桡骨头和肱骨外侧髁的后面。切口不能继续向远端延长超过环状韧带的下缘。

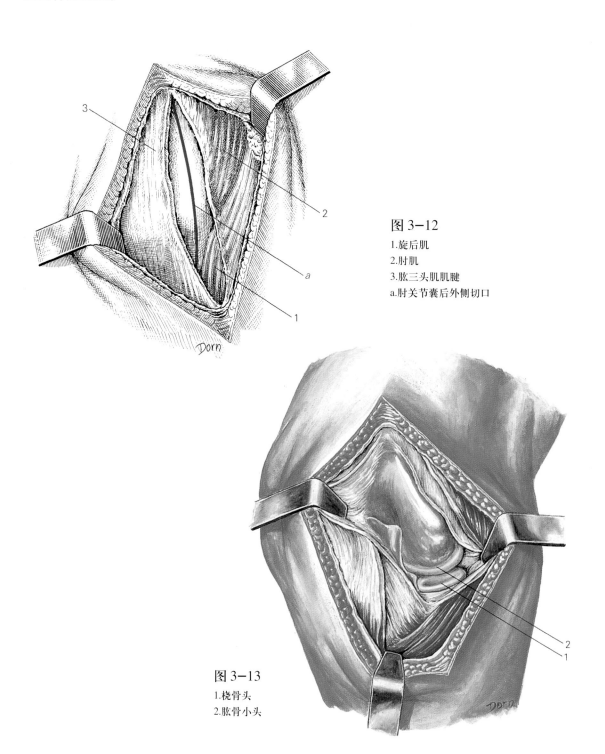

图 3-12
1.旋后肌
2.肘肌
3.肱三头肌肌腱
a.肘关节囊后外侧切口

图 3-13
1.桡骨头
2.肱骨小头

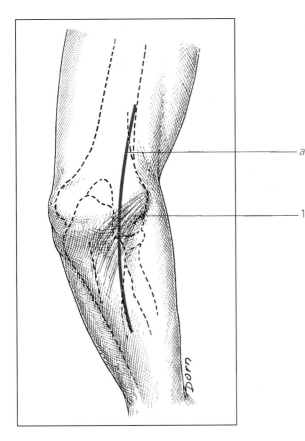

图 3-14
1.肘后肌
a.切口

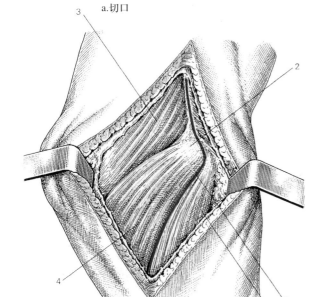

图 3-15
1.尺侧腕伸肌
2.外上髁
3.肱三头肌
4.肘肌
a.切口

五、肘外侧入路

【适应证】

1.桡骨头切除术和肘关节滑膜切除术。

2.游离体摘除术。

3.桡骨头骨折或肱骨小头骨折内固定术。

【体位】

仰卧位,上肢外展置于侧台上,前臂旋前,肘关节屈曲,肘上使用气囊止血带。

【切口】

图 3-14 切口从肱骨外上髁上 2cm 处开始,斜向下延伸,经过肘后肌和尺侧腕伸肌之间的间隔,一直到尺骨附近。

【显露】

图 3-15 牵开皮缘,切开肘后肌和尺侧腕伸肌之间的筋膜。

图 3-16 牵开肌肉,纵向切开显露的肘关节囊。

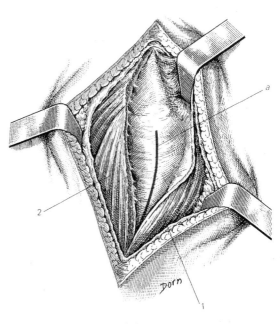

图 3-16
1.尺侧腕伸肌
2.肘肌
a.肘关节囊外侧切口

图3-17 桡骨头和邻近的肱骨小头易被确认。此时可切除桡骨头。

图3-18 在肘关节滑膜切除术、从关节前面游离体摘除或肱骨小头骨折进行内固定时，扩大切口的显露是必要的。肱骨外上髁嵴上的纵行切开可实现扩大显露。从肱骨远端骨膜下可剥离伸肌总腱的起点和外侧副韧带。向前牵开关节囊，可向内侧暴露肘关节的前面。

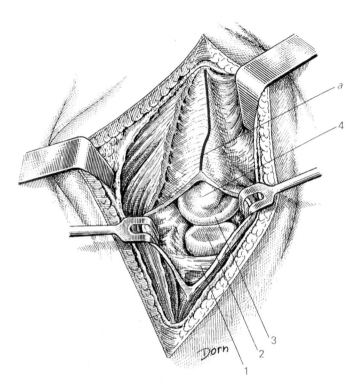

图3-17
1.环状韧带
2.桡骨头
3.肱骨小头
4.外上髁
a.切口

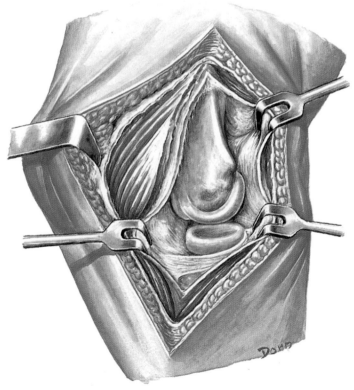

图3-18

六、扩大的肘外侧入路

【适应证】

肘关节置换成形术。

【体位】

仰卧位，将手臂向外展开置于侧台上，或让病人将手臂放在胸前。肘上应使用气囊止血带。

【切口】

图3-19 切口始于肱骨远端1/3上的外侧面，向下延伸经过外上髁嵴、外上髁和桡骨头一直延伸到前臂后外侧面肘肌和尺侧腕伸肌之间。

【显露】

图3-20 与皮肤切口线一致，切开筋膜，切开切口近端的肱三头肌与肱桡肌之间间隔，显露肱骨外侧缘和外上髁嵴。一直向远端分开肘肌与尺侧腕伸肌之间间隙。

图3-21 沿外上髁嵴切开，从骨膜下剥离伸肌总腱起点和外侧副韧带。将肱三头肌肌腱松解。在骨膜下将肘肌从尺骨近端分离，向前

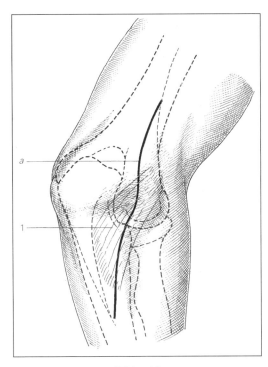

图3-19
1.肘肌
a.切口

将肘肌的前起点从肱骨松解，切开关节囊外侧显露环状韧带。将韧带从侧面分开，可显露桡骨颈和桡骨头。前臂旋前，旋后肌后部的纤维可从尺骨近端解剖，特别注意骨间背侧神经的位置。

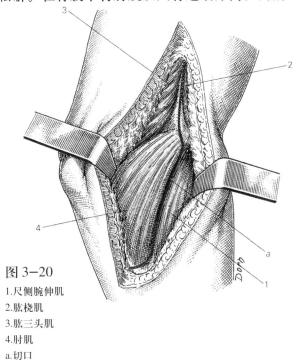

图3-20
1.尺侧腕伸肌
2.肱桡肌
3.肱三头肌
4.肘肌
a.切口

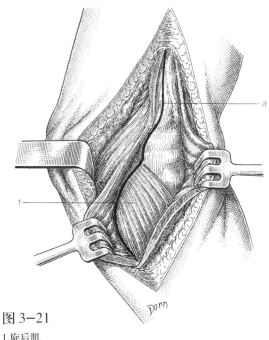

图3-21
1.旋后肌
a.外上髁嵴上的切口

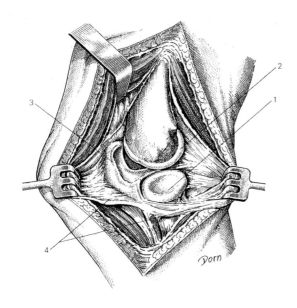

图 3-22
1.桡骨头
2.肱骨小头
3.鹰嘴
4.切开的肘关节囊

图 3-22 将肘关节囊充分打开，从肱骨前面分离显露肱骨小头和关节前部。

图 3-23 从鹰嘴处将肱三头肌肌腱和肘肌连接的附着点分离，对前臂施以内翻力，就可见尺骨近端。尺骨的关节表面、桡骨头和肱骨远端会充分显露。一定注意不要施以任何外翻力或由于大范围的软组织松解造成肘关节的纵向内脱位，这会引起尺神经的牵拉伤。

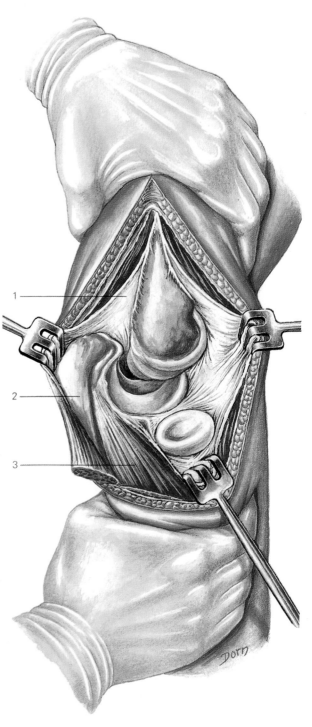

图 3-23
1.肱三头肌腱
2.鹰嘴
3.旋后肌

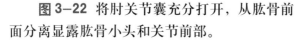

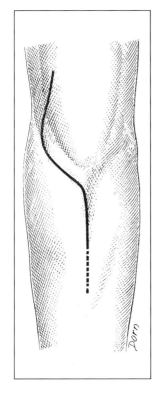

图 3-24

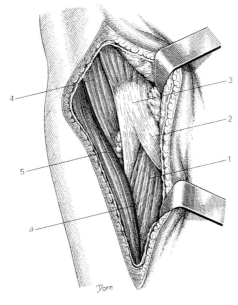

图 3-25
1. 旋前圆肌
2. 肱二头肌肌腱膜
3. 肱二头肌肌腱
4. 肱肌
5. 肱桡肌
a. 切口

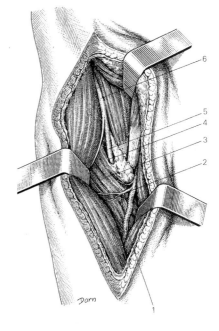

图 3-26
1. 桡动脉
2. 桡侧返动脉
3. 旋后肌
4. Frohse 弓形缘
5. 骨间背侧神经
6. 桡神经

七、肘前外侧入路

【适应证】

这种入路很少应用，只有当桡骨骨折涉及肱桡关节时，需显露肘关节及桡骨近端时才应用。肘关节的前侧面可先通过外侧入路显露。当进行桡骨头的切除、肘关节滑膜切除术和游离体摘除术时，外侧入路优先考虑。

【体位】

病人仰卧，患肢外展置于侧台台上，前臂旋后，肘上使用气囊止血带。

【切口】

图 3-24 切口开始于距肘关节前横纹近端 5cm 处，沿关节外侧缘而行，直到肱桡肌内缘的中部。

【显露】

图 3-25 近端沿肱桡肌与肱肌间隙，远端沿肱桡肌与旋前圆肌间隙切开肌间隔。

图 3-26 牵开肌肉，显露桡神经、桡动脉和桡动脉返支，将返支结扎离断。在肱骨外上髁水平，桡神经分成两支。桡神经浅支行于前臂桡侧肱桡肌的深面。骨间背侧神经穿旋后肌，行于 Frohse 弓的深面。前臂外侧皮神经行于肱二头肌腱和肱肌间，向远端进入皮下组织支配前臂前外侧面皮肤。必须找出这段神经并保护好，然后与内侧皮瓣一起向外牵开。

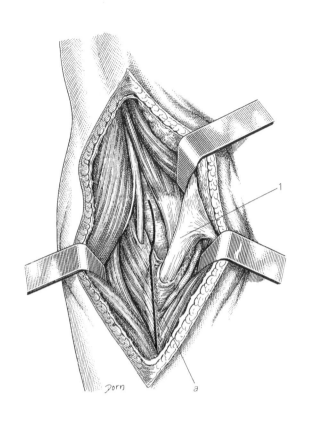

图 3-27
1.肱二头肌腱
a.切口

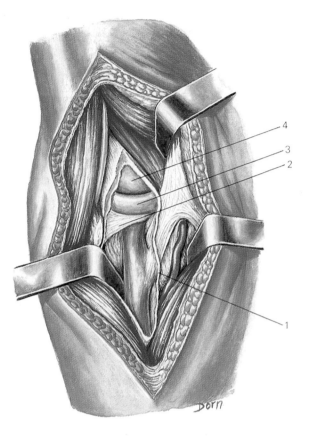

图 3-28
1.肘关节囊前侧被切开
2.环状韧带
3.桡骨头
4.肱骨小头

图 3-27 将肱肌和肱二头肌腱牵向内侧,显露肘关节囊前面。此时可见旋后肌内侧缘,其止于肱骨干。

图 3-28 纵向切开肘关节囊显露肱骨小头和桡骨头。如需显露桡骨近端,前臂固定于旋后位,于旋后肌骨膜附着处内侧切开骨膜,此骨膜也位于旋前圆肌止点的外侧。此显露向远端延伸用于治疗桡骨干近端骨折。

八、肘前内侧入路

【适应证】

1.游离体摘除术。

2.显露冠状突。

【体位】

上肢外展，肘关节伸直和前臂旋后。

【切口】

图3-29 10cm长的切口位于肘关节前内侧，切口跨越肘前横纹时呈弧形。仔细分离皮下脂肪组织，游离内侧皮神经并将其牵向内侧。

【显露】

图3-30 在切口近端辨认正中神经和肱动脉，其位于肱二头肌内侧，向远侧游离，连同肱二头肌将神经血管束牵向外侧，旋前圆肌牵向内侧显露肱肌，纵向将其切开，牵开其肌纤维显露肘关节囊前面。切开关节囊并牵开，显露冠状突和滑车。

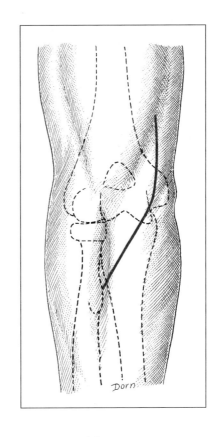

图 3-29

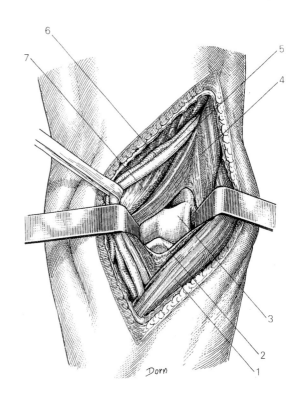

图 3-30

1.旋前圆肌

2.尺骨冠突

3.肱骨滑车

4.切开的肱肌

5.正中神经

6.肱动脉

7.肱二头肌

九、肘内侧入路

【简介】

肘关节的内侧入路是以内上髁表面为中心，此入路的应用仅限于内上髁骨折移位的内固定。此时只需探明尺神经而不需前移尺神经。

在治疗骨折和良性肿瘤需显露尺骨冠状突时，需剥离屈肌总腱的起点和行尺神经前移。然而，此时不需分离尺侧副韧带或使关节脱位。

扩大入路只适用于肘关节置换术和肘关节成形术。通过游离屈肌总腱的起点，大范围的切开关节囊和从鹰嘴骨膜下游离肱三头肌的止点，施加外翻力使肘关节脱位，此时可使鹰嘴和肱骨远端的关节面充分显露。在内上髁钻孔后，截骨可于近端游离屈肌总腱的起点和肘关节的外侧副韧带，截骨后可向远端反转附着其上的软组织，在手术结束时，用一螺钉使截骨块准确复位。内上髁截骨在关节成形术中是理想的方法。然而，行肘关节假体柄的插入时，内上髁截骨是禁忌证。因为，在手术结束时用螺钉固定截骨块

是不可能的。可取的方法是从骨上游离屈肌总腱的起点和分开内侧韧带，在近端保护并留足够的软组织，以利于手术结束时的修复。

【体位】

仰卧位，上肢外展于侧台，肩关节外旋。

【切口】

图3-31 15cm长的内侧纵向切口位于内上髁和鹰嘴之间。

【显露】

图3-32 在切口近端探明尺神经，并向远端游离至内上髁后面，在肘管内游离尺神经，并在尺侧腕屈肌两头之间分离它，保护此肌的肌支，切开内侧肌间隔，使尺神经前移。

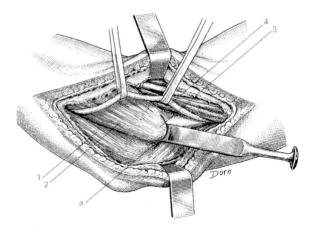

图3-32
1.尺侧腕屈肌
2.屈肌总腱起点
3.内上髁
4.前移的尺神经
a.内上髁截骨之前的切口

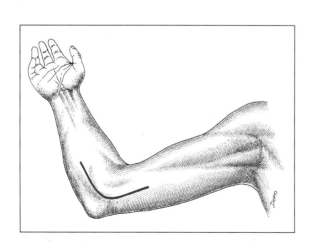

图3-31

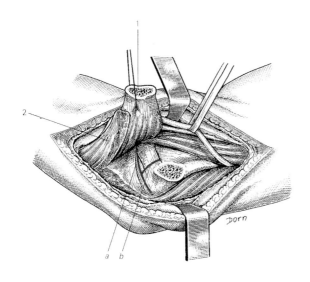

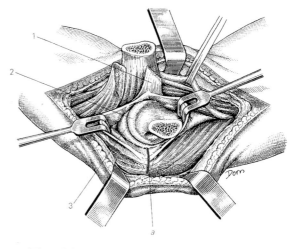

图3-33
1.向前侧及远端牵拉内上髁和屈肌起点
2.向远侧牵拉尺侧腕屈肌
a.肘关节囊内侧切口
b.内侧副韧带切口

图3-34
1.切开的内侧副韧带
2.肱骨滑车
3.尺骨关节表面
a.肱三头肌腱上的切口

图3-33 于尺骨近端后侧游离尺侧腕屈肌，由内上髁截骨并从其上切断肘关节内侧韧带，将屈肌总腱起点连同内上髁截骨块和内侧韧带牵向远端，显露关节囊的前内侧面。

另一种方法是：从内上髁骨膜下分离屈肌总腱的起点。然后从内侧韧带中部切开，留足够的组织用于术终的修复。

图3-34 横行切开关节囊前面，显露鹰嘴和肱骨远端。

图3-35 从鹰嘴骨膜下剥离肱三头肌腱内侧头，向肘关节使一外翻力，关节张开要大，使肱骨和尺骨的关节面有良好的显露。

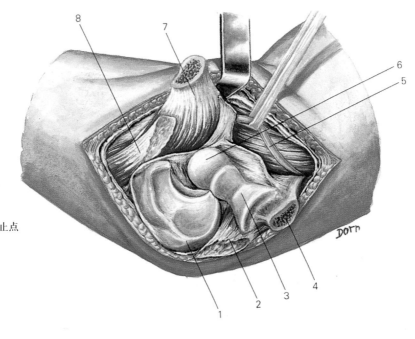

图3-35
1.鹰嘴
2.从鹰嘴游离的肱三头肌止点
3.肱骨滑车
4.截骨后的内上髁部分
5.尺神经
6.肱骨小头
7.屈肌起点
8.尺侧腕屈肌

十、肘后内侧入路

【适应证】

1. 肘关节后内侧游离体摘除术。
2. 肘关节有限松解术。

【体位】

半俯卧位，患肢在上，另一上肢肘关节屈曲置于上肢支架上。

【切口】

图3-36 以肘关节后内侧面为中心纵向做长约6cm的切口，切口大约在肱骨内上髁和鹰嘴之间，切开筋膜，牵开皮瓣显露内上髁和鹰嘴。

【显露】

图3-37 在内上髁后面的尺神经沟中确认尺神经。

图3-38 通过尺神经沟外侧切口打开肘关节囊。向近端游离，分离肱三头肌纤维和肌腱的邻近部分。切口远端，从尺骨近端牵开尺侧腕屈肌，此时可显露肘关节的后内侧面。

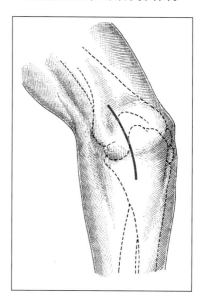

图 3-36

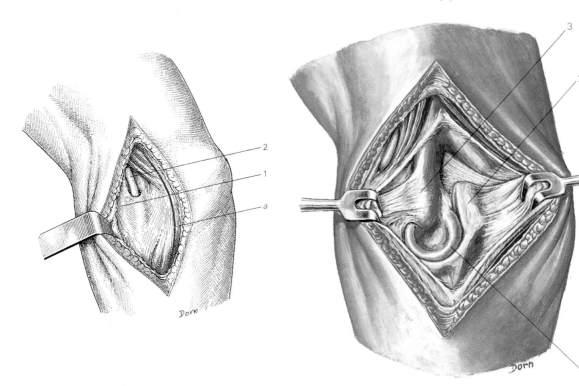

图 3-37
1. 内上髁
2. 尺神经
a. 肘关节囊后内侧切口

图 3-38
1. 肱骨滑车
2. 鹰嘴
3. 内上髁

第四章

桡骨和尺骨
Radius and ulna

一. 桡骨近端1/3：前侧入路

【适应证】
1.桡骨近端骨折内固定术。
2.桡骨近端感染或良性肿瘤手术。

【体位】
仰卧位,患肢外展置于侧台上,肘上使用气囊止血带。

【切口】
图4-1 切口起自肘前横纹沿肱桡肌内侧缘走行。在肱骨外上髁的下方,肱桡肌、桡侧腕长伸肌及桡侧腕短伸肌的肌腹可被捏在拇、食指之间,并由一侧向另一侧推动,切口就位于三个肌肉的内侧缘,向远方延伸至前臂中部。

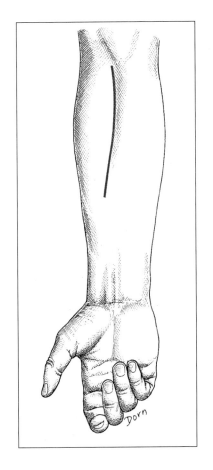

图4-1

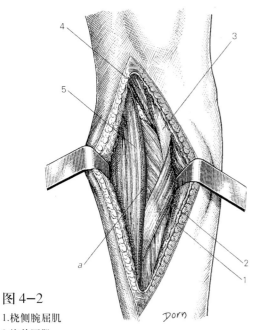

图 4-2

1.桡侧腕屈肌
2.旋前圆肌
3.肱二头肌腱
4.肱肌
5.肱桡肌
a.切口

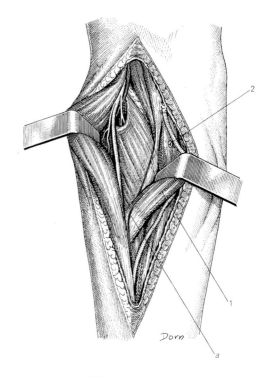

图 4-4

1.旋前圆肌（已牵开）
2.桡返动脉（已结扎）
3.切口

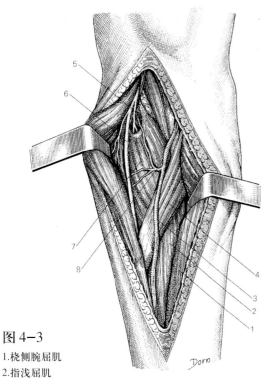

图 4-3

1.桡侧腕屈肌
2.指浅屈肌
3.桡动脉
4.旋前圆肌
5.桡神经深支
6.桡神经浅支
7.旋后肌
8.桡返动脉

【显露】

图4-2 沿切口线切开深筋膜，牵开皮瓣显露肱桡肌肌腹，其内侧为肱肌和肱二头肌腱。在切口的远端，旋前圆肌由内侧斜行至外侧。在切口近端，辨明肱桡肌和肱肌之间的间隙。在切口远端，则在肱桡肌和旋前圆肌之间继续解剖。

图4-3 牵开肱桡肌显露该肌深面的桡神经浅支，在肱骨外上髁平面，桡神经经于肱桡肌和肱肌之间分成深运动支和浅感觉支。桡神经深支经Frohse弓深面进入旋后肌。桡动脉及其伴行静脉跨越旋前圆肌。在切口的近端，一个发自桡动脉的小血管束由内向外跨越旋后肌的上部。这个血管束是桡返动脉和伴行静脉，此束应该结扎并切断。

图4-4 将前臂置于最大旋后位。在这个位置，旋后肌在桡骨的附着处被显露，桡神经深支位于近侧桡骨干的外侧。因此，将旋后肌从近侧桡骨干切断时，可避免损伤桡神经深支。

图4-5 沿肱二头肌腱找到其止点——肱二头肌粗隆，此处肌腱与桡骨表面之间被一滑囊隔开。确定这一剥离面，其深面为旋后肌，浅面为桡骨干的前面。使骨膜剥离器紧贴骨面，沿桡骨近端剥离旋后肌。在桡骨颈周围放置拉钩时，必须非常轻而稳，以免挤压桡神经深支。

图4-6 剥开旋后肌只能暴露桡骨干近端7cm，为了进一步向远端显露桡骨干，必须剥离旋前圆肌的止点和指浅屈肌的起始部。

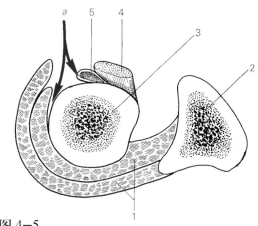

图 4-5
1.旋后肌的两个头
2.尺骨
3.桡骨
4.肱二头肌肌腱
5.肱二头肌滑囊
a.桡骨干入路

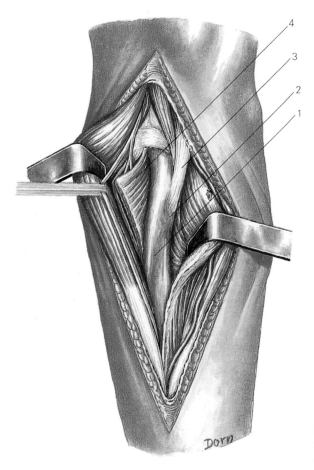

图 4-6
1.桡骨干
2.肱二头肌粗隆
3.肱二头肌肌腱
4.旋后肌(已牵开)

二、桡骨中段和远端1/3：前侧入路

【适应证】

1.桡骨中段和远端1/3骨折内固定。

2.桡骨中段和远端1/3骨感染或良性骨肿瘤手术。

【体位】

仰卧位，上肢外展旋后位，置于侧台上，肘上应用气囊止血带。

【切口】

图4-7 沿肱桡肌尺侧缘起始，向远端至桡骨茎突。

【显露】

图4-8 沿切口线切开深筋膜，牵开皮瓣。找到桡侧返动脉，结扎切断，向桡侧牵开肱桡肌，显露位于其深面的桡神经浅支，找出跨越旋前圆肌、指浅屈肌和拇长屈肌的桡动脉。

图4-9 前臂完全旋后并将起于桡骨干的以下肌肉从桡骨干剥离。由近及远是：旋后肌的中部，旋前圆肌的附着部，指浅屈肌和拇长屈肌的桡骨起点。

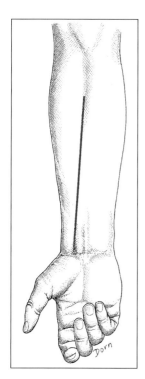

图4-7

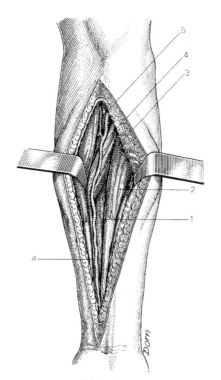

图4-8

1.指浅屈肌
2.桡侧腕屈肌
3.旋前圆肌
4.桡动脉
5.肱桡肌
a.切口

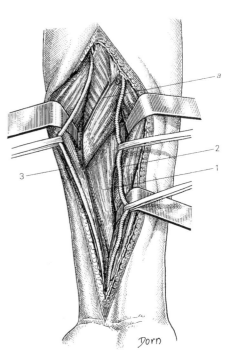

图4-9

1.指浅屈肌
2.桡动脉（已牵开）
3.桡神经感觉支
a.切口

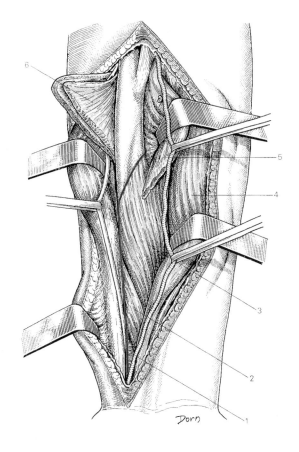

图4-10

1.旋前方肌

2.拇长屈肌

3.指浅屈肌

4.桡侧腕屈肌

5.旋前圆肌的附着点(已剥离)

6.旋后肌(已牵开)

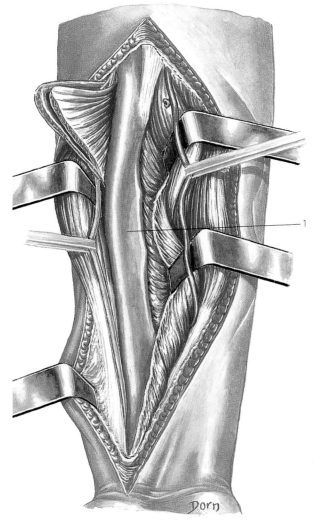

图4-11

1.桡骨干

图4-10　切口继续向远端切开显露桡骨干远端1/3。前臂旋前至中立位，将肱桡肌牵向背侧，桡动脉和其伴行静脉仔细游离后牵向切口尺侧。切断旋前方肌的起点，由桡骨骨膜下分离。

图4-11　旋后肌、旋前圆肌、指浅屈肌、拇长屈肌和旋前方肌的附着部被切断并从桡骨上牵开。这样可显露从桡骨颈至腕关节的桡骨前侧面。

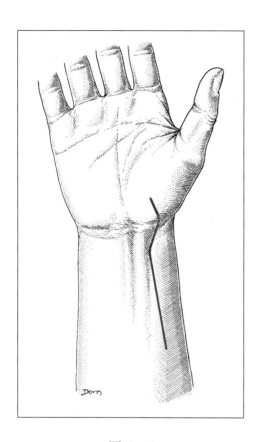

图4-12

三、桡骨远端1/4：前侧入路

【适应证】

1. 桡骨远端1/4骨折伴掌侧移位。
2. 腕部的掌侧骨折、脱位。
3. 桡骨远端1/4感染或良性骨肿瘤手术。

【体位】

患肢外展置于侧台上，前臂旋后。

【切口】

图4-12 始于距远侧腕横纹近端6cm，沿桡侧腕屈肌桡侧向远端延长至大鱼际基底部，成一角度经过腕横纹。

【显露】

图4-13 沿切口线切开深筋膜。游离桡动脉及其伴行静脉，结扎其细小分支，将桡动静脉及肱桡肌肌腱牵向桡侧。

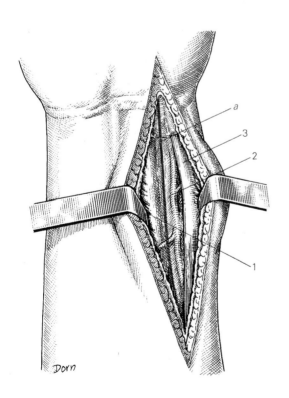

图4-13
1. 桡侧腕屈肌
2. 桡动脉
3. 肱桡肌
a. 切口

图 **4-14**　桡侧腕屈肌向内侧牵开，显露拇长屈肌远端肌腹及肌腱，再向内侧牵开，即可见旋前方肌。骨折以后，旋前方肌经常被撕裂，容易被牵开而显露桡骨远端。

如果旋前方肌完整，前臂旋前并且向外侧牵开肱桡肌及桡动脉。旋前方肌的起始部位于桡骨的中外侧线，沿此线切开并骨膜下剥离该肌肉。

图 **4-15**　向尺侧牵开桡侧腕屈肌，拇长屈肌和旋前方肌，向桡侧牵开肱桡肌及桡动静脉，可显露远端桡骨干的掌侧。如果桡骨骨折累及关节面，纵向切开掌侧腕关节囊可以显露关节。

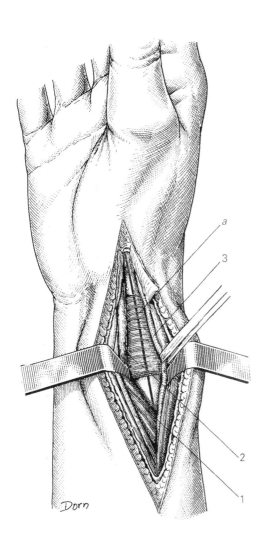

图 4-14
1.桡侧腕屈肌
2.拇长屈肌
3.桡动脉(已牵开)
a.旋前方肌切口

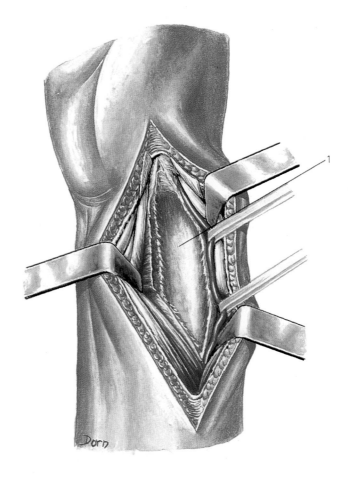

图 4-15
1.桡骨干骺端近侧

四、桡骨近端 1/3：后侧入路

【适应证】

1. 桡骨近端骨折内固定。
2. 良性肿瘤切除。

当显露桡骨近端 1/3 时，常规应用前侧入路。后侧入路接近桡骨是非常有限的，且后入路比前侧入路有伤及骨间背侧神经的更大危险。当然，有些创口的情况可能会采用后侧入路。

【体位】

仰卧位，肘关节屈曲，肘上应用气囊止血带。

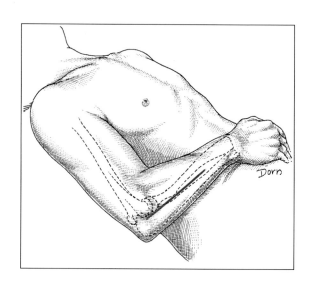

图 4-16

【切口】

图 4-16　始于肱骨外上髁后方，在桡侧腕短伸肌和指总伸肌之间向远侧延伸约 18cm。通过识别"运动肌群"可以确定桡侧腕短伸肌的后缘。"运动肌群"由肱桡肌肌腹，桡侧腕长、短伸肌的肌腹构成，桡侧腕短伸肌位于最后方。

【显露】

图 4-17　沿切口线切开深筋膜，在指总伸肌和桡侧腕短伸肌之间平面进入，前者牵向后方，后者牵向前侧。

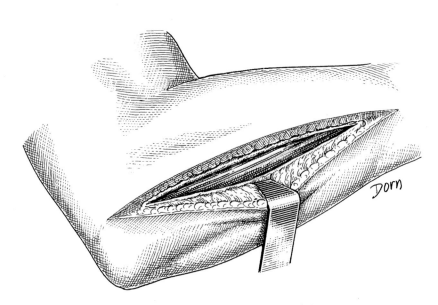

图 4-17

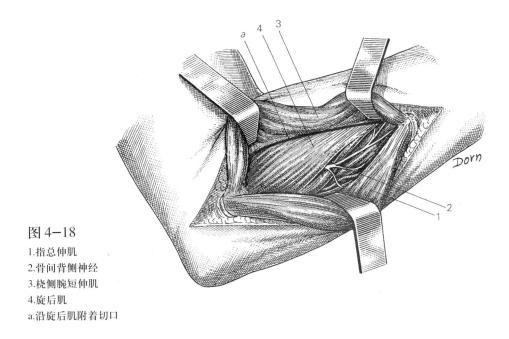

图 4-18
1.指总伸肌
2.骨间背侧神经
3.桡侧腕短伸肌
4.旋后肌
a.沿旋后肌附着切口

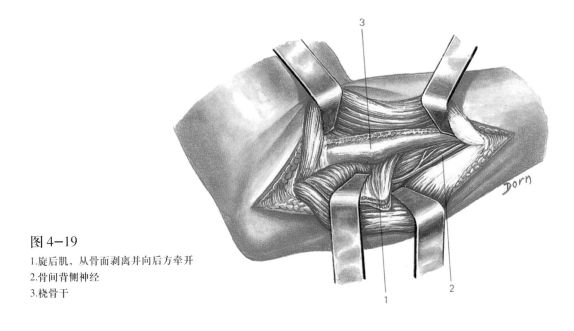

图 4-19
1.旋后肌,从骨面剥离并向后方牵开
2.骨间背侧神经
3.桡骨干

图4-18 在两肌之间可以见到旋后肌纤维,其斜行于创口指向远前方,骨间背侧神经从其下缘穿出,支配拇长展肌,伸腕、伸拇和伸指肌。它从旋后肌的浅深层间穿过,容易损伤。

图 4-19 为了显露桡骨近端,前臂应极度旋后,可以辨认旋后肌前内缘。沿旋后肌在桡骨附着处切开,然后从桡骨近端剥离。由于前臂旋后,骨间背侧神经位于切口的后外方。

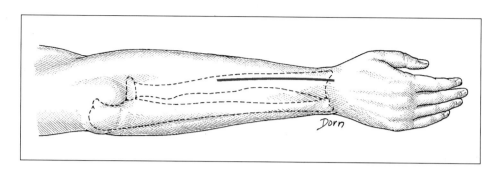

图 4-20

五、桡骨中段和远端 1/3：后侧入路

【适应证】

对于中、远段桡骨骨折内固定，常使用后侧入路。如果桡骨用钢板固定，那么骨的后侧面是张力侧。对于桡骨远端 1/4 骨折伴远骨折端背侧移位，后侧入路是相当满意的。对远骨折端掌侧移位者则应采用前侧入路。

【体位】

仰卧位，患肢外展置于侧台上。前臂旋前位，肘上应用气囊止血带。

【切口】

图 4-20　在桡侧腕短伸肌和指总伸肌间开始，继续沿前臂背侧向远端至腕背横纹。

【显露】

图 4-21　尽可能保护浅静脉。沿皮切口线切开深筋膜，游离皮瓣，显露斜行经过术野的拇短伸肌和拇长展肌。将指总伸肌牵向尺侧则容易确认这两肌肉。拇长展肌和拇短伸肌的近、远端界是确定的；远端界是拇短伸肌与相邻的拇长伸肌之间分开。拇长展肌和拇短伸肌是可移动的，桡侧腕长、短伸肌腱在此二肌的深面，其近侧端及远侧端都可以确认。

拇长展肌和拇短伸肌一起依次向近侧端或远侧端牵开后，即可沿着桡侧腕短伸肌尺侧缘剥开桡骨骨膜。

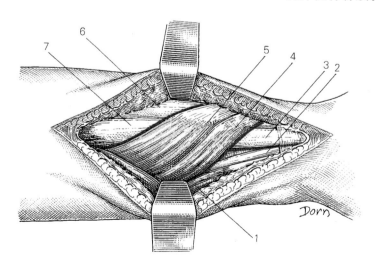

图 4-21
1.指总伸肌
2.拇长伸肌
3.桡侧腕短伸肌
4.拇短伸肌
5.拇长展肌
6.桡侧腕长伸肌
7.桡侧腕短伸肌

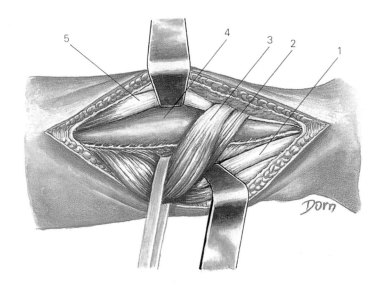

图 4-22
1.拇长伸肌
2.拇短伸肌
3.拇长展肌
4.桡骨干
5.桡侧腕短伸肌

图4-22 显露桡骨干后，如需向远端显露，可向尺侧牵开拇长伸肌。切口也可向近端延续，显露旋后肌。应该注意：必须避免沿拇长伸肌的尺侧缘分离，因为支配该肌的神经从尺侧缘近端进入，所以非常危险。

六、尺骨 ：后侧入路

【适应证】
尺骨干骨折内固定。尺骨全长位于皮下，可以骨折端为中心，切开皮下可直达骨干。

【体位】
仰卧位。患肢外展于侧台上，肘关节屈曲，前臂旋前。

【切口】
图 4-23　能在皮下触及尺骨全长：从尺骨茎突至鹰嘴尖端。确切的切口部位和长度，应依据需治疗的病变范围。

【显露】
图 4-24　沿切口线切开深筋膜，游离皮瓣。在骨的伸肌侧有近端的肘肌和较远侧的尺侧腕伸肌。尺侧腕屈肌行走于骨的屈肌侧。于屈肌群和伸肌群之间切开骨膜，沿骨膜下剥离肌肉显露尺骨干。

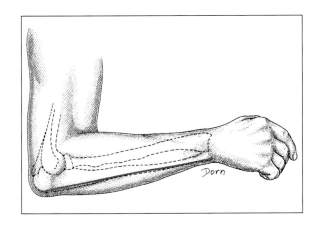

图4-23

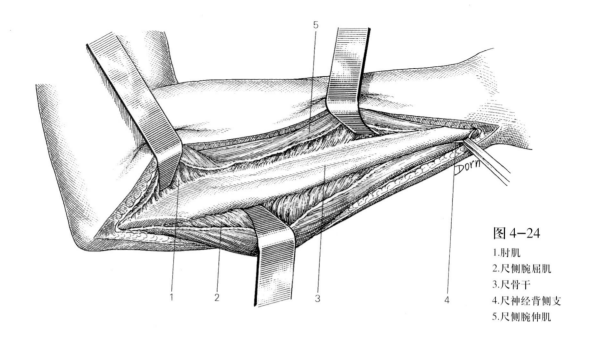

图 4-24
1.肘肌
2.尺侧腕屈肌
3.尺骨干
4.尺神经背侧支
5.尺侧腕伸肌

七、尺骨和桡骨近端: 后外侧入路

【适应证】

此入路为一种专一的手术入路，通常用于治疗 Monteggia 骨折脱位。如果是处理尺骨近端骨折，同时需要行肱桡关节切开复位，该入路是很有价值的。如果是尺骨较远段骨折，那么对于尺骨骨折的治疗和肱桡关节切开复位则应该分别做切口。

【体位】

仰卧位。患肢外展，肘关节屈曲，前臂旋前置于侧台上。肘上应用气囊止血带。

【切口】

图 4-25 始于肱骨外上髁嵴上方，斜行向后外侧越过肱桡关节直至尺骨干，再向远端沿尺骨皮下缘延伸。

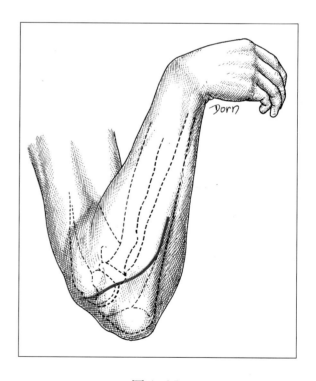

图 4-25

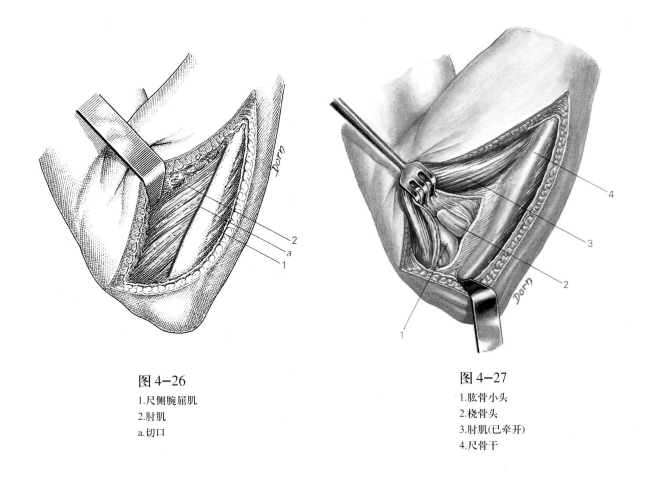

图 4-26
1.尺侧腕屈肌
2.肘肌
a.切口

图 4-27
1.肱骨小头
2.桡骨头
3.肘肌(已牵开)
4.尺骨干

【显露】

图 4-26 沿切口切开深筋膜，游离皮瓣显露肘肌。剥离肘肌在鹰嘴上的起点，显露肱桡关节后关节囊。在尺侧腕伸、屈肌之间沿尺骨皮下缘切开，于尺骨骨膜下剥离肌肉，便于治疗尺骨干骨折。

图 4-27 纵行切开肱桡关节囊显露桡骨头，治疗桡骨头、颈的骨折，并且矫正肱桡关节的对合。在解剖分离过程中，保护骨间背侧神经是很重要的。

第五章

上肢外周神经

Peripheral nerves of the upper extremity

一、副神经

【简述】

副神经从颈静脉孔出颅，绕过寰椎横突，行于枕动脉下，斜向下行于茎突深面及二腹肌腹后面，穿入并支配胸锁乳突肌，在其后缘中点进入颈后三角。副神经越过颈后三角，位于覆盖肩胛提肌的颈筋膜表面。副神经相对表浅，靠近颈浅淋巴结。淋巴结活检常对其造成医原性损伤。于锁骨上约5cm，副神经在斜方肌外缘深面走行并支配此肌。

【适应证】

副神经修复术。

【切口】

图5-1 在颈后三角取横皮纹切口，经胸锁乳突肌后缘中点。也可选用纵向"Z"形切口，会更好地显露纵行的神经，但常留下难以接受的瘢痕。

【显露】

图5-2 切开浅筋膜，见神经经过颈后三角。近端，神经进入胸锁乳突肌肌腹；远端，牵开斜方肌可显示之。

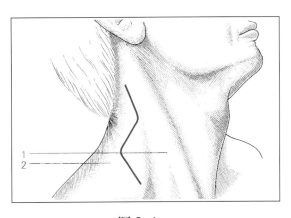

图 5-1
1.胸锁乳突肌
2.斜方肌

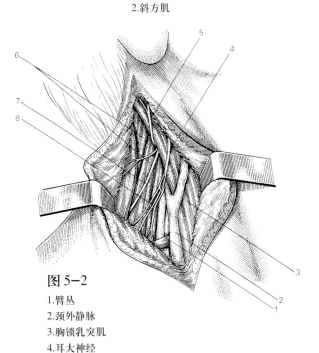

图 5-2
1.臂丛
2.颈外静脉
3.胸锁乳突肌
4.耳大神经
5.枕小神经
6.中、后斜角肌
7.副神经
8.锁骨上神经

二、臂丛

【简介】

臂丛手术属于专科外科医师的范畴。在非损伤状态或在解剖室里，臂丛的显露相对简单。在有明显牵拉伤的患者，其解剖则很困难且费时。例如，由于瘢痕，确定前中斜角肌之间的平面是不可能的，而损伤的神经包埋于瘢痕中，且常伴有明显的软组织损伤，锁骨骨折及锁骨下动脉或腋动脉的损伤。

【适应证】

1.臂丛神经修复或松解术。

2.臂丛神经肿瘤探查术。

【解剖】

图5-3、图5-4、图5-5 臂丛由颈5、6、7、8神经和第1胸神经前支组成。若有颈4神经加入，称为"前缀"，非常少见。若有胸2神经加入，称为"后缀"，也很少见。

臂丛位于前、中斜角肌之间，在这些肌肉外缘经过颈后三角。上干由颈5、6神经根组成，中干由颈7神经根组成，下干由颈8和胸1神经根组成。近锁骨处每干又分成前、后股。前股形成内侧束和外侧束，后股形成后束。

束因其与腋动脉第二段关系而命名。上肢周围神经均起自束，肌皮神经起自外侧束，正中神经起自内、外侧束，腋神经和桡神经起自后束，尺神经起自内侧束。肩胛背神经和胸长神经起自臂丛的神经根，肩胛上神经起自上干。如果这些神经完整，则臂丛损伤往往涉及较远侧。

自主神经系统的交感神经纤维过颈8、胸1神经根至颈交感链。若这些神经根自脊髓撕脱，患侧瞳孔和提睑肌的交感控制则中断，而产生霍纳综合征。

外侧束（颈5、6、7）分出胸外侧神经，经腋动脉前方穿过胸锁筋膜支配胸大肌。在胸小肌下缘，外侧束分出支配喙肱肌的肌皮神经和正中神经外侧头，后者与起自内侧束的正中神经内侧头汇合，行于腋动脉的前或外侧，形成正中神经，在肱动脉的外侧下降至上臂。

内侧束（颈7、8，胸1）分出支配胸小肌的胸内侧神经及上臂和前臂的内侧皮神经。此两皮神经于肱动脉内侧向远端走行，在上臂中部穿深筋膜形成皮下神经。内侧束分出正中神经内侧头后，向远端延续成尺神经。

后束（颈5、6、7、8、胸1）发出支配肩胛下肌和大圆肌的上、下肩胛下神经及背阔肌支。腋神经起自后束，向外向远侧越过肩胛下肌。后束延续成桡神经。

【体位】

半坐位，患侧肩胛下垫沙袋，头转向健侧，单独包裹患肢。

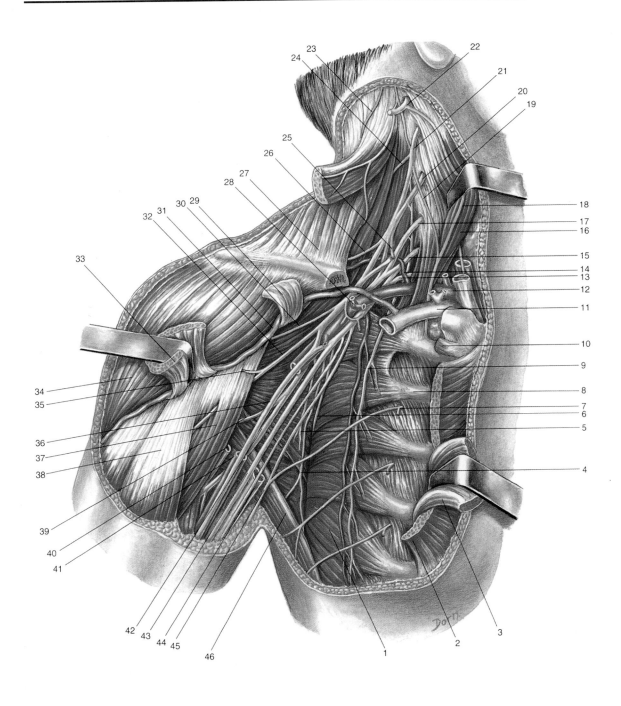

图 5-3

1.前锯肌	12.锁骨下动脉	24.菱形肌支	36.正中神经
2.胸大肌	13.胸1神经根	25.锁骨下神经	37.喙肱肌
3.胸小肌	14.肩胛上动脉	26.肩胛上神经	38.肱二头肌
4.胸背神经	15.颈8神经根	27.斜方肌	39.腋神经
5.下肩胛下神经	16.前斜角肌	28.胸肩峰动脉	40.肱深动脉
6.上肩胛下神经	17.颈7神经根	29.胸小肌	41.腋动脉
7.第二肋间神经	18.膈神经	30.上肩胛下神经	42.桡神经
8.第二肋	19.膈神经支	31.头静脉	43.尺神经
9.胸长神经	20.颈6神经根	32.肌皮神经	44.腋静脉
10.锁骨下肌	21.颈5神经根	33.胸大肌	45.臂内侧皮神经
11.锁骨下静脉	22.颈4神经根	34.三角肌	46.背阔肌
	23.副神经	35.喙肱肌支	

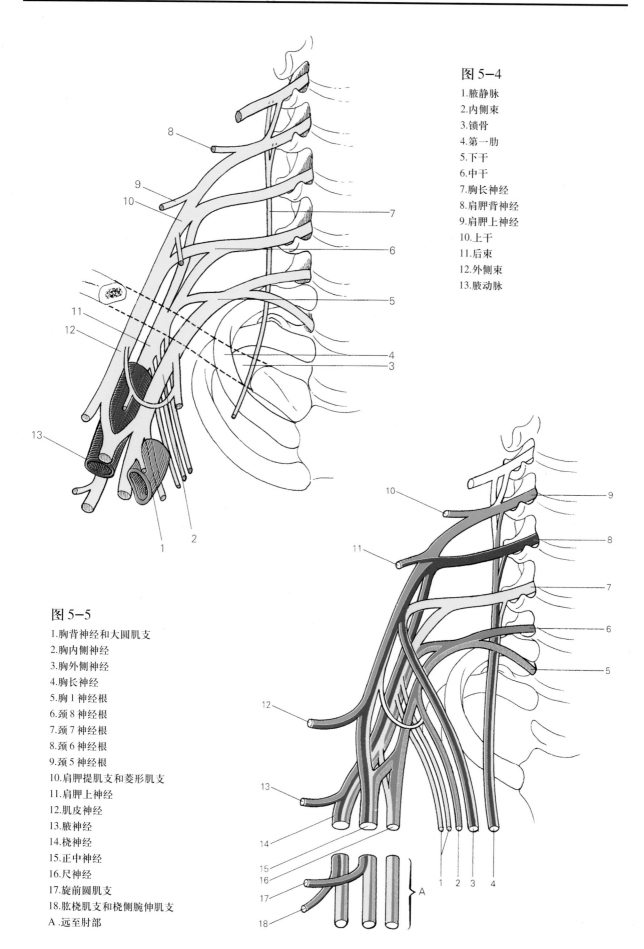

图 5—4
1.腋静脉
2.内侧束
3.锁骨
4.第一肋
5.下干
6.中干
7.胸长神经
8.肩胛背神经
9.肩胛上神经
10.上干
11.后束
12.外侧束
13.腋动脉

图 5—5
1.胸背神经和大圆肌支
2.胸内侧神经
3.胸外侧神经
4.胸长神经
5.胸 1 神经根
6.颈 8 神经根
7.颈 7 神经根
8.颈 6 神经根
9.颈 5 神经根
10.肩胛提肌支和菱形肌支
11.肩胛上神经
12.肌皮神经
13.腋神经
14.桡神经
15.正中神经
16.尺神经
17.旋前圆肌支
18.肱桡肌支和桡侧腕伸肌支
A.远至肘部

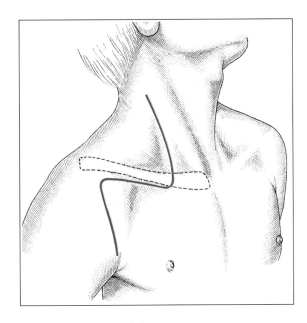

图 5-6

【切口】

图 5-6　显露锁骨上、下部臂丛的切口起自胸锁乳突肌后缘中点，沿此肌下行至锁骨。于锁骨下缘，切口平行锁骨向外，再沿着三角肌胸大肌间沟转向远侧。此切口显露良好，但留下难以接受的大瘢痕。

【锁骨截骨】

移动肩胛带，可向前提起锁骨，向其深面分离。若行锁骨截骨，可斜行切断锁骨，或依常规步骤施行，将骨端前提可增加显露。为利于截骨后骨重建，截骨前应细心预弯钢板和锁骨预钻孔。然而，仍有可能发生锁骨骨不连接或骨髓炎，故多数外科医师主张尽可能避免行锁骨截骨术。

【显露】

图 5-7　解剖时基本要点列述如下：

1. 掀开皮瓣和颈阔肌，牵开锁骨上神经。

2. 向内牵开胸锁乳突肌，于留置缝线间切开肩胛舌骨肌，伤口近侧辨认副神经予以保护，分离、结扎颈横动脉、静脉及肩胛上动脉、静脉。

3. 辨认前斜角肌及膈神经。将膈神经游离并向内牵开。

4. 分离前斜角肌显露臂丛及锁骨下动脉。

图 5-8　此处所讲的显露锁骨下臂丛的方法也用于显露腋神经及腋动脉。辨认三角肌胸大肌间沟内的头静脉。此静脉的近端穿胸锁筋膜进入腋静脉。于三角肌胸大肌间沟内分离头静脉并和三角肌一同向外牵开。向锁骨解剖时，需结扎胸肩峰血管支。向内牵开胸大肌，辨认其肌腱，需切断肌腱的上部，以利显露。但不能完全切断。可从锁骨松解部分三角肌和胸大肌的起点。

图 5-9　在喙突处，辨认胸小肌附着点。辨认胸小肌及喙肱肌间隔，可用一手指伸入胸小肌腱深面钝性剥离，距其附着点 1cm 处切断断端留置缝线。分离肌肉时，小血管可电凝结扎，接着向内牵开此肌内侧部分，注意不要损伤进入其深面并支配它的胸内侧神经。截断锁骨以显露臂丛及腋动脉，后者位于臂丛内侧束，外侧束与后束之间。

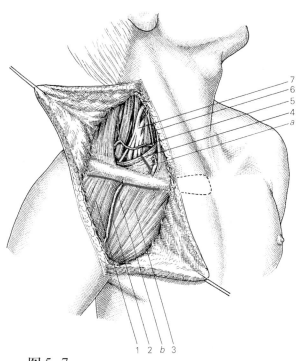

图 5-7

1. 三角肌
2. 头静脉
3. 胸大肌
4. 肩胛舌骨肌
5. 颈横动脉
6. 膈神经位于前斜角肌上
7. 臂丛
a. 肩胛舌骨肌切口
b. 切开三角肌胸大肌间沟

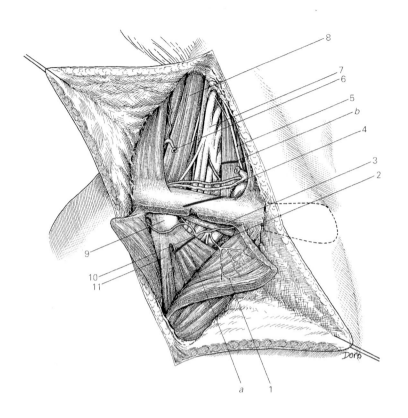

图 5-8

1.胸大肌(已被牵开)

2.胸外侧神经

3.锁骨下肌

4.肩胛上血管

5.膈神经

6.颈横动脉(已被结扎)

7.臂丛

8.中斜角肌

9.喙突

10.胸肩峰动脉

11.肱二头肌短头

a.胸小肌切口

b.前斜角肌切口

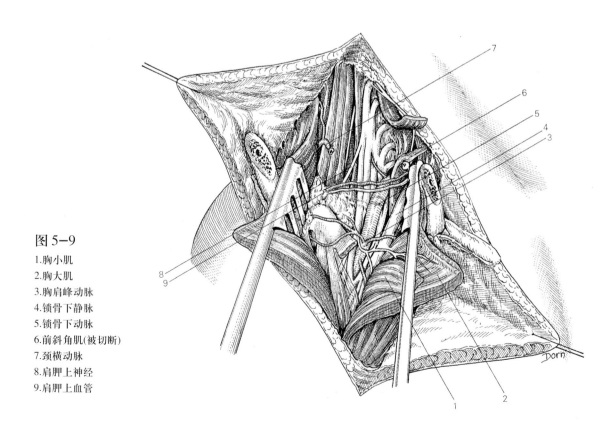

图 5-9

1.胸小肌

2.胸大肌

3.胸肩峰动脉

4.锁骨下静脉

5.锁骨下动脉

6.前斜角肌(被切断)

7.颈横动脉

8.肩胛上神经

9.肩胛上血管

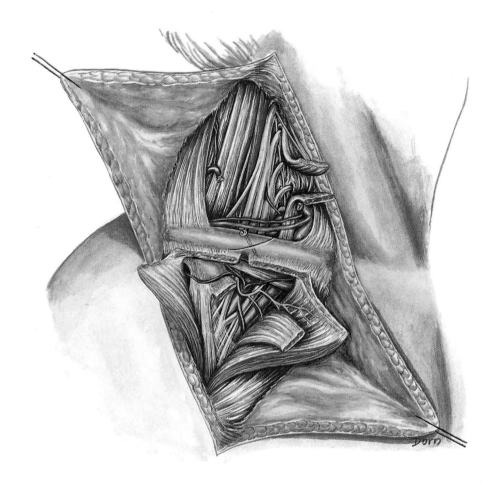

图 5-10

图 5-10　斜行截断的锁骨可用一枚螺钉连接。

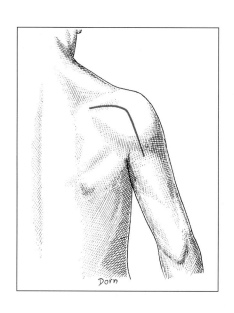

图 5-11

• 后侧入路

【切口】

图5-11 于肩胛冈中点做一半弧形切口，平行向外达肩峰，再弯向远端达上臂后面。

【显露】

图5-12 松解三角肌后缘并向后、上方牵开，显露冈下筋膜，切开筋膜显露小圆肌下缘及大圆肌上缘。可见腋神经紧靠肱骨颈出四边孔，旋肱后血管行于其下。

三、腋神经

【简介】

腋神经（颈5、6）起自后束，斜穿肩胛下肌肌腹及肌腱，与下方的旋肱后血管一起通过四边孔。入四边孔时，腋神经邻近盂肱关节囊下缘，绕过肱骨颈，分为深、浅两支。深支于喙突外缘5cm远处入三角肌并支配之。浅支为小圆肌运动支，并绕三角肌后缘形成上臂外侧皮神经。

神经探查可用前方入路，它可显露自臂丛后束的起点至外侧的四边孔。若神经损伤远达四边孔则需用后方入路。

前方手术入路见于锁骨下臂丛显露的描述。

后束位于腋动脉后上方，于外侧束上方解剖很容易找到。若有瘢痕，则可分别从其远、近端的正常组织中分离。后束走向远端，注意保护肩胛下支及背阔肌支，直至见到腋神经。腋神经向后外方走行，近端至肩关节囊后下方，并与旋肱后血管伴行。该神经通过四边孔，后者以肱骨外科颈为外界，肱三头肌长头为内界，前为肩胛下肌，后上界为小圆肌，下界为大圆肌。若四边孔内神经断裂，其远端将回缩，这时，显露远断端则必须单独通过后方入路。

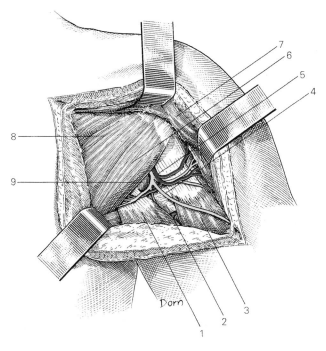

图 5-12
1.肱三头肌长头
2.大圆肌
3.肱三头肌外侧头
4.腋神经
5.旋肱后动脉
6.小圆肌
7.三角肌(已牵开)
8.冈下肌
9.四边孔

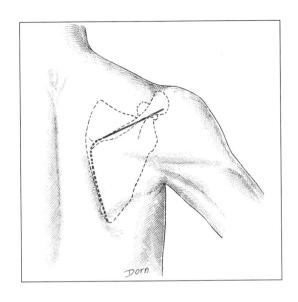

图 5-13

四、肩胛上神经

【简介】

肩胛上神经（颈4）发自臂丛的上干，行于颈后三角筋膜的深面，通过肩胛上韧带深面的肩胛上切迹。肩胛上动脉行于此韧带上方，神经、动脉斜行通过冈上窝，并绕过肩胛冈基底进入冈下窝。对外科而言，有两点很重要：①神经可能于冈上切迹中受压；②在显露肩胛骨盂下时，必须注意肩胛冈与神经的关系。该神经和动脉支配和供应冈上肌及冈下肌。

【适应证】

肩胛上神经的减压或修复。

【体位】

俯卧位。

【切口】

图 5-13 为显露肩胛上切迹处的肩胛上神经，可自肩峰至肩胛冈中点做横形切口。为了显示冈下窝内的神经，切口可如图扩大。

【显露】

图 5-14 示肩胛上神经和动脉于冈上、下窝内。为了显示肩胛上切迹处的肩胛上神经，可自肩胛冈剥离斜方肌，并小心松解冈上肌，保护其神经肌支。近端牵开斜方肌，远端牵开冈上肌可以确认肩胛上切迹。分离肩胛上韧带，游离浅表的动脉后，神经就在韧带深面。

图 5-15 为了显露冈下窝内的肩胛上神经和动脉，可自肩胛骨内缘翻开冈下肌。

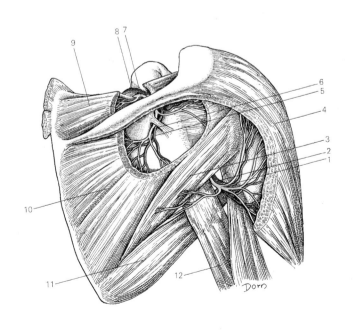

图 5-14

1.腋神经
2.旋肱后动脉
3.小圆肌
4.三角肌
5.肩胛上动脉
6.肩胛上神经
7.肩胛上神经
8.肩胛上动脉
9.冈上肌(已分开)
10.冈下肌(开窗)
11.大圆肌
12.肱三头肌长头

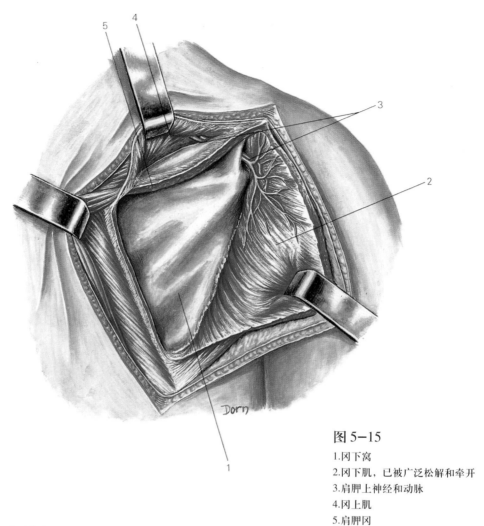

图 5-15
1.冈下窝
2.冈下肌，已被广泛松解和牵开
3.肩胛上神经和动脉
4.冈上肌
5.肩胛冈

五、肌皮神经

【简介】

肌皮神经（颈5、6、7）发自臂丛外侧束。支配喙肱肌、肱二头肌、肱肌。该神经通常于喙突顶点远侧6cm处向外进入和支配喙肱肌。然而，其入肌点可有变异，亦可能是数个分支。肌皮神经先行于喙肱肌内，之后在肌肉的前外缘穿出，于喙肱肌和肱二头肌肌腹之间进入上臂中部。神经于肱二头肌和肱肌间继续远行并支配二肌。剩余的神经纤维是纯感觉支，于肱二头肌腱外缘成为前臂外侧皮神经。这个感觉神经在近肘部穿出深筋膜，越过肘前窝外侧进入前臂，支配前臂桡侧皮肤。

【适应证】

肌皮神经的修复。

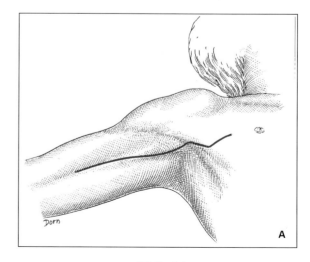

图 5-16

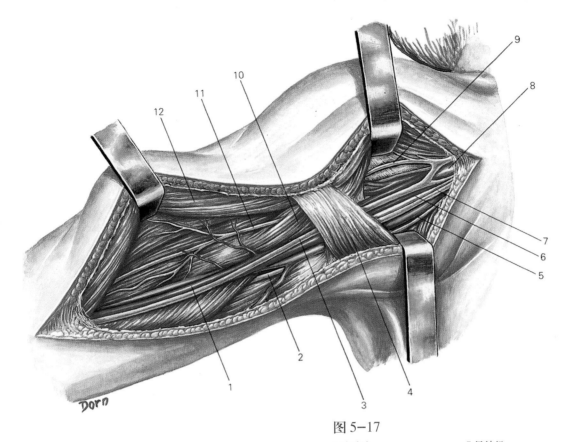

图 5-17

1.肱动脉	7.尺神经
2.尺神经	8.腋动脉
3.正中神经	9.肌皮神经
4.胸大肌	10.喙肱肌
5.臂内侧皮神经	11.肌皮神经
6.前臂内侧皮神经	12.肱二头肌(已被牵开)

【切口】

图 5-16 切口近端始于喙突与腋皱襞窝基底间的中点,越过腋窝前部的腋前皱襞,随后切口沿上臂内侧的喙肱肌表面转向远侧。

【显露】

图 5-17 在三角肌和胸肌间沟找到头静脉,于静脉外侧分离部分三角肌纤维束同胸大肌一起向内牵开,向外牵开三角肌。于切口近端切开胸锁筋膜以显露喙肱肌内缘。肌皮神经常于距喙突 6cm 处进入该肌。辨认喙肱肌内缘时应特别小心,轻轻向外牵开此肌,可见肌皮神经发自位于腋动脉前、外侧的臂丛外侧束。

六、桡神经:简介

桡神经(颈 5、6、7、8、胸 1)是臂丛最大的分支,是后束的延续,经肩胛下肌、背阔肌和大圆肌前面,腋动脉后方下行。伴随肱深动脉,于肱三头肌长头和内侧头间转向后方,斜行通过肱骨后方被肱三头肌外侧头覆盖的桡神经沟。神经出桡神经沟后,穿过外侧肌间隔,进入上臂前室,位于肱肌和肱桡肌之间。于肱骨外上髁水平,分出骨间背侧神经,延续的为纯感觉支,即桡神经浅支。在上臂,桡神经分出至肱三头肌、肘肌、肱桡肌、桡侧腕长伸肌和肱肌外侧部的运动支。

骨间背侧神经通过 Frohse 弓下,经旋后肌的尺侧头与肱骨头之间,进入前臂后室。骨间背侧神经支配除桡侧腕长伸肌外的腕、指所有伸肌,有时表浅分支支配桡侧腕短伸肌。当骨间背侧神经麻痹时仍可伸腕,但手桡偏。

桡神经浅表终末支支配虎口区皮肤,拇指远节指间关节背面,以及食、中指中节指骨背侧以近的皮肤。

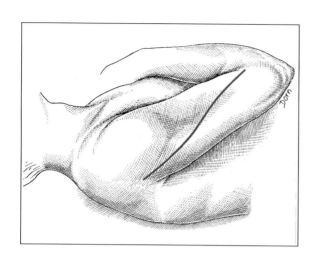

七、桡神经：臂部

【适应证】

桡神经松解或吻合术。

【体位】

仰卧位，患臂置胸前，或俯卧位患肢外展置于手术台臂板上。

【切口】

图 5-18 自三角肌后缘开始，沿臂中线向下至臂中点，向前外侧弯曲，直至肱桡肌与肱肌间隙处的桡神经末端。切口沿着肱三头肌长头与外侧头的肌间沟，此标志易触及。

【显露】

图 5-19 沿皮肤切口线切开深筋膜，辨认肱三头肌长头与外侧头间隙，向外侧牵开外侧头，将长头牵向内侧。近端可见桡神经过大圆肌下缘的一个三角间隙。在臂后部，与发自肱动脉的肱深动脉并行于肱三头肌内、外侧头间穿向外侧。

图 5-20 桡神经和肱深动脉，由内向外斜行向下，走行于覆盖肱骨干后面的肱三头肌内侧头表面。神经血管束下行于肱三头肌外侧头深面的肱骨桡神经沟中。桡神经支配肱三头肌的所有三个头，内侧头及长头的肌支起自臂内侧的桡神经近端。外侧头的神经支起自桡神经沟，在螺旋形的桡神经沟内，桡神经发出一些分支进入内侧头及肘肌。绕过肱骨外缘，肱三头肌外侧头深面，桡神经穿出外侧肌间隔，向远端下行，于肱三头肌外侧头与肱肌间沟进入前臂前室。

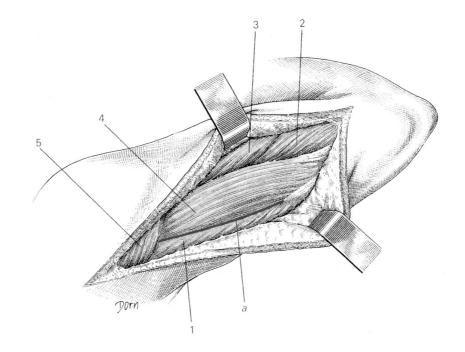

图 5-19
1.肱三头肌长头
2.肱桡肌
3.肱肌
4.肱三头肌外侧头
5.三角肌
a.切口

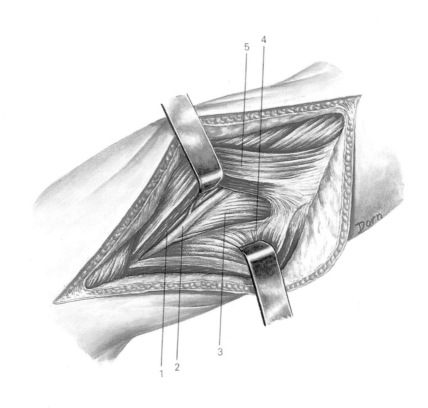

图 5-20
1.肱深动脉
2.桡神经
3.肱三头肌内侧头
4.肱三头肌长头
5.肱三头肌外侧头

图 5-21 上臂轻度外旋，打开肱桡肌近缘与肱肌之间隙，可显露邻近肱骨前外面之桡神经。自肱骨游离肱三头肌外侧头前缘，就可将此肌牵开。

图 5-22 肱桡肌、桡侧腕长伸肌和肱肌外侧部的神经肌支均起自位于外侧肌间隔前面之桡神经。肱深动脉前降支伴行桡神经，并于肱骨外上髁表面与桡返动脉相吻合。

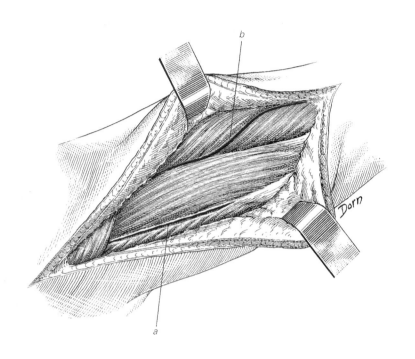

图 5-21
a.肱三头肌两头间切口(未牵开)
b.肱桡肌和肱肌间切口

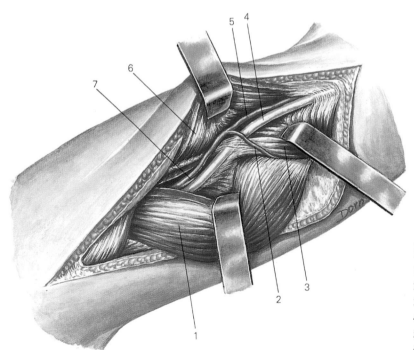

图 5-22
1.肱三头肌外侧头
2.肱深动脉后降支
3.肱桡肌
4.桡神经
5.肱深动脉前降支
6.肱桡肌
7.肱深动脉

图5-23 经上臂近端1/3横切面显示位于肱三头肌长头与外侧头之间桡神经后侧入路。

图5-24 经上臂远端1/3横切面显示前方肱肌与后方肱三头肌外侧头间的桡神经，进一步向远端，桡神经位于肱桡肌深面。

图 5-23

1.肱三头肌长头
2.肱三头肌内侧头
3.尺神经
4.前臂内侧皮神经
5.贵要静脉
6.正中神经
7.肱动脉与伴行静脉
8.肌皮神经
9.肱二头肌
10.喙肱肌
11.肱肌
12.桡神经与肱深动脉
13.肱三头肌外侧头
a.入路

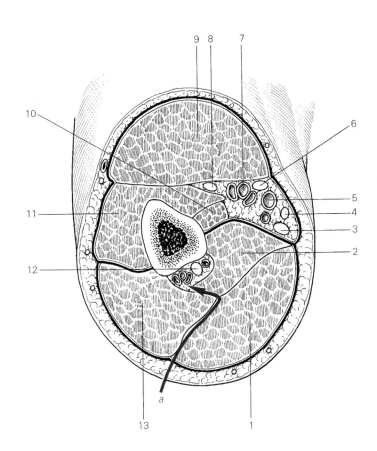

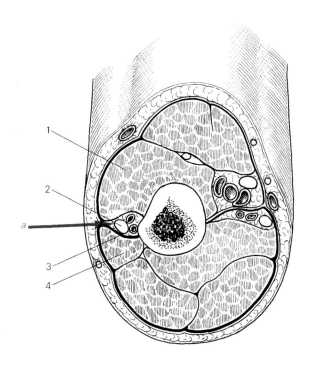

图 5-24

1.肱肌
2.桡神经
3.肱深动脉与伴行静脉
4.肱桡肌
a.肱肌后入路

八、桡神经：肘部

【适应证】

桡神经松解或吻合术。

【体位】

仰卧位，患肢外展置于上肢手术台上。

【切口】

图 5-25 切口起自肘前横纹外侧的近端 8cm，循肱桡肌前缘向远端延伸 8cm。如图所示，切口绕过肘前横纹的外侧。

【显露】

图 5-26 沿皮肤切口线切开筋膜，显露外侧的肱桡肌，内侧的肱二头肌以及肱肌。于切口近端，辨认肱桡肌与肱肌的界面并牵开两个肌肉。切口远端，将肱桡肌牵向外侧，肱二头肌腱及旋前圆肌牵向内侧。必须注意并保护穿过肱二头肌腱外侧之深筋膜的前臂外侧皮神经。

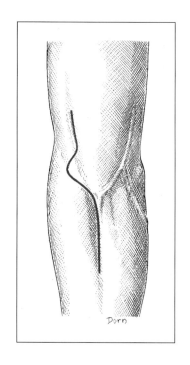

图 5-25

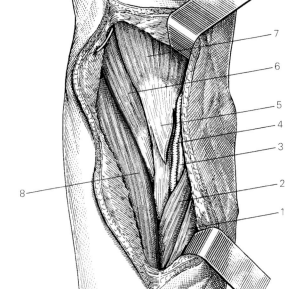

图 5-26
1. 桡侧腕屈肌
2. 旋前圆肌
3. 正中神经
4. 肱动脉
5. 肱二头肌腱膜(已切断)
6. 肱肌
7. 肱二头肌
8. 肱桡肌

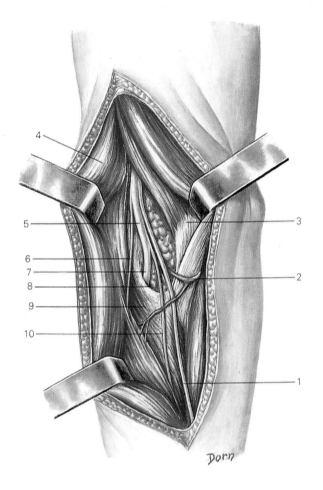

图 5-27
1. 桡神经感觉支
2. 桡返动脉
3. 肱二头肌和肱肌被牵开
4. 肱桡肌
5. 桡神经
6. 肱桡肌肌支
7. 骨间背侧神经
8. Frohse 弓
9. 旋后肌
10. 桡侧腕短伸肌支

图 5-27 桡神经位于肱桡肌深面并支配该肌,桡神经位于肱骨前面和肱肌外侧。近旋后肌处,桡神经分成两个终末支:一个深支,一个浅支。浅支向远端行于肱桡肌深面,最后浅出在腕

关节桡侧。深支即骨间背侧神经,过 Frohse 弓深面进入旋后肌的肱骨头及尺侧头间平面。在切口中部,见桡返动脉由内向外,行于桡神经深面。桡返动脉前肌支应结扎。向远侧分离 Frohse 弓及旋后肌表浅纤维,可进一步显露骨间背侧神经。

九、骨间背侧神经

【简介】

骨间背侧神经起自肘前、外侧的桡神经。通过 Frohse 弓深面,行于旋后肌的尺骨头与肱骨头间。此神经在外科很重要,因为无论从前后手术入路显露桡骨近端时都有可能损伤之。若前臂旋前,则神经移向前方;若前臂旋后,则神经移向桡背侧。

骨间背侧神经支配桡侧腕短伸肌、旋后肌、尺侧腕伸肌、拇伸肌和指伸肌。它不支配桡侧腕长伸肌。有时,桡侧腕短伸支由表浅终末支支配。

【适应证】

骨间背侧神经松解或吻合术。

【切口】

图 5-28 切口起自肱骨外髁前方,稍向后弯曲于桡侧腕短伸肌及指总伸肌间隙,向远端延长 8cm。广泛游离皮瓣,特别是前侧皮瓣。

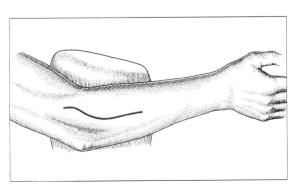

图 5-28

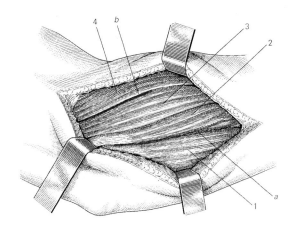

图 5-29

1.指总伸肌

2.桡侧腕短伸肌

3.桡侧腕长伸肌

4.肱桡肌

a、b.切口

【显露】

图 5-29 首先辨认位于肱肌与肱桡肌间的桡神经。在两个肌间隙可做切口：前方切口在肱桡肌与桡侧腕长、短伸肌之间；后方切口在桡侧腕长、短伸肌与指总伸肌之间。

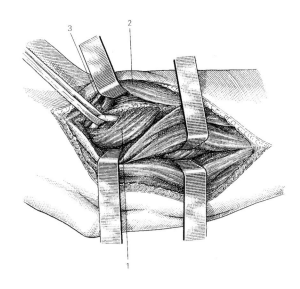

图 5-30

1.旋后肌

2.肱桡肌

3.骨间背侧神经

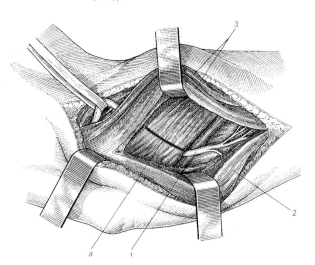

图 5-31

1.骨间背侧神经

2.指总伸肌

3.桡侧腕长、短伸肌

a.旋后肌切口

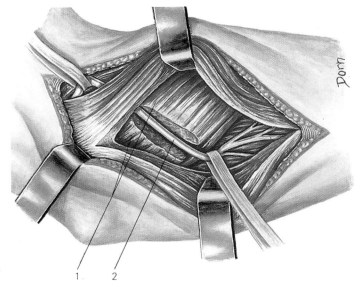

图 5-32

1.旋后肌(已切开)

2.骨间背侧神经

图 **5-30** 向前牵开肱桡肌，向后牵开桡侧腕伸肌，确认Frohse弓，其深面为骨间背侧神经。

图 **5-31** 桡侧腕伸肌尽量牵向前方，指总伸肌牵向后方，显露旋后肌，其纤维向前下走行。旋后肌后缘处可分清骨间背侧神经。此时，可以看清神经经旋后肌的出入点。

图 **5-32** 仔细钝性分离旋后肌，显露骨间背侧神经。若在旋后肌肌腹处曾有神经损伤史，则瘢痕可造成分离困难。

十、桡神经：表浅终末支解剖

图 **5-33** 在肱骨外上髁平面，桡神经分为骨间背侧神经及浅支。继续于肱桡肌深面走行，向远端进入前臂的屈肌间室。由近而远，行于旋后肌、旋前圆肌腱、指浅屈肌和拇长屈肌的表面，桡动脉在其内侧。有时，浅支在延续为纯感觉神经之前，发出运动支供应桡侧腕短伸肌。

图 **5-34** 在距腕横纹近端10cm处，桡神经浅支绕过桡骨下端，在肱桡肌腱腱鞘深面出现在腕背侧。头静脉在其浅面走行，越过拇长展肌及拇短伸肌腱鞘。于此点，神经分成2或3支支配桡侧两个半手指背面皮肤，远至中节指骨中部背侧及手背相应的区域。一分支横过鼻烟窝，越过拇长伸肌腱，它可经皮触及。若此神经被切断，将有拇指尺背面，拇、食指指蹼间沟和食指桡背侧的感觉丧失。在腕部手术时，必须注意保护桡神经表浅终末支。如在插入头静脉静脉导管时损伤该神经，形成神经瘤则很难处理。

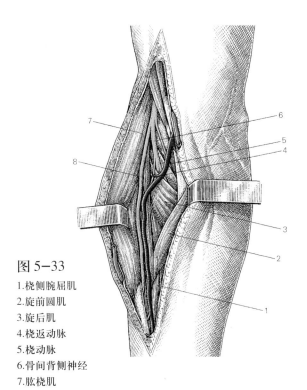

图 5-33
1. 桡侧腕屈肌
2. 旋前圆肌
3. 旋后肌
4. 桡返动脉
5. 桡动脉
6. 骨间背侧神经
7. 肱桡肌
8. 桡神经浅支

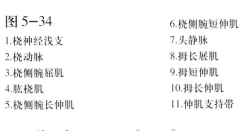

图 5-34
1. 桡神经浅支
2. 桡动脉
3. 桡侧腕屈肌
4. 肱桡肌
5. 桡侧腕长伸肌
6. 桡侧腕短伸肌
7. 头静脉
8. 拇长展肌
9. 拇短伸肌
10. 拇长伸肌
11. 伸肌支持带

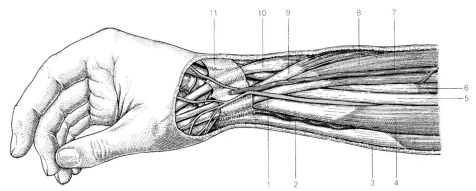

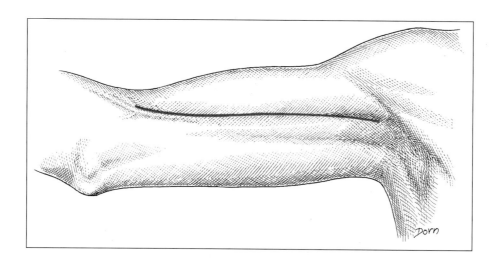

图 5-35

十一、正中神经：简介

正中神经（颈6、7、8、胸1）由两个头形成：一头来自臂丛外侧束，另一头来自臂丛内侧束。它们与腋动脉伴行并于其前方或外侧汇合，于肱动脉外侧下行。在臂中部越过肱动脉前方，下降至其内侧到肘部。在肱肌浅面的肱二头肌腱腱膜深面进入前臂，走行于旋前圆肌的尺侧头与肱骨头之间。正中神经于此点发出的骨间掌侧神经，继续穿行于指浅屈肌近端深面，在前臂于该肌深面与其粘附，并在指深屈肌浅面走行。在距屈肌支持带近端大约5cm处，正中神经行于指浅屈肌外缘变得更加表浅，发出掌浅支后，通过腕管进入手部。

正中神经支配旋前圆肌和除尺侧腕屈肌外的所有前臂表浅屈肌。它是特别重要的感觉神经，支配手掌桡侧及桡侧三个半手指的皮肤。

骨间掌侧神经伴行着骨间掌侧动脉，位于骨间膜表面走行。它支配拇长屈肌、食指的指深屈肌及旋前方肌。此神经麻痹，可导致"猿手"征，病人不能屈曲拇指指间关节，与食指远侧指间关节。

在手部，正中神经支配食、中指的蚓状肌和鱼际肌。有30%的人，尺神经仅支配拇短屈肌，支配拇指所有短肌是罕见的。

十二、正中神经：臂部

【适应证】
正中神经松解或缝合术。

【体位】
仰卧位，患肢外展置于上肢手术台上。

【切口】
图 5-35 以肱二头肌后内缘作为切口的标志，大约18cm长。切口从腋前皱襞开始，沿臂前内侧延伸，止于肱骨内上髁前方。

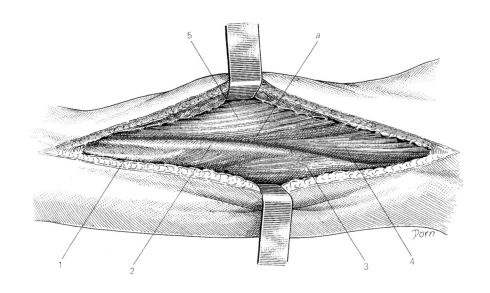

图 5-36
1. 贵要静脉
2. 正中神经和肱动脉
3. 肱三头肌
4. 喙肱肌
5. 肱二头肌
a. 切口

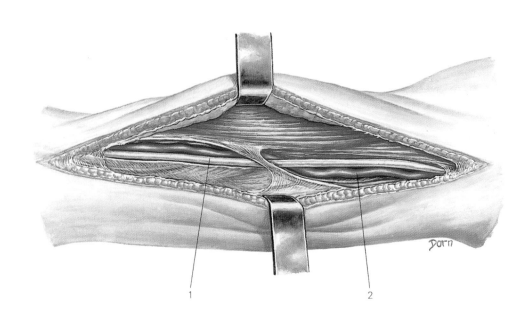

图 5-37
1. 正中神经
2. 肱动脉

【显露】

图 5-36　沿切口线切开深筋膜，在切口近端辨认喙肱肌，并仔细分离其后缘，接着分清肱二头肌后缘即可见正中神经近端位于喙肱肌后方，远端在肱二头肌与肱肌间沟中。在切口远端可见贵要静脉，紧邻着前臂内侧皮神经。

图 5-37　在切口中部分离正中神经，向近、远端游离至所需长度。因该处神经无分支，故很容易游离。在切口近端正中神经位于肱动脉及其伴行静脉的外侧。于切口近侧 1/4，位于肱动脉内侧可见臂内侧皮神经穿出筋膜供应上臂下端 1/3 的皮肤。在切口远端，正中神经越过肱动、静脉前方在其内侧行走。正中神经完全位于内侧肌间隔前方，尺神经在上臂近侧位于肌间隔前方，但它在上臂中部穿过肌间隔，继续走行于肌间隔后方的肱三头肌外膜中。

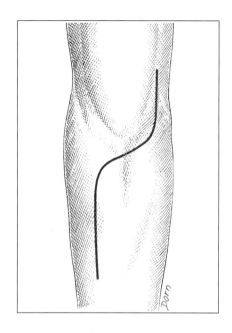

图5-38

十三、正中神经：肘部

【适应证】

正中神经修复或松解术。

【体位】

仰卧位，患肢外展置于上肢手术台上。

【切口】

图5-38 做一肘前"S"形切口，近端始于距肘横纹内侧4cm，远端止点距肘横纹外侧7cm。

【显露】

图5-39 充分游离皮瓣，肘正中静脉按需要可结扎。切开深筋膜和纤维束，可见前臂外侧皮神经在肱二头肌腱外侧穿出，支配前臂桡侧半皮肤，应避免损伤。在切口近侧，可见肱二头肌。肱动脉沿其尺侧缘走行，肱动脉内侧为正中神经，肱动脉分成桡动脉和尺动脉。

图5-40 正中神经被旋前圆肌近端隔开，向下在旋前圆肌的肱骨头与尺骨头之间穿过，发出支配该肌的肌支。

图5-41 将旋前圆肌的肱骨头牵向尺侧，可见正中神经行于旋前圆肌的二头之间。确认后打开旋前圆肌肱骨头与桡侧腕屈肌间隔，将二肌牵开，可见正中神经垂直经过此间隔，然后进入指浅屈肌近缘深面。桡动脉先越过肱二头肌腱，接着经过旋前圆肌，而后在前臂远侧行于肱桡肌和桡侧腕屈肌间。尺动脉于旋前圆肌尺侧头深面下行。

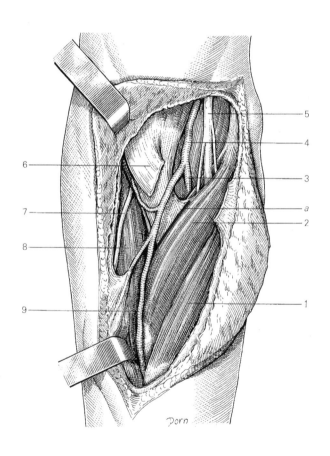

图5-39

1.桡侧腕屈肌	6.肱二头肌腱膜(已切断)
2.旋前圆肌	7.前臂外侧皮神经
3.尺动脉	8.肱桡肌
4.肱动脉	9.桡动脉
5.正中神经	a.切口

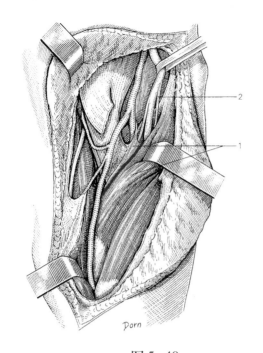

图 5-40

1.旋前圆肌的肱骨头和尺骨头
2.旋前圆肌肌支

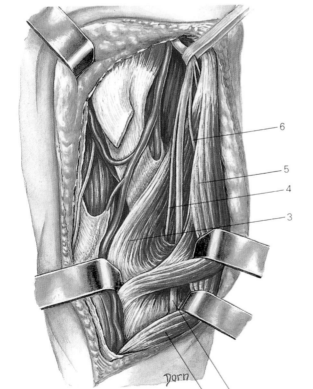

图 5-41

1.桡侧腕屈肌　　　　4.骨间掌侧神经
2.正中神经　　　　　5.旋前圆肌肱骨头
3.旋前圆肌尺骨头　　6.旋前圆肌肌支

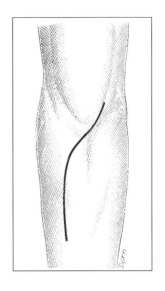

图 5-42

十四、正中神经和骨间掌侧神经：前臂部

【简介】

前臂近端正中神经和骨间掌侧神经的显露可以通过上述肘前"S"形切口的桡侧端切线，沿前臂桡侧缘向远方延伸。如果要继续显露从肘至腕的正中神经和骨间掌侧神经，可将指浅屈肌桡侧起端切开，并将其牵向尺侧。但如果仅要暴露正中神经的前臂中、远 1/3 段，则应该使用图 5-47 所描述的手术显露。这样可避免指浅屈肌的广泛剥离。这一手术入路有利于同时显露尺神经。

【适应证】

正中神经和骨间掌侧神经在前臂近1/3的缝合或减压术。

【体位】

仰卧位，患肢外展，置于上肢手术台。

【切口】

图 5-42 可于肘前窝做一"S"形切口，其远端切线沿肱桡肌尺侧缘延伸。

【显露】

图 5-43　切开肱二头肌腱膜，可见正中神经通过旋前圆肌的二个头之间。然后"Z"形切开旋前圆肌肱骨头，将肌肉两断端分别向内、外侧牵开。辨认桡侧腕屈肌桡侧缘及肱桡肌的尺侧缘间隙，将桡侧腕屈肌牵向尺侧，肱桡肌牵向桡侧。

图 5-44　正中神经在指浅屈肌的近端纤维弓下通过，向远方行于前臂部中线，紧紧附着在指浅屈肌深面并支配该肌。在已切断的旋前圆肌肱骨头深面，骨间掌侧神经从正中神经后方发出，在指深屈肌和拇长屈肌间的骨间膜前下行。骨间掌侧神经支配拇长屈肌和前臂桡侧半肌肉。它与骨间掌侧动脉伴行，发出分支至旋前方肌的深面，其终末支支配腕关节。

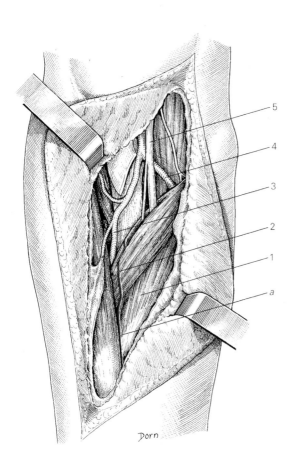

图 5-43

1.桡侧腕屈肌
2.旋前圆肌将断处
3.桡动脉
4.尺动脉
5.正中神经
a.切口

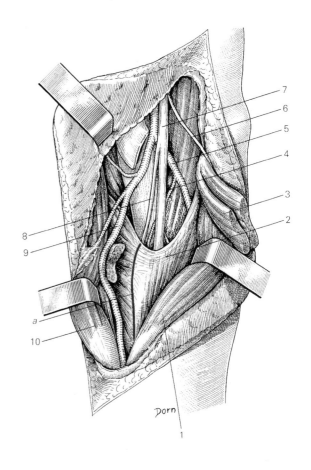

图 5-44

1.桡侧腕屈肌
2.指浅屈肌
3.旋前圆肌(已切开)
4.骨间总动脉
5.尺动脉
6.旋前圆肌肌支
7.正中神经
8.骨间掌侧神经
9.桡动脉
10.肱桡肌
a.切口

图5-45 切开指浅屈肌桡侧起点,可显露正中神经和骨间掌侧神经。将切开的肌肉牵向前臂尺侧,可看到正中神经紧贴在指浅屈肌深面。骨间掌侧神经位于拇长屈肌和指深屈肌之间的骨间膜上,可看到支配这些肌肉的神经分支。

图5-46 前臂近1/3的横断面,可显示正中神经的手术入路。通过桡侧腕屈肌外侧和旋前圆肌内侧进入,断开指浅屈肌桡侧起点,将其向尺侧牵拉即可显露正中神经。

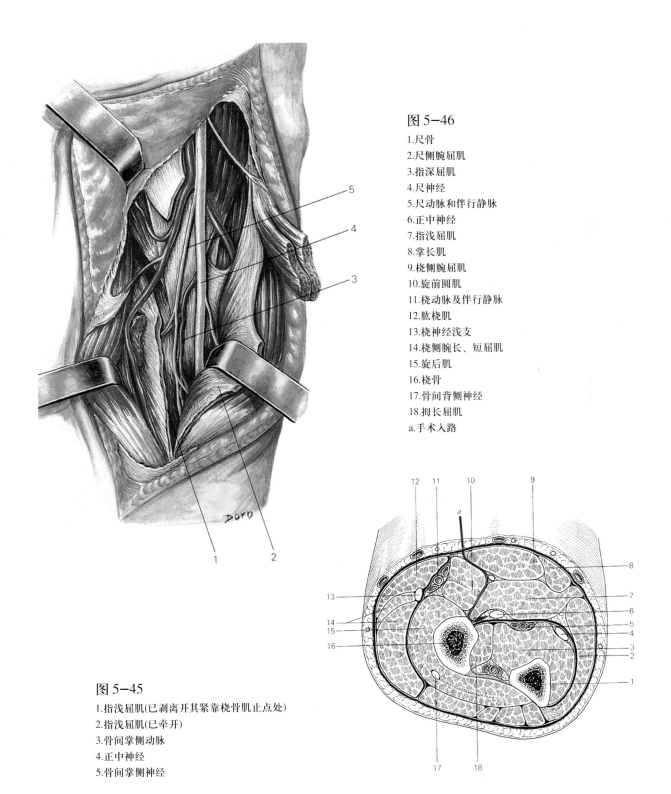

图5-46
1.尺骨
2.尺侧腕屈肌
3.指深屈肌
4.尺神经
5.尺动脉和伴行静脉
6.正中神经
7.指浅屈肌
8.掌长肌
9.桡侧腕屈肌
10.旋前圆肌
11.桡动脉及伴行静脉
12.肱桡肌
13.桡神经浅支
14.桡侧腕长、短屈肌
15.旋后肌
16.桡骨
17.骨间背侧神经
18.拇长屈肌
a.手术入路

图5-45
1.指浅屈肌(已剥离开其紧靠桡骨肌止点处)
2.指浅屈肌(已牵开)
3.骨间掌侧动脉
4.正中神经
5.骨间掌侧神经

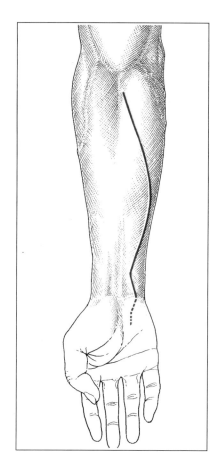

图 5-47

十五、正中神经：前臂部

【简介】

前臂中部和远部，通过前内侧切口可显露正中神经，如果需要可以通过腕部一直延伸至掌部。这个手术入路在尺侧腕屈肌和指浅屈肌之间，正中神经近侧可一直探查到指浅屈肌的纤维弓处。若要显露指浅屈肌纤维弓近侧的正中神经，应该使用图5-23所述的手术入路。在这里所述的手术入路，只用一个切口，正中神经和尺神经都可显露。

【适应证】

正中神经修复术。

【体位】

仰卧位，患肢外展，置于上肢手术台。

【切口】

图5-47 可于前臂中远1/3的内侧做一稍弯曲的切口。

【显露】

图5-48 沿切口全长切开深筋膜。在切口的远段，将掌长肌牵向尺侧，前臂远侧的正中神经就位于指浅屈肌的桡侧。指浅屈肌的尺侧缘向近侧解剖，将其与尺侧腕屈肌分开。将指浅屈肌向桡侧牵开，正中神经位于其深面。必须将包绕正中神经的肌外膜切开方可显露神经。正如前述，正中神经只能探查到指浅屈肌的纤维弓处，而将尺侧腕屈肌牵向尺侧，就可见尺神经血管束。

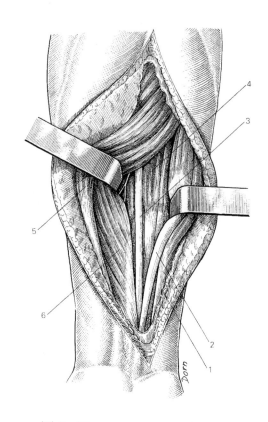

图 5-48

1.尺侧腕屈肌
2.掌长肌
3.正中神经
4.指深屈肌
5.桡侧腕屈肌
6.指浅屈肌

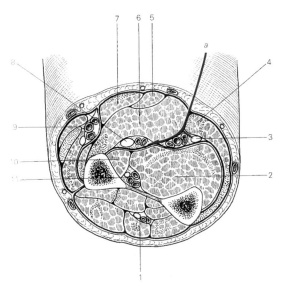

图 5-49

1.骨间背侧神经和动脉
2.指深屈肌
3.尺神经血管束
4.尺侧腕屈肌
5.掌长肌
6.指浅屈肌
7.桡侧腕屈肌
8.正中神经
9.桡动脉及伴行静脉、桡神经浅支
10.拇长屈肌
11.骨间掌侧神经和动脉
a、正中神经和尺神经入路

图 5-49　在前臂中段的横截面上，通过解剖尺侧腕屈肌和指浅屈肌之肌间隙，可显露尺神经和正中神经。骨间掌侧神经位于指深屈肌和拇长屈肌之间。

十六、尺神经：简介

尺神经（颈 7、8、胸 1）发自臂丛内侧束，紧邻腋动脉内侧下行。在上臂中部，穿过内侧肌间隔至臂后室，位于肱三头肌内侧头下面。下行至肱骨内上髁，与尺侧副动脉伴行。再通过内上髁后的肘管沟中，向下穿过尺侧腕屈肌两头间进入前臂。在前臂的远2/3，紧邻尺动脉内侧。在前臂的近侧 1/2 位于尺侧腕屈肌和指深屈肌之间，在前臂的远侧 1/2 变得更加表浅。在腕关节上方约5cm处，尺神经发出背侧皮支，而后于屈

肌支持带的浅面和豌豆骨的外侧进入手掌。

在前臂，尺神经支配尺侧腕屈肌和指深屈肌的尺侧半。在手部，它支配除了桡侧两条蚓状肌及鱼际肌外的所有手内在肌。尺神经支配尺侧掌面及尺侧一个半指的皮肤。

十七、尺神经：上臂部

【适应证】

尺神经松解术或缝合术。

【体位】

仰卧位，患肢外展并外旋，置于上肢手术台上。

【切口】

图 5-50　切口远端始于肱骨内上髁上，然后沿肱三头肌前内缘向近侧延伸。

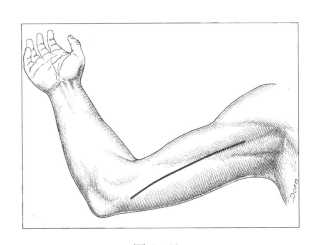

图 5-50

【显露】

图 5-51 沿皮肤切口线切开深筋膜。必须注意，尺神经恰位于深筋膜下方。若手术入路稍靠前方，可能会遇到前臂内侧皮神经，它在臂中部穿出深筋膜下行，与贵要静脉相邻。

图 5-52 在上臂近侧，尺神经位于内侧肌间隔前方和肱动脉及正中神经的后面。

在上臂中部，尺神经穿过肌间隔，位于其深面的肱三头肌沟中，与尺侧上副动脉伴行。

尺神经在臂部没有分支，这样，就使之容易分离。

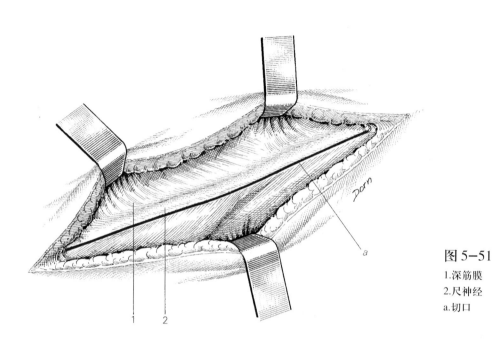

图 5-51
1.深筋膜
2.尺神经
a.切口

图 5-52
1.Struthers 弓
2.尺神经
3.臂内侧皮神经

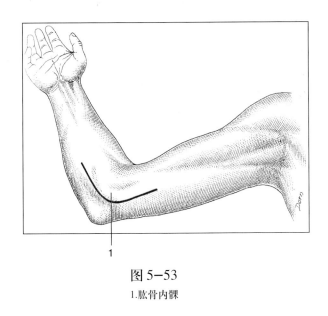

图 5-53
1.肱骨内髁

十八、尺神经：肘部

【适应证】

尺神经缝合术、减压术或尺神经前移术。

【体位】

仰卧位，患肢外展外旋，置上肢手术台；也可选择俯卧位，患肢外展并完全内旋。

【切口】

图 5-53 在肱骨内上髁后方与尺骨鹰嘴之间确定尺神经沟位置。切口即以此为中心，分别向上臂尺侧及前臂尺骨侧各延伸约 5cm。

【显露】

图 5-54 在切口近侧，确认内侧肌间隔，于其后方仔细分离，即可找到尺神经及与之伴行的尺侧上副动脉。用一橡皮条绕过尺神经，小心游离。注意保护其肘关节分支及远侧的尺侧腕屈肌肌支。然后，尺神经下行通过肱骨内上髁后方的肘管后，进入尺侧腕屈肌的两个头间。辨认组成肘管顶部的深筋膜，从其深面钝性分离尺神经，沿神经切开筋膜顶部，注意不要损伤神经。尺神经在尺侧腕屈肌两头间下行。尺神经近侧与尺侧上副动脉伴行，后者与尺侧后返动脉在肱骨内上髁后吻合。

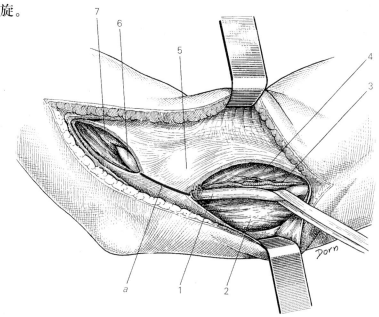

图 5-54
1.尺神经
2.肱三头肌
3.尺侧上副动脉
4.肱肌
5.肱骨内上髁
6.尺神经
7.尺侧腕屈肌
a.肘管切开线

图 5-55 此时，尺神经可游离和前移。如果要将尺神经前移至屈肌总腱深面，就要确认屈肌总腱起点，并将其在靠肱骨内上髁处切断。当神经移位时，可能需要结扎尺侧返动脉，除非小心分离和保护之。在移动神经前，必须先切开内侧肌间隔。可能会遇到发自肱动脉的滑车上动脉出血，此动脉加入肘周围动脉网。

图 5-55
1.尺神经
2.肘关节神经支
3.尺侧上副动脉
4.尺侧腕屈肌支
5.尺侧后返动脉

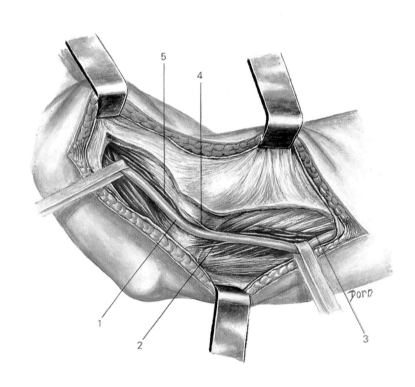

十九、尺神经：前臂部

【适应证】

尺神经的缝合或松解术。

【体位】

仰卧位,上臂外展,前臂旋后置于上肢手术台。

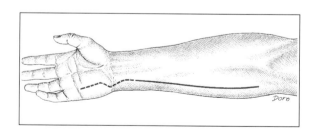

图 5-56

【切口】

图 5-56 以神经病变部位为中心，沿尺侧腕屈肌前缘做一适当长度的切口。

【显露】

图5-57　沿切口线切开深筋膜。

图5-58　游离尺侧腕屈肌的桡侧缘，使其与外侧的指浅屈肌及其深面的指深屈肌分开。

图5-59　将尺侧腕屈肌向尺侧牵开，可见尺神经，它在尺侧腕屈肌两头间进入前臂，然后沿切口长度分离。尺动脉位于尺神经的桡侧。尺

神经的背侧感觉支在前臂远端1/3发出，经过尺骨，于尺侧腕屈肌深面下行。

如果也需要显露正中神经，通过这一切口，尺神经和正中神经在前臂都可显露。将指浅屈肌向桡侧牵开，就可见正中神经在其深面经过并被近端的肌外膜覆盖。

图 5-57

1.尺侧腕屈肌
2.掌长肌
a.切口

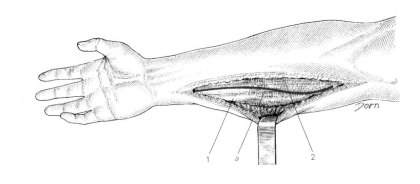

图 5-58

1.指浅屈肌
2.掌长肌
3.尺侧腕屈肌
4.桡侧腕屈肌
a.切口

图 5-59

1.掌长肌
2.指浅屈肌
3.尺动脉
4.尺神经背支
5.指深屈肌
6.尺神经
7.尺侧腕屈肌

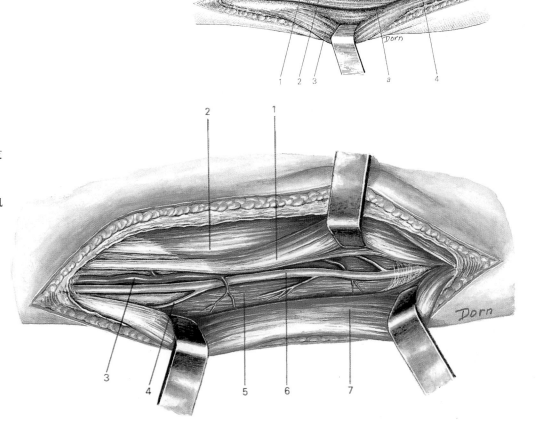

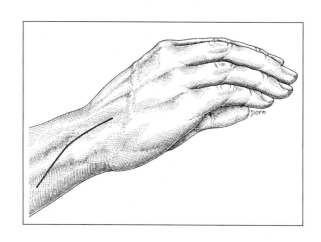

图 5-60

二十、尺神经：背支

【适应证】

尺神经背支缝合术。在远端尺桡关节手术时，这条神经必须注意保护。

【体位】

上臂外展，前臂旋前。

【切口】

图 5-60 于尺骨远侧和尺桡关节背侧做一5cm长的尺斜切口。

【显露】

图 5-61 钝性分离皮下组织至伸肌支持带浅面，确认尺神经背支，它从尺侧腕屈肌腱深面浅出后于伸肌支持带上表面下行绕过尺骨。

【解剖】

尺神经背支在腕背横纹近侧5~8cm处由尺侧腕屈肌深面发出。它弯曲绕过腕关节尺侧缘，行于伸肌支持带和尺侧腕伸肌肌腱的表面。其分支扇形发出，支配腕和手背尺侧半皮肤，小指背侧及至远侧指间关节的环指尺侧皮肤。

图 5-61

1. 尺神经背支
2. 尺侧腕屈肌
3. 豌豆骨
4. 尺侧腕伸肌
5. 伸肌支持带

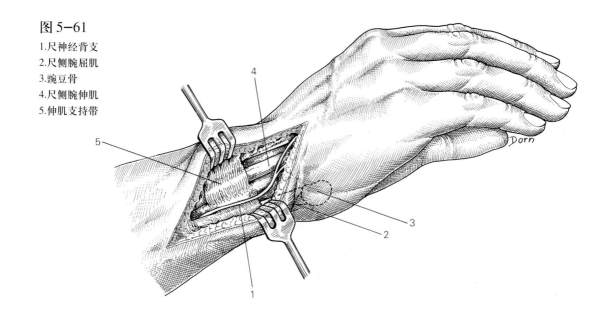

二十一、背侧神经移植术

【简介】

虽然腓肠神经移植广泛用于上肢主要神经缺损的桥接。但在指神经缺损修复中,细小神经移植则足够了。前臂的内侧皮神经和前臂远侧的骨间背侧神经都可理想地达到这一目的。

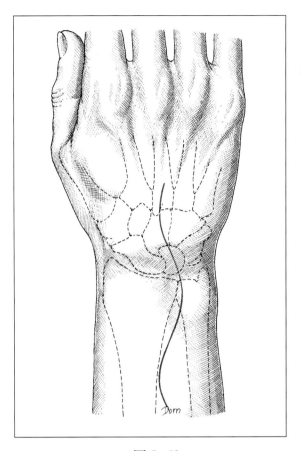

图 5-63

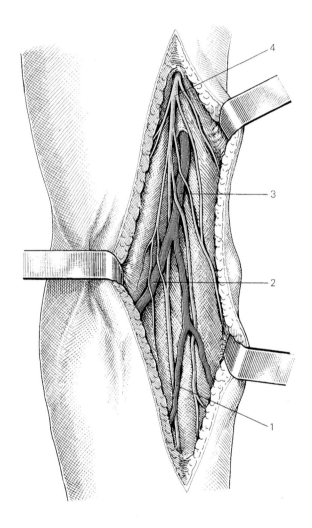

图 5-62

1.前臂内侧静脉
2.肘内侧静脉
3.贵要静脉
4.前臂内侧皮神经

【前臂内侧皮神经】

图 5-62 于肘关节内侧和臂远侧前面做一弯曲切口。切口长度取决于所需移植神经的长度。由于切口要越过前横纹,故必须呈一定角度。前臂内侧皮神经在上臂中点走行于皮下。在此点远端,可在皮下组织中找到它,通常较深,靠近贵要静脉。它分为数支。被移植的神经支越是远侧,则前臂的感觉丧失越小。

【腕部骨间背侧神经】

图 5-63 于腕和前臂远端中部做一背侧纵弯曲切口,即可显露此神经。

图 5-64 切开伸肌支持带，将拇长伸肌牵向桡侧，伸指肌腱牵向尺侧，可见骨间背侧神经位于拇短伸肌远缘，在骨间膜上向远端下行至腕。它直达腕背表面，支配韧带及腕关节。

图 5-64
1.骨间背侧神经和动脉
2.腕背侧关节囊
3.伸肌支持带
4.指伸肌腱
5.桡侧腕短伸肌
6.拇长伸肌

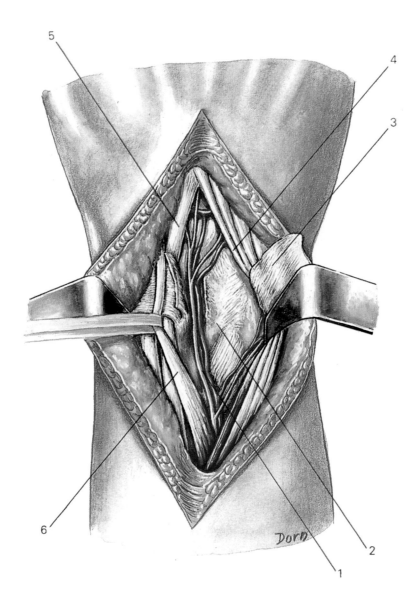

二十二、皮神经

图 5-65 肩部皮肤受锁骨上神经支配（颈3、4），上臂外侧皮肤近部受上臂上外侧皮神经支配，它是腋神经的一个分支。而远部皮肤受上臂下外侧皮神经支配，这是桡神经的一个分支。前臂外侧直至腕部受前臂外侧皮神经支配，它是肌皮神经的延续。

上臂及前臂后面的皮肤受臂后侧皮神经及前臂后侧皮神经支配，这二者都是桡神经的分支。

肋间臂神经（胸2）和臂内侧皮神经（颈8、胸1）支配上臂内侧皮肤。前臂内侧直至腕部的皮肤受前臂内侧皮神经支配。

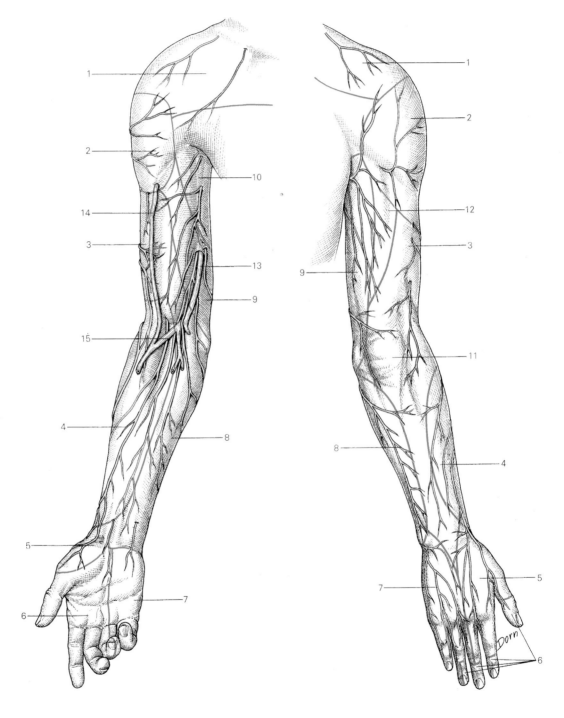

图 5-65

1.锁骨上神经 颈 3、4

2.臂上外侧皮神经（发自腋神经）颈 5、6

3.臂下外侧皮神经（发自桡神经）颈 5、6

4.前臂外侧皮神经 颈 5、6

5.桡神经浅支 颈 6、7、8

6.正中神经 颈 6、7、8

7.尺神经 颈 8、胸 1

8.前臂内侧皮神经 颈 8、胸 1

9.臂内侧皮神经 颈 8、胸 1

10.肋间臂神经 胸 2

11.前臂后侧皮神经（发自桡神经）颈 5、6、7、8

12.臂后侧皮神经（发自桡神经）颈 5、6、7、8

13.贵要静脉

14.头静脉

15.肘正中静脉

【临床要点】

1.臂上外侧皮神经由腋神经后支发出。若腋神经瘫痪,则三角肌下部皮肤感觉丧失,这是一个重要的诊断特征。

2.臂下外侧皮神经和臂后皮神经及前臂后皮神经,从桡神经沟内的桡神经近侧发出。因而桡神经损伤,无论是在桡神经沟中还是在沟的远端,上臂和前臂感觉都是正常的。但是桡神经的浅支分布区则感觉异常。

3.前臂外侧皮神经是肌皮神经的感觉延续,它从肘前窝近侧的肱二头肌外缘发出,穿过深筋膜,行于头静脉的深面。它支配前臂桡侧皮肤。在肌皮神经损伤时,此区感觉异常。经过肘前窝的外伤容易伤及此感觉神经,感觉神经支可用于提供神经移植,但前臂桡侧的感觉丧失后常困扰病人。

4.臂内侧皮神经和前臂内侧皮神经,发自臂丛内侧束,它至前臂的皮神经常用作神经移植供体。

5.肋间臂神经,自第2肋神经发出,支配上臂上内侧及腋窝外壁皮肤。即使臂丛完全瘫痪,上述区域皮肤感觉仍是完好的。

6.锁骨上神经从颈丛发出,支配肩胛带皮肤,即使臂丛完全损伤,此区皮肤感觉依然正常。经过锁骨及颈后三角的切口可能损伤此神经,感觉丧失的后果将困扰患者。

第六章

上肢动脉和静脉

Arteries and veins of the upper extremity

一、腋动脉和腋静脉

【简介】

腋窝和臂近端的刺伤可能损伤腋动、静脉，这种类型的损伤通常伴有臂丛神经的损伤。肩部严重的开放性或闭合性外伤可能导致臂丛的牵拉伤、锁骨骨折和锁骨下动脉、腋动脉破裂。腋动脉的手术显露同锁骨下臂丛显露。腋动脉可能需要连续显露至锁骨下动脉。

【适应证】

1.动脉重建术，例如，腋动脉－肱动脉的旁路移植术和锁骨下动脉动脉瘤的手术。

2.动脉撕裂的修补。

【体位】

半卧位，置一沙袋在患侧肩胛骨下，头转向健侧，患肢铺单。

【切口】

图6-1 始于锁骨中、内 1/3 交界处下方，横向外侧至锁骨中点后，再沿三角肌胸大肌间沟向远端，此切口能向远端沿肱二头肌腹内侧缘显露肱动脉或向近端跨过锁骨沿胸锁乳突肌后缘显露颈后三角内的锁骨下动脉。

【显露】

图6-2 游离皮瓣，分离皮下组织显露位于

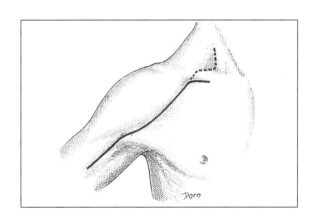

图 6-1

三角肌胸大肌间沟中的头静脉，结扎其分支并游离头静脉，打开三角肌胸大肌沟显露附着于喙突上的胸小肌、喙肱肌和二头肌短头。在接近其喙突附着点处切断胸小肌，接近肱骨附着点处切断胸大肌，向内侧牵开胸部肌肉，小心保护其神经血管蒂，仔细分离软组织显露腋动脉，它被臂丛的束包裹在中心。

图6-3 腋动静脉、肱动脉近端和臂丛的主要神经被一起显露。腋动脉是锁骨下动脉的延续，始于锁骨中点下面，进入腋鞘——一个颈筋膜的终末突起。穿过大圆肌下缘成为肱动脉。分为3段：胸小肌的近端、后部和远端。第一段分出的胸骨上动脉，穿过胸锁筋膜营养胸肌。

图 6-2

1.胸大肌
2.三角肌
3.头静脉
4.肱二头肌

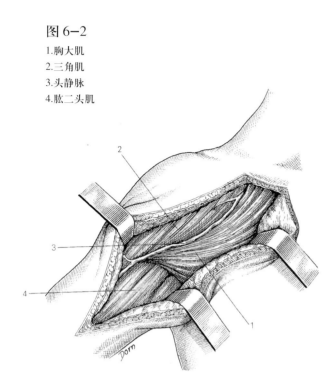

第二段被臂丛的内、外、后束包裹，其分出胸肩峰动脉和胸外侧动脉。后者行于胸小肌下缘，营养胸肌、侧胸壁和乳房。胸肩峰动脉穿过胸锁筋膜分为4支，相互成90°角向外放射行走。

第三段前方有正中神经的两个头，其分支有肩胛下动脉，旋肱前、后动脉。肩胛下动脉向下穿过腋后壁营养背阔肌和前锯肌。旋肱前动脉向外行走于喙肱肌和二头肌长头的深面，发出一降支至肱骨前部并和旋肱后动脉吻合，两条旋动脉中后者较大，且伴随腋神经离开腋窝经四边孔供养三角肌。

肱动脉的伴行静脉和贵要静脉在腋窝底缘构成腋静脉，静脉的属支与动脉的分支相同，其接受头静脉后穿过前斜角肌前的第一肋成为锁骨下静脉。

图 6-3

1.尺神经
2.胸大肌
3.胸小肌
4.胸内神经
5.内侧束
6.胸肩峰血管
7.腋动脉
8.外侧束
9.喙肱肌
10.三角肌
11.肱二头肌
12.肌皮神经
13.正中神经

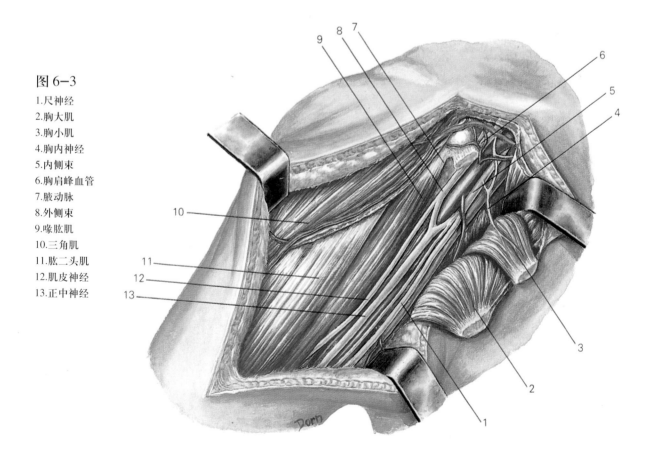

二、肱动脉：臂部

【适应证】

肱动脉撕裂伤的修补。

【体位】

仰卧位，臂外展。

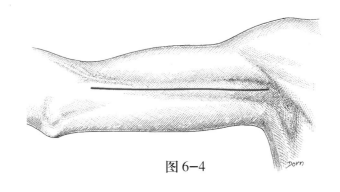

图 6-4

【切口】

图 6-4 沿着肱二头肌内侧缘显露肱动脉，切口始于腋的远侧，远端止于肘部肱二头肌腱的内侧。

【解剖与显露】

图 6-5 通过切开深筋膜向外侧牵开肱二头肌显露表浅的肱动脉，它由近及远位于肱三头肌内侧头、喙肱肌和肱肌止点之上，起初位于正中神经的内侧，在臂中段时跨过其前方，然后位于正中神经的外侧。在臂的近端，在尺神经穿过内侧肌间隔后进入臂的后部之前，尺神经和前臂内侧皮神经位于动脉内侧。

肱动脉是腋动脉的延续，始于大圆肌的下缘，终于肘关节远 1cm 处分为尺动脉和桡动脉，供养臂前群肌并发出营养动脉至肱骨。肱深动脉在大圆肌下缘起于肱动脉，向后行走于肱三头肌长头和内侧头之间进入桡神经沟，在此与桡神经伴行。肱深动脉和肱动脉皆参与构成肘关节周围动脉网，为前者的两条降支和后者的尺侧副动脉及滑车上动脉相互吻合而成。

图 6-5

1.桡动脉
2.旋前圆肌
3.尺动脉
4.肱二头肌腱膜
5.总屈肌起点
6.滑车上动脉
7.尺侧副动脉
8.肱三头肌内侧头
9.肱三头肌长头
10.尺神经
11.正中神经
12.肱深动脉
13.胸大肌
14.头静脉
15.三角肌
16.肱骨营养动脉
17.肱二头肌
18.肱肌
19.肱桡肌
20.桡侧返动脉

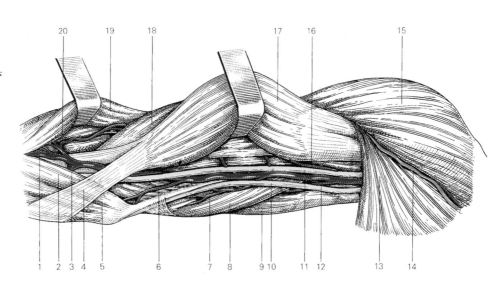

图6-6 通过中上1/3交界处臂横切面，显示肱动脉和正中神经，尺神经和肌皮神经的关系。

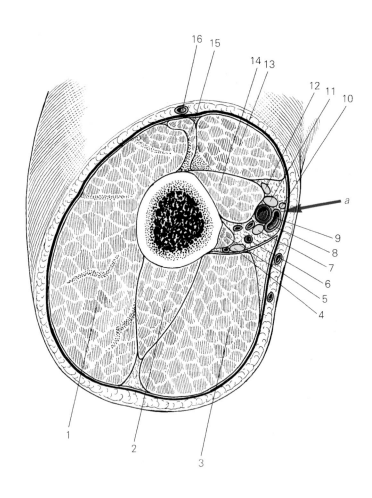

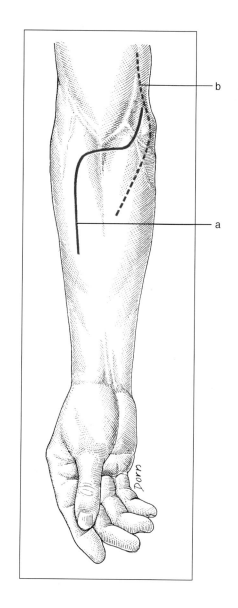

图 6-6

1.三角肌
2.肱三头肌外侧头
3.肱三头肌长头
4.桡神经
5.肱三头肌内侧头
6.肱深动脉
7.尺神经
8.肱静脉
9.肱动脉
10.前臂内侧神经
11.正中神经
12.肌皮神经
13.肱二头肌
14.喙肱肌
15.胸大肌
16.头静脉
a.入路

图 6-7

a."S"形切口
b.内侧切口

三、肱动脉、桡动脉、尺动脉：肘窝入路

【适应证】

1.撕裂伤修补。

2.肱骨髁上骨折移位合并肱动脉损伤。

【体位】

仰卧，臂外展。

【切口】

图6-7　对于肱动脉刀或枪弹伤的暴露，适合应用前侧的"S"形切口（a），它能向近端沿臂内侧延伸或沿前臂桡侧向远端延伸。然而，肱动脉的损伤常常是由于肱骨髁上骨折移位所致，经前切口不易行骨折固定，此时一般以内侧髁为中心的内侧纵向切口更为合适（b），首先应找出尺神经，可直视下行骨折复位。

【显露】

图6-8　游离皮瓣，切开浅筋膜，结扎、切断肘正中静脉，在切口近端找到肱动脉，向远端分离与正中神经的显露相同。肱动脉位于正中神经的外侧，肱二头肌腱膜的深面，应切断肱二头肌腱膜。向内侧牵开旋前圆肌的肱骨头。

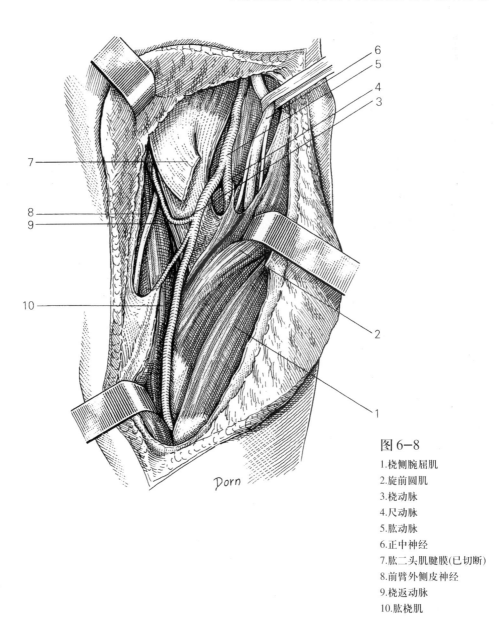

Dorn

图 6-8

1.桡侧腕屈肌

2.旋前圆肌

3.桡动脉

4.尺动脉

5.肱动脉

6.正中神经

7.肱二头肌腱膜（已切断）

8.前臂外侧皮神经

9.桡返动脉

10.肱桡肌

【肱动脉、桡动脉、尺动脉在肘窝的解剖】

图6-9 为了显示肱动脉、桡动脉和尺动脉在肘窝的位置，在旋前圆肌近附着点处切断，其肱骨头和尺骨头被牵向内侧，肱二头肌腱膜已切开，指浅屈肌的桡骨面起点也被剥离，并向内牵开。

肱桡肌牵向外侧，肱动脉位于肱肌表面，肱二头肌腱的内侧和正中神经的外侧。在桡骨颈水平，它分为桡动脉和尺动脉，桡动脉穿过肱二头肌腱，位于肱桡肌和旋后肌之间，它的第一主要分支是桡返动脉，常常是小的血管束，转向近端前位于旋后肌和肱肌表面，行走于骨间背侧神经和桡神经浅支之间，与肱深动脉的前降支吻合。

尺动脉比桡动脉粗大，被旋前圆肌的尺骨头与正中神经隔开，在桡骨粗隆水平分出骨间总动脉，然后离开肘窝。

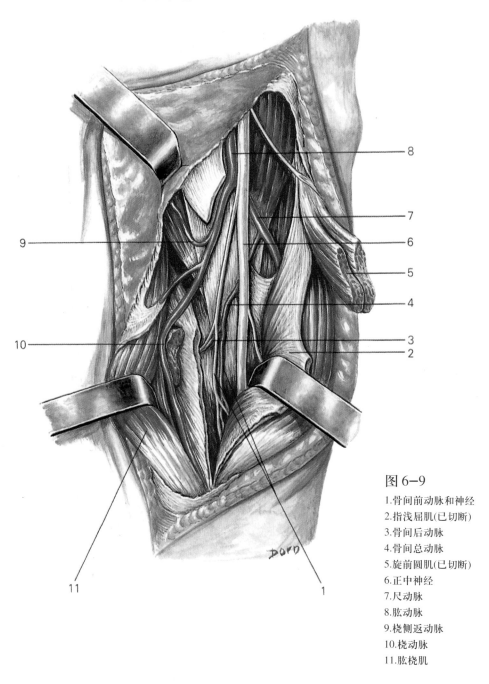

图6-9
1.骨间前动脉和神经
2.指浅屈肌(已切断)
3.骨间后动脉
4.骨间总动脉
5.旋前圆肌(已切断)
6.正中神经
7.尺动脉
8.肱动脉
9.桡侧返动脉
10.桡动脉
11.肱桡肌

四、桡动脉和尺动脉：前臂入路

图6-10 在前臂，桡动脉由桡骨颈延伸至桡骨茎突，其近端位于肱桡肌肌腹的深部，而远端位于皮肤和深筋膜下容易被触及，它位于肱二头肌腱、旋后肌、旋前圆肌止点、指浅屈肌桡侧起点、拇长屈肌及旋前方肌和桡骨远端之表面，其中段1/3和桡神经浅支毗邻，在前臂远端1/4位于桡侧腕屈肌的外侧和肱桡肌腱的内侧。

在屈肌支持带近端，经过拇短伸肌腱和拇长展肌腱下方越过鼻烟窝之前发出掌浅支和腕前弓的桡侧支。

图6-11 旋前圆肌、桡侧腕屈肌、掌长

肌、指浅屈肌已被切断，尺动脉在分出骨间总动脉后离开肘窝至旋前圆肌的尺侧头深面，骨间总动脉伴行骨间掌侧神经进入前臂，向深部经过指浅屈肌近端游离缘，尺动脉斜行穿过旋前圆肌、桡侧腕屈肌、指浅屈肌和掌长肌下方，达前臂内侧缘尺侧腕屈肌深面。在前臂，尺动脉位于指深屈肌表面，尺侧腕屈肌深面，行走于尺侧腕屈肌和指浅屈肌之间、尺神经的外侧。

骨间总动脉在桡骨粗隆水平发自尺动脉，向深部穿过指浅屈肌达骨间膜，在此分为前支和后支，骨间前动脉伴随骨间掌侧神经在骨间膜下降，它们共同行走在拇长屈肌和指深屈肌的邻近缘之间深面。当动脉达旋前方肌近端时穿过骨间膜与骨间后动脉吻合，在此之前发出一支至旋前方肌深面远端参与腕前弓。

骨间后动脉向后穿过骨间膜近端进入前臂的伸肌侧，与骨间背侧神经伴行位于旋后肌和拇长展肌之间。在前臂远端与骨间前动脉吻合，且参与腕后弓。

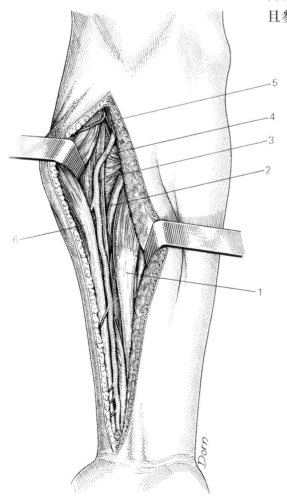

图6-10
1.桡侧腕屈肌
2.旋前圆肌
3.桡神经浅支
4.桡动脉
5.桡侧返动脉
6.肱桡肌

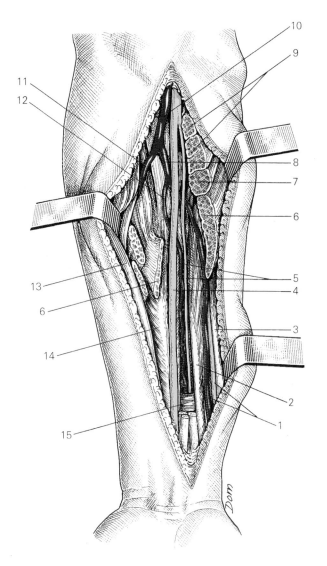

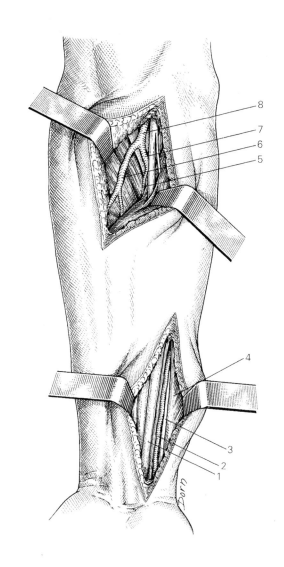

图 6-11

1.尺神经和尺动脉
2.指深屈肌
3.尺侧腕屈肌
4.正中神经
5.骨间前动脉和神经
6.指浅屈肌(已切断)
7.桡侧腕屈肌(已切断)
8.尺动脉
9.旋前圆肌(已切断)
10.肱动脉
11.桡动脉
12.骨间总动脉
13.肱桡肌
14.拇长屈肌
15.旋前方肌

图 6-12

1.指浅屈肌
2.尺动脉
3.尺神经
4.尺侧腕屈肌
5.骨间总动脉
6.桡动脉
7.尺动脉
8.肱动脉

图 6-12 作为手术目的，尺动脉在肘窝和前臂远侧半能被较好地显露。在这两区域间的显露很困难，因其位于指总屈肌的肌肉深面。

图 6-13 通过近端 1/3 前臂的横断面：桡动脉在旋前圆肌和肱桡肌之间暴露，位于旋后肌上（a），尺动脉位于指深屈肌和指浅屈肌之间，可在尺侧腕屈肌和指浅屈肌间显露(b)，骨间前动脉位于骨间膜上，拇长屈肌和指深屈肌的深面。

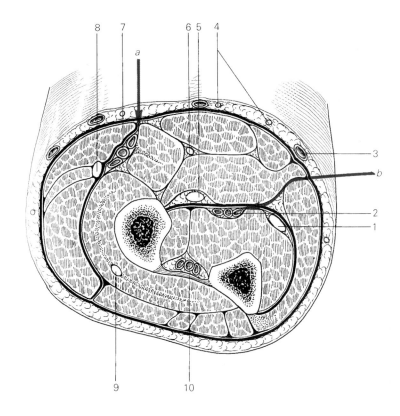

图6-13

1.尺神经

2.尺动脉和伴行静脉

3.贵要静脉

4.前臂内侧皮神经

5.正中神经

6.正中神经肌支

7.桡动脉及伴行静脉

8.桡神经浅支

9.骨间后神经

10.骨间前动脉和伴行静脉

a.桡动脉入路

b.尺动脉入路

五、桡动脉：鼻烟窝的解剖

【简介】

在显露舟状骨和大多角骨过程中有伤及桡动脉的危险，因此详细的解剖知识很重要，损伤该动脉能引起麻烦的术后血肿。

【体位】

患肢外展，前臂旋前。

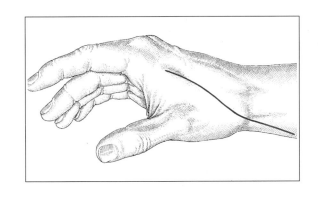

图6-14

【切口】

图6-14 通常用弧形切口，始于腕桡侧向远端至拇指、食指掌骨间蹼。

【显露】

图6-15 头静脉和桡神经浅支分离后牵向两侧。

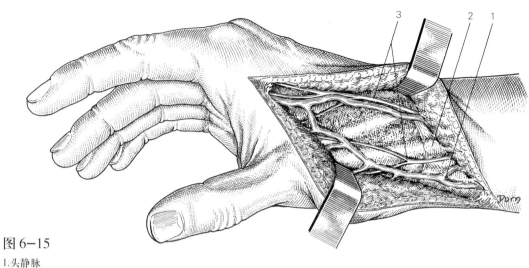

图 6-15

1.头静脉

2.伸肌支持带

3.桡神经表浅终末支

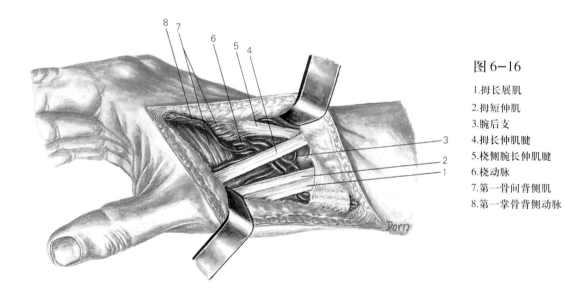

图 6-16

1.拇长展肌

2.拇短伸肌

3.腕后支

4.拇长伸肌腱

5.桡侧腕长伸肌腱

6.桡动脉

7.第一骨间背侧肌

8.第一掌骨背侧动脉

图 6-16　桡动脉从拇长展肌和拇短伸肌腱深部进入鼻烟窝，斜行穿过鼻烟窝，穿行于拇长伸肌腱下面达第一、二掌骨之间的近端，在此穿过第一骨间背侧肌两个头间进入手掌形成掌深弓。

在鼻烟窝发出的腕背动脉穿过腕的背侧，分出掌骨背侧动脉营养舟状骨，与尺动脉的背侧支和骨间前、后动脉相吻合形成腕背弓，在鼻烟窝内或稍远处桡动脉直接分出手背动脉至拇指和示指的桡侧缘。

六、桡动脉和尺动脉：手部入路

【简介和解剖】

随着显微血管外科手术的出现，手部动脉的详细知识必须掌握。本节将描述手部动脉系统，读者必须意识到掌动脉的解剖有很多变异，尤其是掌浅弓。术前动脉血管造影能详细了解特殊的解剖结构。

刺伤能造成手动脉损伤，通常外科医生特别注意神经或肌腱的损伤，然而对失活组织再血管化的动脉修补，也值得重视。在外科治疗腕管综合征时可能损伤手掌弓，特别在同时行腕屈肌腱滑膜切除时。在手术治疗 Dupuytren（杜普伊特）挛缩症时特别易伤及掌指动脉，所以在操作中应找到并予以保护。如屈肌腱移植。

在缝皮前应去掉止血带确定动脉出血并止血。

图 6-17 解剖分离显示掌动脉：掌筋膜、正中神经、屈肌腱和蚓状肌已被去除。

掌浅弓由桡动脉和尺动脉的掌浅支吻合而成，该弓横穿手掌，体表标记在近侧掌横纹近侧，位于指神经和屈肌腱浅面。在手掌中部分离时可能损伤掌浅弓。

掌动脉起自掌浅弓，位于蚓状肌表面朝向指蹼，分成两条指动脉营养相邻两指的邻近缘。指动脉分支处在手掌较指神经分支部位远。在手指，指动脉在指神经背侧，每一指的桡侧和尺侧指动脉在指腹内和每个指间关节处自由吻合，从每条指动脉分出两个背侧支和指背动脉吻合，在近侧指间关节水平每条指动脉发一分支走向指中部，穿过掌面韧带。

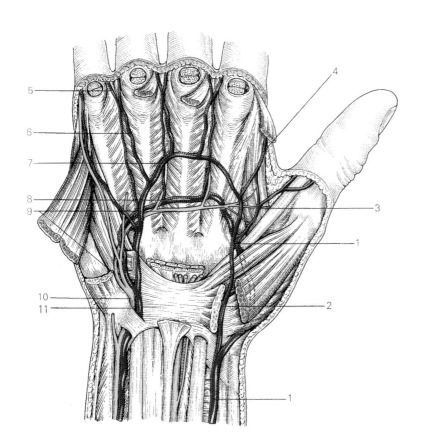

图 6-17
1. 桡动脉
2. 手掌支
3. 拇主要动脉
4. 食指桡侧动脉
5. 指动脉
6. 掌动脉
7. 掌浅弓
8. 掌深弓
9. 尺神经深支
10. 尺神经
11. 尺动脉

拇指的掌侧动脉：当桡动脉进入手掌时常分出拇主要动脉，该支沿第一掌骨的掌面，拇收肌斜头深面行走，在近节指骨基底部位于拇长屈肌深面，在此分出走向拇指端两侧的动脉支。

食指桡侧动脉可以起源于拇主要动脉或者直接起自桡动脉。向远端走在拇收肌的横头和第一骨间背肌间至食指桡侧。

掌深弓由桡动脉的终末支和尺动脉深支吻合构成，位于腕横韧带远端1cm，掌浅弓近端1cm处，大部分被拇收肌横头覆盖，位于屈肌腱和指神经的深面，在骨间肌的浅面，向远、近和背侧分支分别与指动脉、腕前弓和掌背动脉吻合。

第七章

手腕：伸肌面和腕骨

Wrist : extensor aspect and carpus

一、伸肌腱和桡腕关节入路

【适应证】

1.伸肌腱滑膜切除术。

2.伸肌腱修补术。

3.腕关节的滑膜切除术，部分或全部关节融合术或关节成形术。

【体位】

患肢外展，前臂旋前置于手术台上，使腕关节轻度背屈，使伸肌肌腱松弛。

【切口】

图7-1 背侧斜形切口，约10cm长，始于中线的尺侧，距腕关节近侧4cm，向远端桡侧延伸8cm，指向第二掌骨基底部。这种斜形切口不易损伤纵行的伸肌肌腱。

用直切口、"Z"形或弧形切口在背侧薄的皮肤上都是危险的，尤其对风湿病病人。

【显露】

图7-2 尽可能保护背侧静脉，横向的静脉交通支可能要结扎、切断，牵开主要静脉，在伸肌支持带上分别向内侧及外侧游离皮瓣，钝性分离找出尺神经手背支，该支绕过尺骨皮下缘

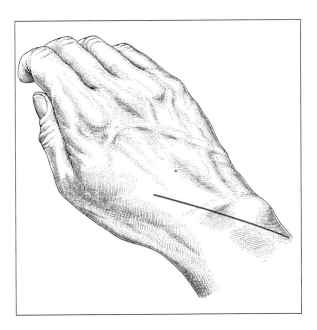

图7-1

至手和腕背侧。在切口的桡侧缘找到表浅的桡神经浅支，它位于伸肌支持带上的第一室处，由此向远端分成几支。

图7-3 在指伸肌腱上方切断伸肌支持带分别向尺、桡侧游离。通常从腕的尺侧缘纵行切开伸肌支持带，在伸肌腱上分离，锐性切断垂直的纤维隔，然后把伸肌支持带翻向桡侧，显露二至六室。如果需要，在第一室做一独立纵切口显露拇短伸肌腱和拇长展肌腱。

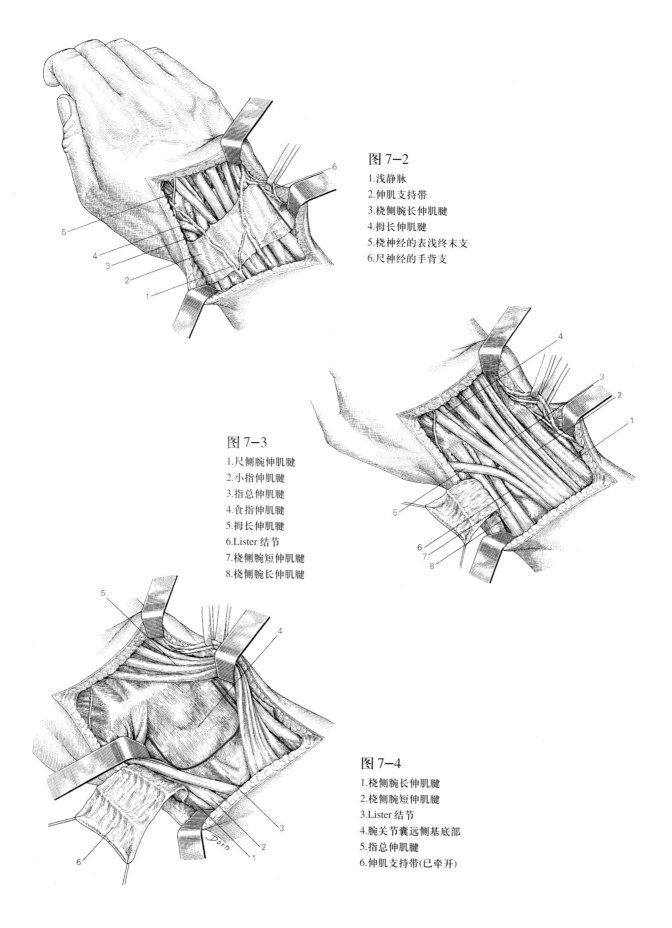

图 7-2

1.浅静脉
2.伸肌支持带
3.桡侧腕长伸肌腱
4.拇长伸肌腱
5.桡神经的表浅终末支
6.尺神经的手背支

图 7-3

1.尺侧腕伸肌腱
2.小指伸肌腱
3.指总伸肌腱
4.食指伸肌腱
5.拇长伸肌腱
6.Lister 结节
7.桡侧腕短伸肌腱
8.桡侧腕长伸肌腱

图 7-4

1.桡侧腕长伸肌腱
2.桡侧腕短伸肌腱
3.Lister 结节
4.腕关节囊远侧基底部
5.指总伸肌腱
6.伸肌支持带(已牵开)

图7-4 向尺侧牵开指伸肌腱,向桡侧牵开拇长伸肌及桡侧腕伸肌肌腱显露腕背关节囊,从桡骨背唇覆盖处切开关节囊向远端翻开,手术结束时可以通过在骨上钻小孔把关节囊重新缝到桡骨远端。

图7-5 向远方翻开关节囊显露腕骨背面及桡骨关节面,可显露舟状骨、月骨、头状骨、三角骨和钩骨。

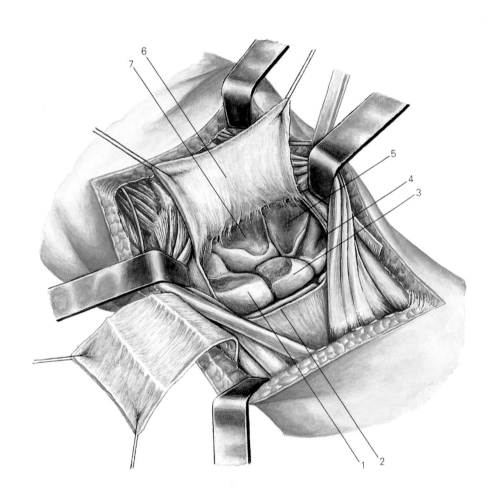

图7-5

1.舟状骨
2.桡骨远端
3.月骨
4.三角骨
5.钩骨
6.关节囊瓣
7.头状骨

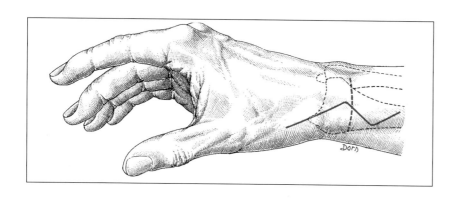

图 7-6

二、拇长展肌和拇短伸肌手术入路

【适应证】

Quervain（奎尔万）综合征松解术。

【体位】

患肢外展于手术侧台上，应用肘上气囊止血带。

【切口】

图 7-6 距离桡骨茎突近端 1.5cm 横切口，以手背第一间隔室腱鞘为中心。必须仔细保护桡神经浅支，这是松解拇长展肌和拇短伸肌狭窄性腱鞘炎的理想切口。如果有明显的增生性炎症性滑膜炎，需采用"Z"形纵切口，这样可以显露第一间隔室，也更容易找出桡神经浅支。

【显露】

图 7-7 仔细游离皮瓣显露桡神经浅支，必须找出神经分支，保护好，牵开。这种手术经常由于损伤这些小的分支而引起不良的后果，该切口也可以见到头静脉。纵行切开伸肌支持带，松解位于第一间隔室的拇长展肌腱和拇短伸肌腱。为了预防松解肌腱的位移，必须采用背侧切口。

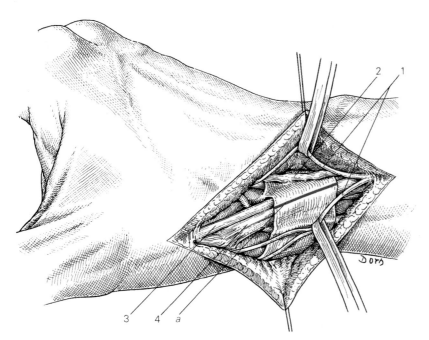

图 7-7
1.桡神经浅支
2.浅静脉
3.拇短伸肌腱
4.拇长展肌腱
a.伸肌支持带切口

图 7-8
1.桡动脉（深支）

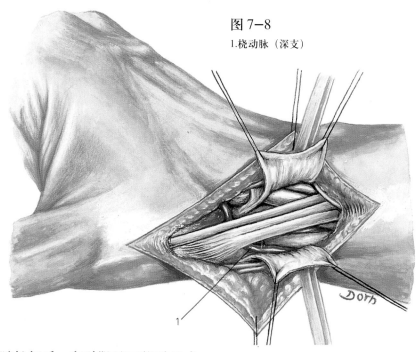

图7-8 肌腱松解后，有时肌腱可能重叠或者间隔又被分成小间隔室，在全部间隔室内的所有肌腱皆需减压松解。

三、远侧尺桡关节、三角骨钩骨关节和三角纤维软骨复合体

【解剖】

决定远端尺桡关节稳定性的外部结构：旋前方肌、尺侧腕伸肌、屈肌腱和骨间膜。三角纤维软骨复合体（TFCC）是内部稳定的主要结构。该复合体包括：尺侧腕伸肌腱鞘、掌、背侧尺桡韧带、尺侧副韧带和三角纤维软骨，其结构类似膝关节的半月板（图7-9）。

【适应证】

1.远端尺桡关节滑膜切除术,伴或不伴远端尺骨切除。

2.三角韧带撕裂的手术。

3.尺骨腕部不稳定。

【体位】

患肢外展于手术侧台上，前臂旋前。

图 7-9
1.尺侧腕伸肌腱纤维鞘
2.尺侧腕伸肌肌腱
3.尺骨茎突
4.三角纤维软骨
5.尺月三角韧带
6.尺侧韧带

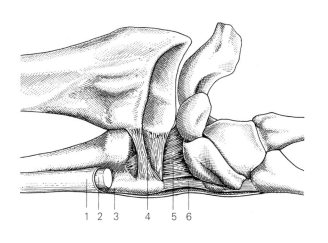

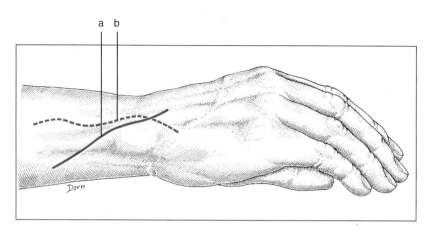

图 7-10
a.背-尺侧斜切口
b.曲线切口，能延伸向腕的背-尺侧

【切口】

图 7-10 以尺骨远端表面为中心，在尺-背侧做一斜形长5cm切口（a），本切口足够显露远侧尺桡关节，如果需要行伸肌腱滑膜切除术，可向远端延伸至第二掌骨基底部。在远侧尺桡关节背侧可作另一切口（b），通常切口为"Z"形，跨过腕背手的尺侧，用来显露三角纤维软骨复合体，向远端延伸此切口能用做尺腕关节不稳的治疗。如需显露三角骨钩骨关节，切口延至三角骨结节，此处有腕的尺侧副韧带和背侧桡三角韧带的附着点。

【显露】

图 7-11 游离皮肤显露伸肌支持带，钝性分离可见到尺神经手背支，它从切口掌侧绕过尺骨至伸肌支持带时发出分支，将它向内牵开。保护背-尺侧静脉，并向桡侧牵开。

图 7-12 在伸肌支持带尺侧缘切开，避免损伤尺神经背支。

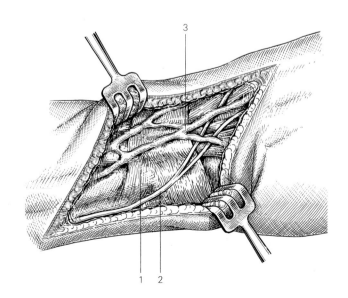

图 7-11
1.伸肌支持带
2.尺神经背侧支
3.浅表静脉

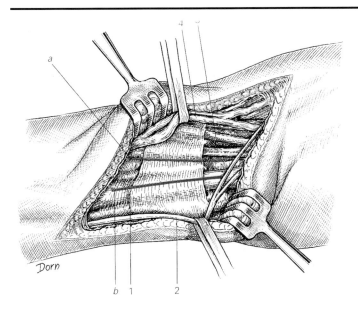

图 7-12

1.尺侧腕伸肌肌腱
2.尺神经背侧支
3.小指伸肌肌腱
4.背-尺侧静脉(已牵开)
a.尺侧腕伸肌和小指伸肌间切口
b.尺侧腕伸肌腱鞘切口

图 7-13

1.尺侧腕伸肌肌腱
2.小指伸肌肌腱
3.伸肌支持带(已牵开)
a.下尺桡关节囊切口

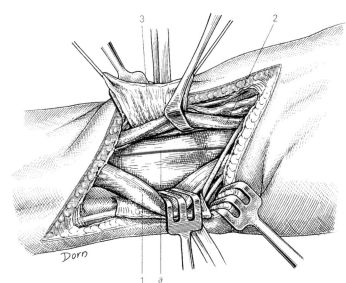

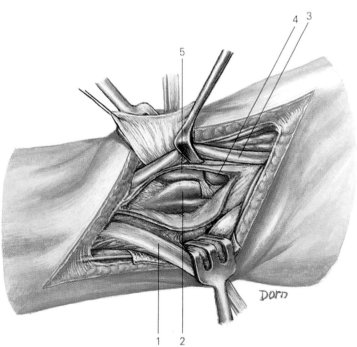

图 7-14

1.尺侧腕伸肌肌腱
2.尺骨头
3.小指伸肌肌腱
4.三角骨
5.桡骨的尺切迹

图7-13 锐性切开游离伸肌支持带,穿缝合线向桡侧牵开,显露远侧尺桡关节囊,尺侧腕伸肌腱位于其腱鞘内,只有切开腱鞘才能把肌腱从其下方的关节囊上游离。

图7-14 纵行切开关节囊显露远端尺骨,向桡侧牵开关节囊,可以见到三角韧带连于桡骨远端关节面的尺侧缘,如果切除尺骨头,切骨线由尺骨关节面向近端不能超过1.5cm,并且应当是斜形的,切除背侧的皮质比掌侧的多,保留旋前方肌的附着点,该肌可以预防远端尺骨的背侧半脱位,应重叠缝合下尺桡关节囊,可进一步预防术后远端尺骨的背侧半脱位。

四、舟状骨和月骨:简介

【舟状骨】

舟状骨跨过腕骨的近、远排,和大、小多角骨、头状骨、月骨、桡骨形成关节。它是近排腕骨最大的骨,其长轴指向下方、桡侧和前方,当腕部中立位时舟状骨的纵轴和月骨成30°~60°(通常47°)角,即"舟月角"。

腕关节的运动包括桡腕和中腕关节运动,舟状骨在控制中腕关节运动中发挥重要的作用,当腕关节从中立位向尺偏或背屈运动,舟状骨更加垂直,直到腕关节固定,进一步的上述运动将发生在桡腕关节。相反,当向桡偏或者掌屈时,舟状骨更加水平位,伴随"舟月角"的增大。正常情况舟状骨的垂直或水平程度由坚强的舟月韧带和桡舟韧带控制。

舟状骨像桥梁一样穿过关节,在正常的腕屈、伸时能抗压力使关节稳定。舟状骨骨折或韧带断裂后,舟状骨就失去了对头月关节的控制。当韧带断裂时,舟状骨呈水平位,"舟月角"超过80°。舟状骨骨折分离错位时,骨块向背侧成角,使舟状骨缩短。因此,舟月关节可向掌侧或背侧成角,且中腕关节脱位。

【血供与手术入路】

据显微解剖,Taleisnik和Kelly发现3组主要的血管供应舟状骨:外侧掌血管束正好经舟状骨桡骨关节面远端的外侧,背侧血管束在舟状骨腰部背侧穿入,而远侧血管束在远端进入掌侧面。在舟状骨内发现外侧掌和背侧血管束相吻合,但远侧血管束仅仅供应远端结节部,这些研究提示舟状骨掌侧手术入路对血供的损伤较小。

舟状骨骨折是常见的,且经常需手术复位、固定不稳性和不连接的骨折。对延迟愈合的骨折仅用螺丝钉固定;对骨不连的治疗,可用骨移植或联合应用螺丝钉固定,必须恢复舟状骨的长度,可通过碎骨块的精确复位和借助骨移植替代已吸收的骨来实现。

舟状骨近侧小的骨折块用Herbert螺丝钉固定或假体替换,采用背侧入路。假体替换很少应用,因为硅橡胶假体置换后易发生小颗粒样滑膜炎,但适用由于肿瘤切除舟状骨或者伴有近端骨折片的缺血性骨坏死的骨不连的治疗,以及桡腕关节早期局限性骨关节炎。用背侧入路时,坚强的桡舟、桡头掌侧韧带被完整保留,可以给假体很好的支撑作用。

在治疗舟月关节脱位时,舟状骨和月骨的掌侧背侧入路能一起应用便于修复韧带。舟状骨变平和腕关节紊乱可施行舟状骨、大、小多角骨融合术治疗。

【月骨】

月骨位于腕骨近排中间,与桡骨、舟状骨、三角骨和头状骨构成关节,当合并腕骨脱位时需手术治疗。该骨可发生肿瘤如骨巨细胞瘤、缺血性骨坏死、Kienböck(金伯克)病。

月骨的掌侧入路适用于月骨脱位的切开复位或Kienböck(金伯克)病的治疗。背侧入路可用于月骨假体置换或舟月关节脱位的韧带修补。

五、舟状骨:掌桡侧入路

【适应证】

舟状骨骨折延迟愈合需螺丝钉固定。

【体位】

前臂外展于手术侧台上。

【切口】

图7-15 始于腕近侧2cm桡侧腕屈肌外侧至桡骨茎突远端1cm处弯向背侧,跨过拇长展肌和拇短伸肌肌腱,止于第一掌骨基底部桡侧。

【显露】

图7-16 仔细游离并牵开皮瓣,找出桡神经浅支并保护之。分离桡动脉,结扎小分支,但要保留支配舟状骨的腕背动脉。

图7-17 游离动脉、肌腱和神经向外侧牵开显露腕部掌桡侧关节囊,纵行切开。

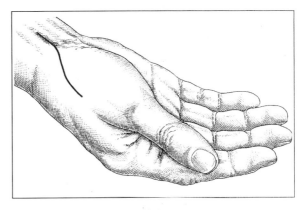

图7-15

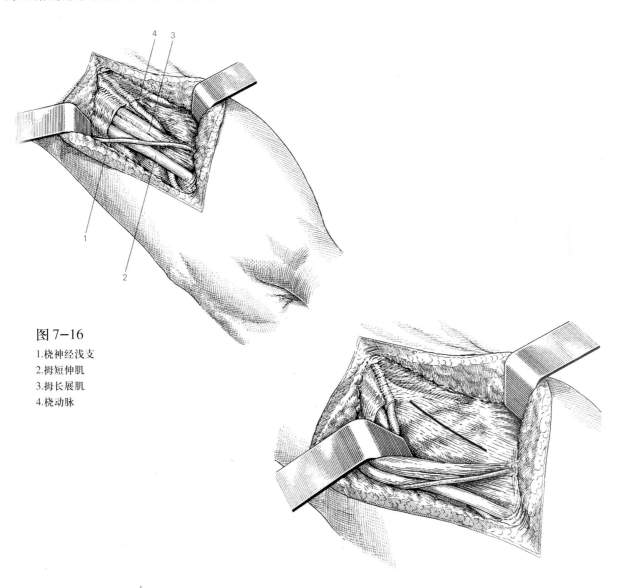

图7-16
1.桡神经浅支
2.拇短伸肌
3.拇长展肌
4.桡动脉

图7-17

图7-18 显露舟状骨的远端 2/3，用力把腕偏向尺侧，可以见到舟状骨的近极，带曲度的剥离器可以绕过它，因此可以直视整块骨，用一枚螺丝钉很容易穿过其轴线，在缝合伤口前松开止血带检查有无桡动脉的出血。

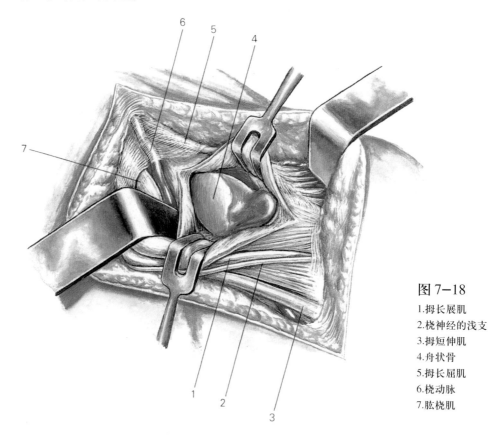

图 7-18
1. 拇长展肌
2. 桡神经的浅支
3. 拇短伸肌
4. 舟状骨
5. 拇长屈肌
6. 桡动脉
7. 肱桡肌

六、舟状骨：掌侧入路

【适应证】

1. 舟状骨骨折延迟愈合或不愈合的植骨治疗。

2. 舟状骨骨折的螺丝钉固定。

【体位】

患肢外展前臂旋后。

【切口】

图7-19 始于腕近端 2cm 掌侧，在桡侧腕屈肌和桡动脉之间，成角绕过腕横纹，"Z"形切开，至大鱼际基底部远侧约 2cm 处。

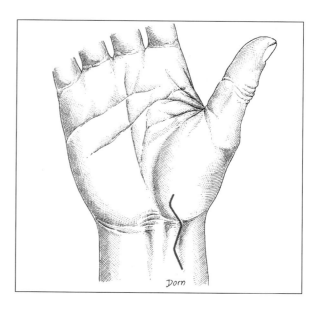

图 7-19

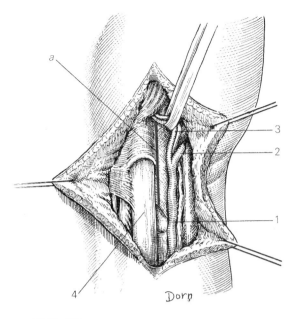

图 7-20
1.桡动脉
2.桡动脉深支
3.桡动脉掌支
4.桡侧腕屈肌
a.切口

【显露】

图 7-20 翻开皮肤,分别游离并向中间和外侧牵开桡侧腕屈肌腱和桡动脉。

图 7-21 显露腕关节囊掌侧,纵行切开,可以看到坚强的桡头韧带,手术结束前必须将其修补。

图 7-22 显露舟状骨远端2/3,背伸腕关节可看见该骨近极,在骨不连及骨碎裂中,碎骨块向背侧成角,舟状骨实际上是缩短的,骨移植过程的重要部分就是恢复舟状骨的长度和线性关系,在缝合伤口前松开止血带检查有无桡动脉的出血。

在使用 Herbert 螺丝钉的手术中,需要结扎切断桡动脉的掌浅支,以便向远端剥离,切开舟大多角关节,以便内植物插入。

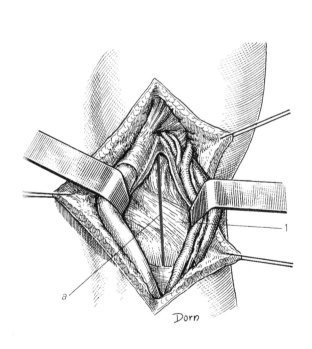

图 7-21
1.桡头韧带
a.腕关节囊切口

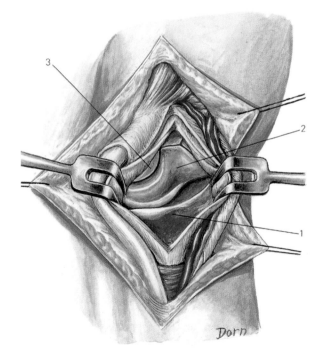

图 7-22
1.远端桡骨
2.舟状骨
3.头状骨

七、月骨和舟状骨：手背侧入路

【适应证】

1. Kienböck(金伯克)病的手术治疗。
2. 舟状骨的硅橡胶假体置换术。
3. 月骨舟状骨脱位。

【体位】

臂外展置于手术侧台上，前臂旋前。

【切口】

图 7-23　在腕背经过中点作一 5cm 长斜形或弧形切口，如果仅显露舟状骨，切口更向腕的桡侧。

【显露】

图 7-24　游离牵开皮肤显露伸肌支持带，纵行切开。

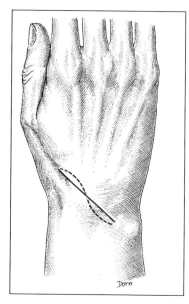

图 7-23

图 7-25　指伸肌腱牵向尺侧，从第三室间隔锐性分离拇长伸肌腱并牵向桡侧，此入路能达月骨背侧面。然而，如欲显露舟状骨，必须打开第二室间隔，把桡侧腕伸肌牵向腕的桡侧。

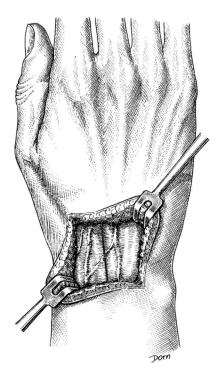

图 7-24

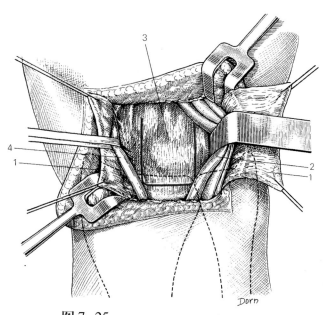

图 7-25
1. 伸肌支持带(已牵开)
2. 指总伸肌腱
3. 关节囊瓣远端基底
4. 拇长伸肌腱

图**7-26** 向远端牵开桡腕关节囊瓣显露月骨,翻起较宽大的关节囊则舟状骨和月骨都能显露。

图7-26

1.月骨
2.钩骨
3.关节囊(已被牵开)
4.头状骨
5.舟状骨

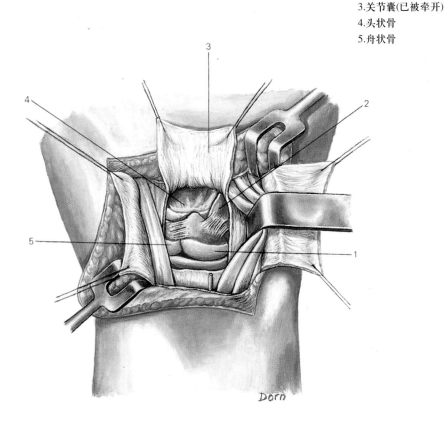

八、大多角骨:桡背侧入路

【适应证】

手术治疗拇指的大多角骨掌骨关节炎,包括大多角骨切除术,大多角骨假体置换和插入关节成形术。切口能向远端延长治疗掌腕关节的骨折、脱位和掌骨近端关节内骨折。切口能向近端延长显露舟骨大多角骨关节,向背侧显露大、小多角骨骨间关节。能施行舟状骨和大、小多角骨间的关节固定术,以治疗腕部不稳定的水平舟状骨。

【体位】

患肢外展前臂旋前。

【切口】

图**7-27** 始于桡骨茎突表面,通常向远端弯曲至拇指掌骨基底部的尺侧缘。

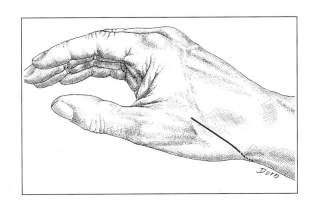

图7-27

【显露】

图**7-28** 游离牵开皮肤保护并牵开桡神经的浅支,找到拇长展肌腱,拇长、短伸肌腱,桡动脉穿过鼻烟窝时发出一小分支至大多角骨掌骨关节囊。这一分支需结扎、切断。同时小心游离桡动脉。

图7-29 向背侧牵开拇长伸肌腱,向掌侧牵开拇长展肌腱和拇短伸肌腱,向近端分离牵开桡动脉,显露大多角骨掌骨关节囊,"T"形切开,在大多角骨下仔细分离关节囊,保留其在掌骨基底部的附着点。

图7-30 显露大多角骨和第一掌骨的基底部,切开关节囊近端,显露舟状骨大多角骨关节,向尺侧牵开关节囊的背侧瓣,可见小多角骨。

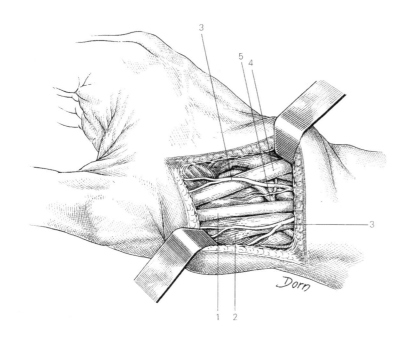

图 7-28
1.拇短伸肌腱
2.拇长展肌腱
3.桡神经浅支
4.拇长伸肌腱
5.桡动脉（深支）

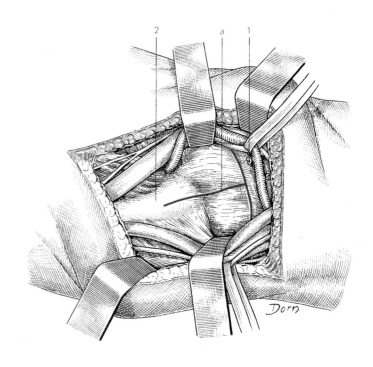

图 7-29
1.大多角骨动脉支(已结扎)
2.第一掌骨基底部
a.关节囊切口

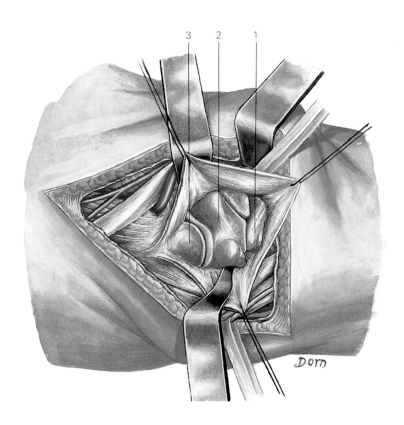

图 7-30
1.舟状骨
2.大多角骨
3.第一掌骨

九、大多角骨：掌侧入路

【简介】

大多角骨切开现已很少用掌侧入路，常用桡背侧入路，然而在治疗第一掌骨近端关节内骨折，掌侧入路能获得一个极好的显露。

【适应证】

1.大多角骨切除术。

2.第一掌骨基底部关节内骨折内固定。

【体位】

患肢外展，前臂旋后。

【切口】

图 7-31 Moberg 介绍了一种围绕大鱼际肌隆起基底部的弧形切口 (a)。然而，这种切口有损伤正中神经皮支的危险。因此多用绕腕横纹后，沿前臂掌面向近端延长 2cm(b)切口。

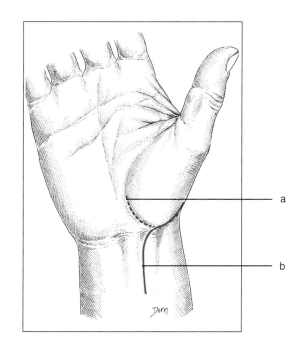

图 7-31
a.弧形切口
b.纵形切口

【显露】

图 7-32 游离牵开皮肤，显露拇短展肌。

图 **7-33** 在大多角骨掌骨关节囊掌侧面锐性分离大鱼际肌，纵形切开，并从大多角骨上分离。腕横韧带附着在大多角骨边缘，如行大多角骨切除该韧带需翻起。如果向远端切开关节囊，第一掌骨的基底部可被完全显露，从而便于骨折的手术治疗。

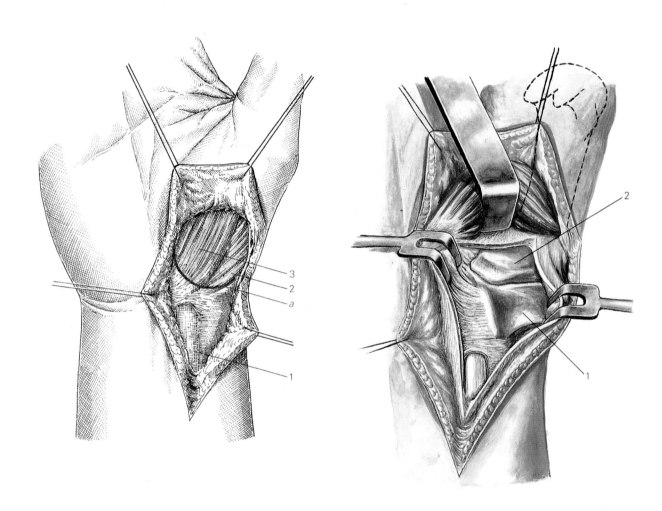

图 7-32

1.桡侧腕屈肌

2.拇短展肌

3.拇短屈肌

a.切口

图 7-33

1.大多角骨

2.第 1 掌骨基底部

第八章

腕部和近侧掌部：掌面观

Wrist and proximal palm: volar aspect

一、正中神经入路

【适应证】

1.正中神经缝合术或松解术。

2.腕管减压。

3.神经瘤如神经鞘瘤的手术治疗。

【切口】

图8-1 正如分离屈肌支持带时首次手术切口非常重要一样,正中神经手术的切口也是至关重要的。描述的正中神经的大多数切口都太靠桡侧。切口必须兼顾充分显露经过腕管的正中神经和屈肌肌腱。

如果有必要,切口可向近端和远端延长。盲目的皮下通路或横向切口都不能满足上述要求。只有纵向切口才能充分显露沿途的神经、血管、肌腱及其滑膜鞘,或偶尔见到的额外肌肉。

应尽量避开穿越整个腕管全程的正中神经及尺神经的感觉支和皮支。对它们的损伤会导致痛性的神经瘤,这是这类手术的常见并发症。最重要的是清楚地知道它们正常的行径及其可能的变异。

• 关节镜下腕管松解术

在过去的几年间,内镜下腕管松解术已广泛应用。无论是单口式还是双口式,对于技术性问题已描述得相当清楚。在掌面腕横纹近侧做一

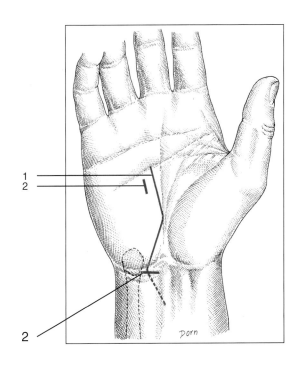

图 8-1

1.传统切口

2.关节镜下松解术切口

个约1cm长的横切口,正好位于掌长肌肌腱的内侧。切开浅筋膜,用钝器进入到下面的间隙,以避免锉伤韧带深面。分开所有粘连,再放入套管,使正中神经显露在直视下。将套管沿腕管内侧缘向远端推,在掌部出现一个隆起,可以纵行小切口切开掌部皮肤。

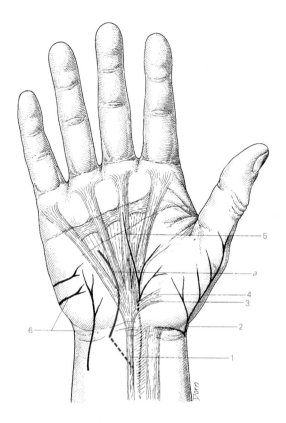

图 8-2
1.掌长肌
2.桡神经浅支：皮支
3.掌腱膜桡侧部
4.正中神经的掌皮支
5.掌腱膜
6.尺神经皮支
a.腕管减压切口

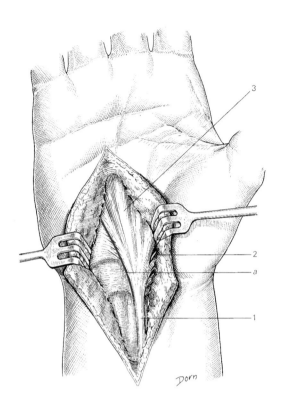

图 8-3
1.掌长肌
2.正中神经掌皮支
3.掌腱膜
a.切口

图8-2 传统的腕管减压术的纵行切口，是沿小鱼际桡侧轮廓缘，约6~7cm长。近端始于远侧腕横纹，行向环指基底部，止于距远端掌横纹1cm处。当切口沿小鱼际轮廓桡侧缘行进时，正好处在正中神经和尺神经的皮支间。通常，切口不应该延长到靠近腕部，因为这样所造成的瘢痕有时可能很大且有疼痛，特别当切口垂直于腕横纹时。

如果为了治疗如屈肌滑膜炎，皮肤切口必须向近端延长时，应该取大角度的"Z"形，特别是在腕横纹之间，因为该处皮肤血运不佳。切口向远端延长同样也要转角跨过掌横纹。

【显露】

图8-3 在切口的近端，辨认掌长肌肌腱。

正中神经紧邻其深部，在掌长肌桡侧。游离牵开皮瓣以显露远侧与掌腱膜相融合的掌长肌肌腱。距腕近端约5cm处，正中神经掌皮支起源于正中神经，在掌长肌肌腱的尺侧部和桡侧部之间行走于皮下。沿掌长肌的尺侧缘切开深筋膜，掌腱膜从位于其下的屈肌支持带分开。这样做可充分显露屈肌肌腱滑膜切除术或正中神经修补术的术野。

图8-4 常在Guyon间隙的桡侧切开屈肌支持带，但是，最好是通过分离由腕韧带所构成的Guyon间隙的顶部进入。

屈肌支持带必须全部分离，因完整的纤维组织会造成对正中神经的持续性压迫。减压至外科医生的小指可进入伤口，并向近端足以到达前臂为宜。如果近端有狭窄，应该分离开，必要时包括前臂深筋膜。有些外科医生在屈肌支持带上做"Z"形切口。

图8-5 将掌长肌、屈肌支持带和掌腱膜向桡侧牵开以显露通过腕管的正中神经和屈肌肌腱。仔细辨认正中神经的运动支，而且要想到可能发生的解剖变异。

在屈肌支持带远端，正中神经发出指支和鱼际支。恰好在正中神经分支处的远端，由尺动脉和桡动脉共同形成的掌浅弓横跨切口，并发出三个指总动脉，终止于指支，供应食指、中指、环指和小指间的邻近缘。

正中神经发出以下分支：

1．鱼际运动支支配拇短展肌、拇指对掌肌及拇短屈肌。

2．支配拇指的两个感觉支。

3．支配食指桡侧的一感觉支。

4．在支配桡侧两个或三个蚓状肌后，正中神经的两个指支在食指与中指，中指与环指间的指缝处再分支，支配这些手指邻近的皮肤。指支神经支配指的掌面皮肤及远节指背的皮肤。

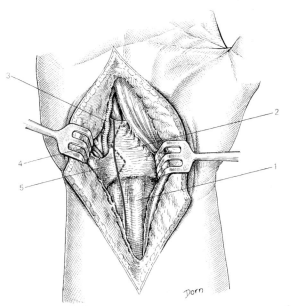

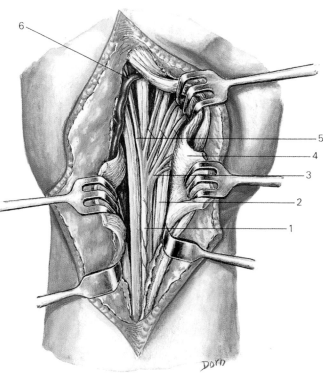

图 8-4

1.前臂筋膜
2.屈肌支持带
3.将要形成掌浅弓的尺动脉
4.尺神经
5.掌腕韧带

图 8-5

1.正中神经
2.屈肌肌腱
3.鱼际运动支
4.被牵开的屈肌支持带
5.手指感觉支和鱼际感觉支
6.掌浅弓

图8-6 正中神经的桡侧支在这里需仔细辨认。到食指桡侧缘的指支，越过拇收肌的横头沿第一蚓状肌桡侧行走，在食指的掌指关节平面，这支神经非常表浅，在手术中应辨认出。两个感觉支分别行于拇指的尺侧缘和桡侧缘。鱼际运动支再分支后支配大鱼际肌。拇长屈肌位于鱼际运动支的深面，而掌浅弓则位于其浅部。

图8-7 通过腕管的腕部横断面：

腕管内容位于屈肌支持带深部，是由拇长屈肌肌腱和指浅屈肌肌腱构成，后者的深面是4条指深屈肌。正中神经位于拇长屈肌的掌面尺侧。尺神经行走于Guyon间隙、尺动脉及其伴行静脉的内侧。

许多外科医生使用这样一条入路到达腕管：即沿掌长肌的尺侧缘行进，在中线处切开屈肌支持带 (a)。最好是在环指线处做一个更靠近尺侧的切口，切开掌腕韧带进入Guyon间隙(b)。然后牵开尺血管神经束，在屈肌支持带尺侧缘处切开。

这条入路有以下优点：

1. 尺血管神经束得以显露，双极电凝凝固行走于屈肌支持带表面的小血管。

2. 可辨认尺动脉表浅支的走向，并顺其走向向远端显露掌浅弓。

3. 沿屈肌支持带的尺侧缘切开，造成的瘢痕远离正中神经，而且屈肌支持带在腕部仍保留其滑轮作用，以防止屈肌腱在腕部形成弓弦状。屈肌支持带必须全部分离，必要时，可掀起皮肤，直视下切开前臂筋膜。

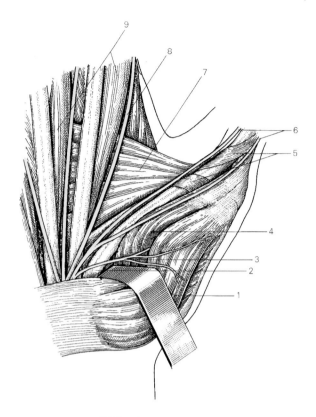

图 8-6

1. 拇短展肌
2. 拇长屈肌
3. 鱼际运动支
4. 拇短屈肌
5. 拇长屈肌滑车
6. 鱼际指神经
7. 拇收肌
8. 支配食指桡侧缘的指神经
9. 蚓状肌

图 8-7

1. 指深屈肌
2. 指浅屈肌
3. 尺侧腕屈肌
4. 容纳尺骨血管神经束的Guyon间隙
5. 掌腕韧带
6. 掌长肌
7. 正中神经及其掌皮支
8. 屈肌支持带
9. 拇长屈肌
10. 桡侧腕屈肌
a、b.手术入路

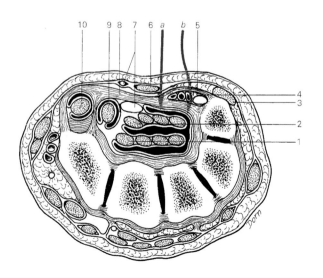

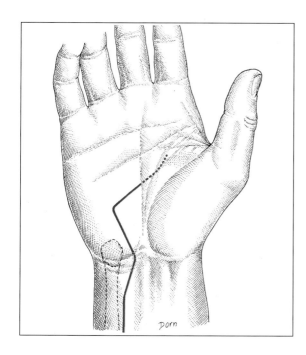

图 8-8

二、尺神经和尺动脉入路

【适应证】

1. 尺神经缝合术或松解术。
2. 尺神经减压术。
3. 尺神经瘤如尺神经的神经鞘瘤手术切除。

【切口】

图 8-8　切口从近腕部的尺侧腕屈肌肌腱上方开始,以60°角跨过腕部到达远侧腕横纹,继续向远端,越过小鱼际指向小指和环指间指蹼。如果要显露尺神经的深支,切口应成角转向掌部近侧鱼际纹并于近侧掌横纹的近端与之平行走行。

【显露】

图 8-9　沿皮肤切口线切开掌筋膜和前臂筋膜,通过松解尺侧腕屈肌肌腱的桡侧缘并向尺侧牵拉,可在近侧端辨认出尺神经。尺神经位于尺动脉内侧。尺神经的手背支在尺侧方向腕横纹的近端5~8cm处由主干分出,应该加以保护。在腕横纹平面,尺神经进入 Guyon 间隙,位于掌腕韧带的深面。应该用钝器分离覆盖其上的脂肪组织,保护尺神经的掌皮支。豌豆骨位于尺神经的尺侧,而钩骨的钩突位于其桡侧。血管神经束位于腕管浅面,屈肌支持带的内侧部构成了 Guyon 间隙的底。

图 8-9
1. 尺神经
2. 尺动脉
3. 掌浅弓
4. 小指屈肌
5. 尺神经指支
6. 尺神经的运动支
7. 豌豆骨
a. 掌腕韧带和前臂筋膜的切口
b. 钩骨钩突上方的屈肌支持带上的切口

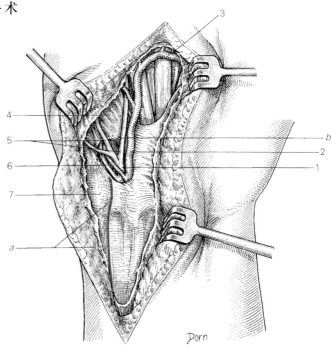

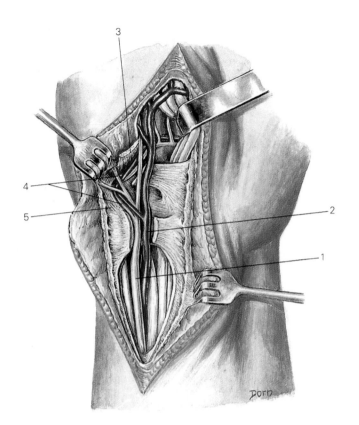

图 8-10

1.尺神经
2.尺动脉
3.切断牵开的小指屈肌
4.尺神经运动支
5.小指外展肌

图 8-11

1.拇短屈肌的深头
2.拇内收肌的斜头
3.拇内收肌的横头
4.第一骨间背肌
5.骨间肌
6.尺神经的深部运动支

图 8-10 在 Guyon 间隙内，尺神经分成运动支和感觉支。运动支起于尺神经内侧，穿行于小指外展肌和小指屈肌之间到达掌部深层。其浅支支配掌短肌，然后分成两个指支，沿小指外展肌向远端延伸。两个指支的尺侧支通过小指外展肌肌腱的桡侧，支配小指尺侧缘的皮肤。两个感觉支的桡侧支行进到小指和环指间指蹼，分支支配这些手指邻近的皮肤。

尺动脉在 Guyon 间隙内与尺神经伴行，然后转向桡侧越过掌部形成掌浅弓。尺动脉的深支与尺神经深支伴行，前者变成掌深弓的组成部分。

图 8-11 尺神经深部运动支的解剖：这支神经在 Guyon 间隙内起源于尺神经。它行于小指外展肌和小指屈肌之间，穿越小指对掌肌，在穿掌之前与掌深弓紧邻，位于屈肌肌腱深面。在其起始部，支配小鱼际肌，而当其穿过手部时发出分

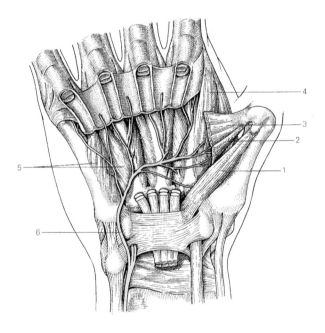

支到达骨间肌以及环指和小指的蚓状肌。终末支支配拇收肌、第一指骨间背肌及常见的拇短屈肌。尺神经深部运动支的手术显露极少报道，但可以通过一个跨越掌中部的横斜切口而显露。掌浅弓、指神经及其血管以及屈肌肌腱的分离有助于尺神经深部运动支的显露。

三、屈肌肌腱入路

【适应证】
1.屈肌肌腱修补术或肌腱松解术。
2.屈肌滑膜切除术。

【显露】

图 8-12 腕部屈肌肌腱的显露与前述的正中神经显露相同。必要时,切口可延长至手指。游离正中神经,用一条橡胶条绕其周。为了显露拇长屈肌肌腱,将正中神经轻轻拉向尺侧。要显露指浅、深屈肌,可将正中神经牵向桡侧。

在腕管内,中指和环指的指浅屈肌肌腱位于小指和食指肌腱的掌面。深肌腱位于浅肌腱的深面。小指、环指和中指的深肌腱可能相互联结融合成为一个具有共同肌腹的肌腱,而食指的深肌腱却是独立的。这条肌腱有可能附着于拇长屈肌肌腱,因为当拇指的指节间关节屈曲时,许多人都有食指的远端指节间关节发生屈曲的现象。

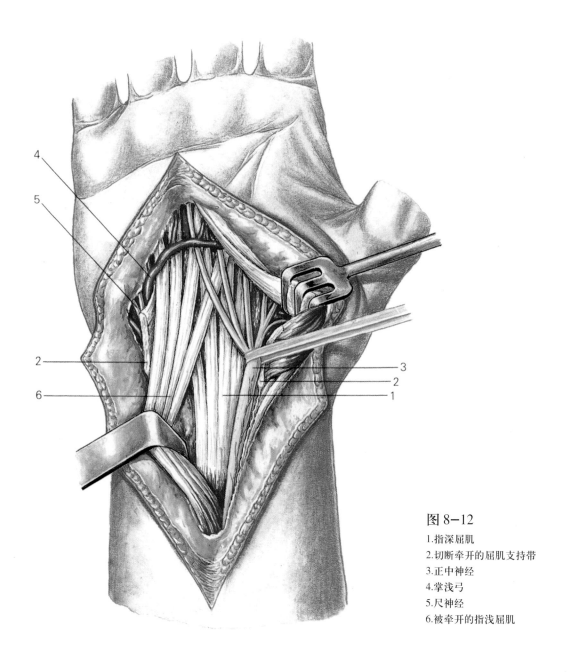

图 8-12

1.指深屈肌
2.切断牵开的屈肌支持带
3.正中神经
4.掌浅弓
5.尺神经
6.被牵开的指浅屈肌

图 8-13 在腕管内，指屈肌肌腱被一个总滑膜鞘包裹，后者正好在蚓状肌起始处终止于屈肌支持带的远侧，但小指的滑膜一直向远端延伸到深肌腱的止点。这个滑膜鞘的近侧部被称做尺侧囊。拇长屈肌的滑膜鞘是单独的，沿肌腱走完从腕部到拇指远端的全程。这个滑膜鞘的近侧部被称为桡侧囊。

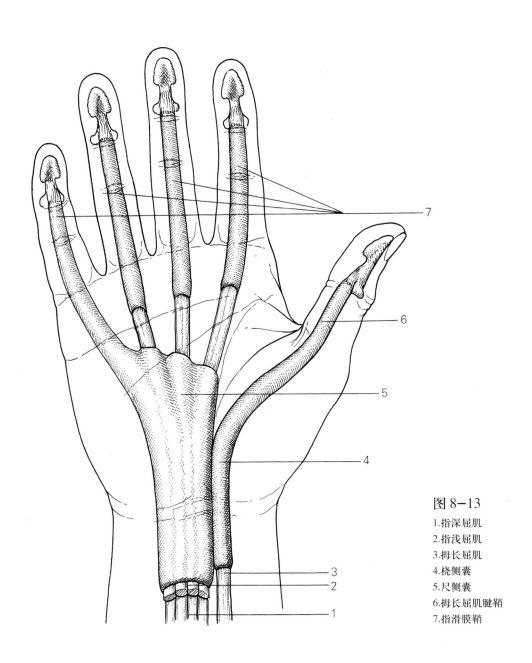

图 8-13

1.指深屈肌
2.指浅屈肌
3.拇长屈肌
4.桡侧囊
5.尺侧囊
6.拇长屈肌腱鞘
7.指滑膜鞘

四、腕和月骨入路

【适应证】

1.化脓性腕关节炎。

2.月骨脱位。

3.Kienböck（金伯克）病。

【显露】

图8-14 掌腕关节囊的显露与前述的相同。将正中神经及拇长屈肌向桡侧牵开，将指屈肌腱向尺侧牵开。可切开关节囊或作基低于远端的关节囊瓣，将囊瓣向远侧掀起，这样可在手术结束时将囊瓣经穿骨缝合再次附着于桡骨上。如果探查月骨脱位，月骨可能就在腕管内或者腕管的近侧。

在掌腕关节囊和屈肌肌腱之间是 Parona 间隙。穿透掌腕关节囊的脓液可向近端扩散至前臂的旋前方肌的前面，向深部则达屈肌肌腱，而进入该间隙，在近端可被斜行的指浅屈肌起始部所局限。脓液也可以向远端扩散至屈肌肌腱与骨间肌和拇收肌之间的深部掌间隙。Parona间隙的感染也可能分别继发于尺侧囊或桡侧囊的感染。

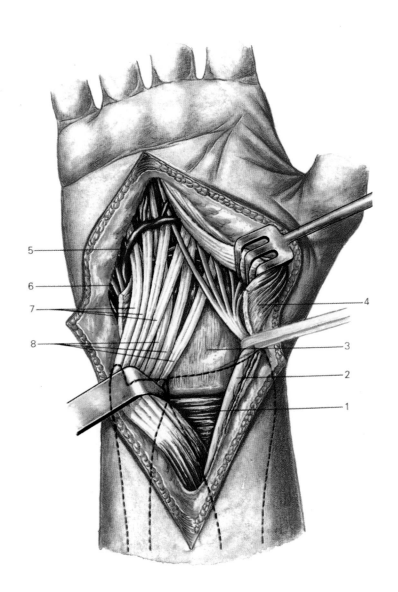

图 8-14

1.旋前方肌

2.正中神经

3.掌腕关节囊

4.切断牵开的屈肌支持带

5.掌浅弓

6.尺神经

7.指浅屈肌

8.指深屈肌

五、豌豆骨和钩骨钩突入路

【适应证】

1.豌豆骨三角骨间关节病变或豌豆骨肿瘤时的豌豆骨切除术。

2.钩骨钩突骨折后骨不连的治疗。

【切口】

图8-15 始于尺侧腕屈肌肌腱的上方，腕横纹近侧1.5cm处，以"Z"形越过小鱼际基底部并向远端延伸约3cm。

【解剖】

图8-16 尺侧腕屈肌肌腱止于豌豆骨。其向远端延伸成为：

1.止于钩骨钩突的豌豆骨钩骨间韧带。

2.止于第五掌骨基底部的豌豆骨与掌骨间韧带。

3.与伸肌支持带相连的一条带。

4.形成Guyon间隙顶部并嵌入屈肌支持带的掌腕韧带。

为了显露尺侧的血管神经束及钩骨钩突，必须切开掌腕韧带。

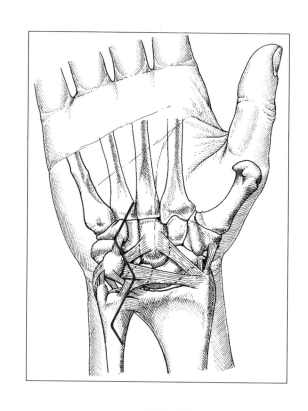

图8-15

【显露】

图8-17 在切口的近端，解剖尺侧腕屈肌，辨认位于其深部内侧的尺动脉和尺神经。豌豆骨是一个籽骨，位于尺侧腕屈肌的肌腱中，可以像豆荚中的豌豆一样被剥离出来。

图8-16

1.钩骨钩突

2.豌豆骨钩骨间韧带

3.屈肌支持带

4.豌豆骨

5.掌腕韧带

6.尺侧腕屈肌

7.尺侧的血管神经束

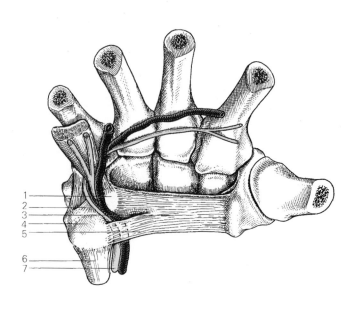

为了显露Guyon间隙中的尺侧血管神经束，需切开掌腕韧带。为了确定钩骨钩突，就要将这些组织结构牵向尺侧。对于钩骨钩突骨折后的骨不连，应切除游离骨碎片。对尺动脉和尺神经的显露见前述。

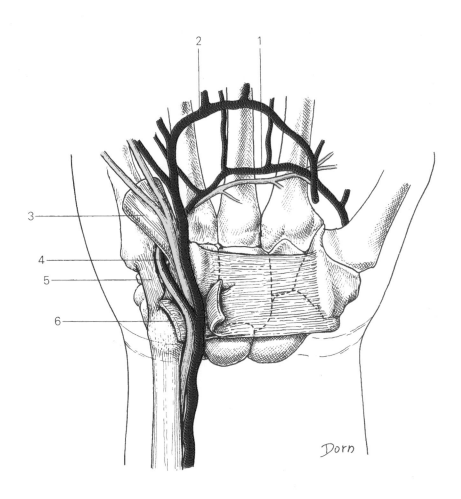

图 8-17

1.掌深弓
2.掌浅弓
3.小指屈肌
4.尺神经的深部运动支
5.豌豆骨掌骨间韧带
6.切断的掌腕韧带

第九章

手
Hand

一、掌侧切口

图9-1、图9-2 手指的手术可应用侧方正中纵切口或掌侧"Z"形切口，而且可以向手掌延伸。因为深面的肌腱、血管和神经均为纵行走向，因此切口可沿着它们的长度充分地显露。手指活动时伤口也不致裂开。如需要，掌侧切口也可以越过腕部延伸到前臂。切口经过掌横纹或腕横纹时需成角。

食指和小指应用对角线样 Bruner "Z" 形切口可通过整个手指。拇指和中指应用"W"形切口，使皮瓣更小，这样会有良好的血供。皮瓣的尖在经过屈侧指间横纹时需到达外侧正中线，越过指垫的外侧正中切口最好用对角线走行，这样局部不会形成瘢痕，即使形成，也会变的柔软，而且不影响感觉功能。短斜形的切口也可应用，但在远侧指间横纹处要成角，而且不能经过指垫的主要接触区。在缝合切口时可使用"V-Y"成形术。要特别注意血管、神经在经过指间关节时很表浅，容易损伤。

如相邻两手指受累，平行切口近端在手掌部不能过远侧掌横纹，否则掌部皮肤会坏死。但是可应用一个横切口在手掌的远端把两切口连接起来，但只能有一个横切口，保证皮瓣基底部有良好的血供。注意：在手指根部，手指的切口要从一个手指的尺侧和相邻手指的桡侧向掌侧

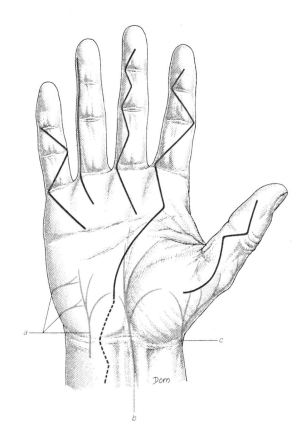

图9-1 纵向外侧正中切口和掌侧"Z"形切口，不能损伤手掌的皮神经
　　a.尺神经感觉支
　　b.正中神经掌皮支
　　c.桡神经感觉支

延伸，尽可能使皮瓣基底部宽阔。当进行手指的滑膜切除术时，在拇指和其他手指可应用多个Bruner切口。只有中指表面的切口可以延伸到手掌和腕部，在这个平面切开滑膜。

图9-3 外侧正中切口（a）能很好显露手指。该部位为掌侧与背侧皮肤移行处，根据皮肤的纹理的变化易辨认。切口线上的瘢痕不会改变屈曲与伸直时的长度，而且没有显著的瘢痕挛缩。如果这个切口向前一点点，即使几个毫米，也会出现瘢痕挛缩。因此在应用中（b）切口要稍偏向背侧。在指间关节处，经屈侧横纹的终端。这个轴正中切口位于Cleland韧带的后侧。Cleland韧带在皮肤和骨间形成一个薄鞘，防止抓握时皮肤滑动。为了显露手指的前室和血管神经束，需纵向切开Cleland韧带，在手指近侧部分，轴正中切口可折向掌侧，这样绕到指血管神经束的前面，保护指背感觉神经支。

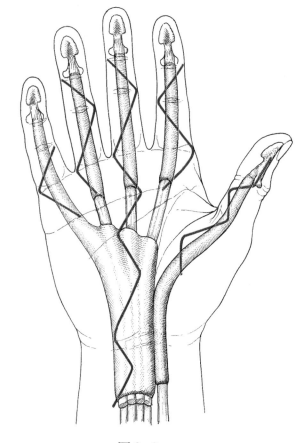

图9-2

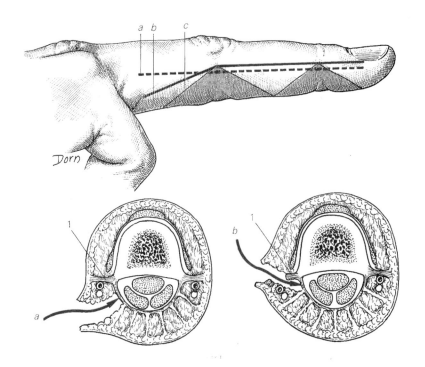

图9-3

1.Cleland 韧带
a.外侧正中切口
b.轴正中切口
c.掌侧"Z"形切口

图9-4 指的截面图显示：外侧正中切口（a）从掌侧可接近 Cleland 韧带和血管神经束。轴正中切口(b)在 Cleland 韧带的背侧。在远节指骨，从背侧解剖指神经对保护指垫的感觉支是很重要的。

轴正中切口和外侧正中切口有一个共同的优点，就是很容易闭合伤口，即使手指处于极度屈曲位。这种切口不可用于食指桡侧和小指尺侧，防止在这些重要感觉区形成瘢痕。

图9-5，图9-6 为同时显露手指的掌侧和背侧，在中节指骨可做外侧正中切口，近端切口折向掌侧，远端折向远端指背表面。

皮瓣翻开即可显露指的背侧和掌侧。

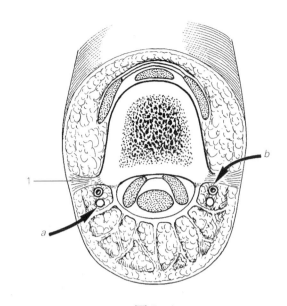

图 9-4
1.Cleland 韧带
a.外侧正中切口
b.轴正中切口

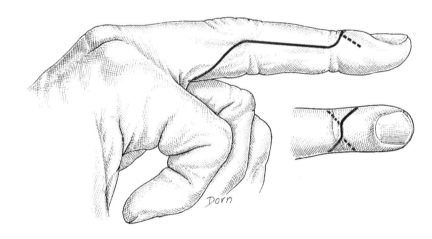

图 9-5

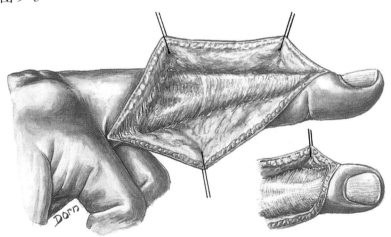

图 9-6

二、掌和指：屈肌腱

【适应证】

1.屈肌腱修补术。

2.屈肌腱移植术。

3.屈肌腱滑膜切除术。

【解剖】

图9-7，图9-8 手指的屈肌腱有5个解剖学分区

I区：从浅肌腱附着点到深肌腱附着点。深肌腱位于腱鞘内，在$A_4C_3A_5$深面。

II区：从屈肌腱滑膜鞘的起点到指浅屈肌腱在中节指骨中间段的附着点，两肌腱通过一个窄的纤维鞘，内有薄层滑液。该区亦称做"无人区"，直到近年来该区腱鞘内的肌腱损伤修补术仍无满意的结果。

滑液鞘起始与掌骨颈，距掌骨深横韧带近侧端1cm，为双层管道，两端闭合。里边走行着指深、浅屈肌腱，在多个点被复杂的纤维滑车固定（图9-8）。有5个环状滑车（$A_1 \sim A_5$）和近侧的掌骨深横韧带，还有三个交叉滑车（$C_1 \sim C_3$）。均有滑液积聚。因为其柔韧性，它们的构型可随指骨的活动而改变。在交叉滑车处有掌指动脉的分支穿过屈肌腱鞘并直达屈肌腱系带，A_2和A_4具有重要功能。失去滑车系统可使肌腱弓弦形成。

掌指关节远侧深肌掌面的指浅屈肌腱分成两束，行于指深屈肌腱的两侧，于深肌腱背侧联合，并将其与近节指骨及近节指间关节掌面分离。进一步浅行并再分权，两个头分别止于中节指骨的两侧。

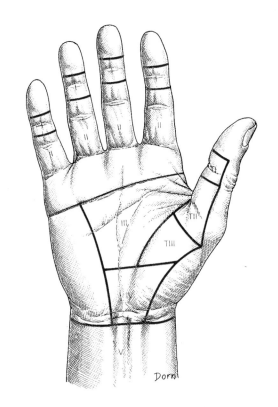

图9-7

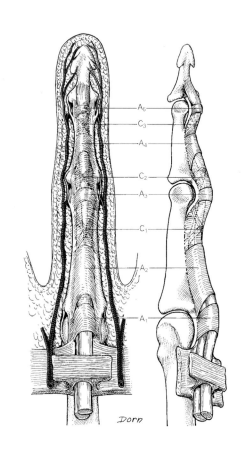

图9-8

腱鞘和腱膜 $A_1 \sim A_5$，$C_1 \sim C_3$

III区：该区位于腕管和指屈肌腱鞘之间，在这个区域内蚓状肌起于指深屈肌腱，通过蚓状肌管到掌骨间韧带的掌侧面，附着于近节指骨基底部桡侧和指背腱膜。在食指和中指，蚓状肌起于指深屈肌腱桡侧。在小指和环指，蚓状肌分别起于小指与环指及环指与中指肌腱邻接部。

IV区：9条肌腱和正中神经穿过屈肌支持带深面进入腕管，外被滑膜鞘。

V区：屈肌腱始于前臂远侧1/3肌、腱联合处。4条浅肌腱彼此独立，但深肌腱除食指外是合并的，食指的深肌腱常起于独立的肌束，拇长屈肌腱和食指的深、屈肌腱间也许有联合。肌腱外被覆疏松的结缔组织，只在腕管近端肌腱进入滑液鞘。拇长屈肌腱有单独的滑膜鞘形成桡侧囊。手指的屈肌腱有一个总腱鞘，远端连于小指形成尺侧囊。

【外科区】

图9-9 尽管每一区的解剖特点不同，但手术入路可分成3个外科区来讨论。远侧区相当于I区；中间区相当于II区（无人区）；近侧区包括II区近侧所有区域，即手掌、腕管和腕（III、IV和V区）。

虽然3个近侧解剖区的解剖特点不同，但因为下面的因素使肌腱损伤的外科入路变得相似：

1. 肌腱血运丰富，修补效果好。

2. 肌腱紧密相连，可有多肌腱损伤。

3. 该区不同部位损伤的疗效取决于血管和神经损伤的程度，而不在于肌腱本身的损伤。

近侧区单一肌腱的修补，效果令人满意，可期待每根肌腱功能的恢复。中间区肌腱通常一期修补效果不佳。

近来由于手术技术的发展，强调修补肌腱的同时缝合滑膜鞘，术后早期被动活动，效果也相当好。远侧区修复深屈肌腱，可增加远侧指间关节的稳定和屈曲力量，但关节的活动范围可能令人失望。

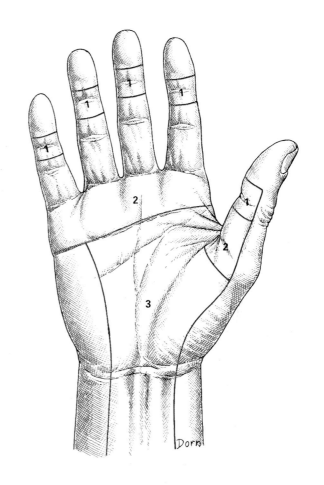

图9-9
1.远侧区
2.中间区
3.近侧区

【屈肌腱的血供】

图9-10 从肌、腱联合处到屈肌腱鞘，肌腱接受来自腱旁组织的血供，进入肌腱后血管纵向行于肌腱束之间。滑液鞘内的外源性血管——腱纽，行于肌腱系膜内，血供来自指动脉。每一条深、浅屈肌腱都有一个长的和短的腱纽，纵行肌腱内的血管行于肌腱背侧半。在滑液鞘内，肌腱浸泡在滑液中，由滑液提供营养。

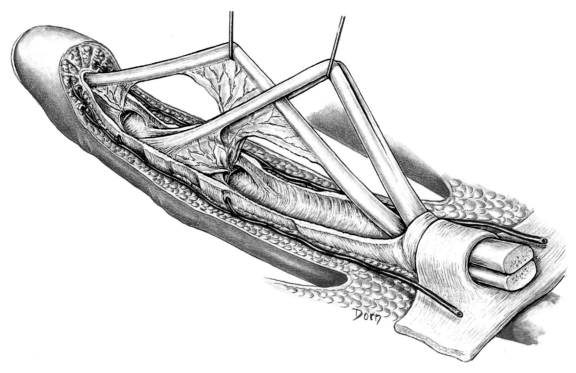

图 9-10 指深肌腱的血供来自指浅肌腱的腱纽，因此当两肌腱都受损伤时，不能切除浅肌腱，应该修复两肌腱

【切口】

显露指屈肌腱的切口见图 9-2、图 9-3。

【显露】

图 9-11 皮瓣用缝线固定牵开，仔细解剖，特别在掌指关节处，此处血管神经表浅容易损伤。用剪刀沿手指全长钝性分离，显露血管神经束，向近端充分显露肌腱、血管和神经。分离掌腱膜深面的组织后切断掌腱膜。

屈肌腱鞘只在最后修复相应部位肌腱时才切开，手术结束时修复切开的腱鞘。可掀起腱鞘瓣，如可能仅切开交叉滑车。通常最好阶梯样切开腱鞘，这样在重新缝合时鞘内间隙可稍宽一些，以便容纳鞘内修复的肌腱。

图 9-11
1.掌浅横韧带
2.血管神经束
A₁~A₅，C₁~C₃腱膜

三、拇指：拇长屈肌腱和指神经

【适应证】

1.指神经修复。

2.屈肌腱修补和移植。

3.屈肌腱滑膜切除术。

【体位】

臂外展置于手术台上，前臂旋后，拇指外展旋后。

【切口】

图 9-12 显露拇长屈肌腱和拇指神经，采用沿拇指掌面桡侧经掌指关节、指间关节屈指横纹终端的"W"形切口。仔细分离皮瓣，牵向尺侧，桡侧指神经即可显露。

必须强调：拇指在休息位时是自然旋前的，它呈现给手术者的是它的外侧。拇长屈肌腱行于拇指掌面正中，两侧各有一条指神经伴行。这里介绍的切口在桡侧，而不是在它们的前面。手术显露中要记住这点。切口可沿鱼际区至腕横纹，也可延伸到前臂桡侧掌面。鱼际区切口行于正中神经感觉掌支和桡神经浅支之间。

【显露】

图 9-13 拇长屈肌腱的显露涉及 5 个不同的解剖区：前臂（V）、腕管（IV）、鱼际区（III）、腱鞘内（II）、斜腱膜滑车远端（I）。

图 9-12

1.拇长屈肌
2.桡神经鱼际支
3.正中神经鱼际运动支
4.拇指神经
5.指神经
6.正中神经掌感觉支
7.掌长肌
8.正中神经

图 9-13

1.拇长屈肌
2.A₁滑车
3.斜滑车
4.A₂滑车
5.拇收肌横头
6.指神经
7.拇收肌斜头

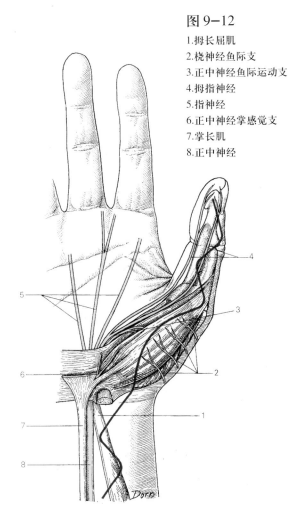

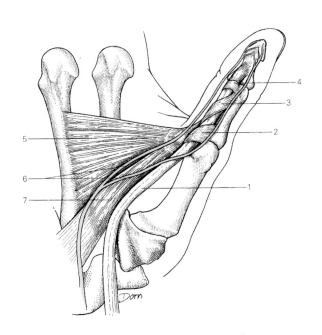

拇指腱鞘从掌指关节A₁滑车到指间关节A₂滑车，拇收肌附着并加强A₁和斜滑车。拇长屈肌腱行于一个滑液鞘——桡侧囊内，近端连于腕管，远端延伸到指间关节。在Ⅱ、Ⅳ、Ⅴ和Ⅰ区分离拇长屈肌腱较容易。在Ⅴ区，将桡侧腕屈肌牵向桡侧，显露出拇长屈肌腱的肌与腱的联合处。在此处，拇长屈肌是单腱肌，容易识别。该肌起于桡骨干前面、桡骨粗隆及邻近的远达旋前方肌近缘的骨间膜而进入腕管深部，行于正中神经桡侧。

在Ⅲ区，解剖拇长屈肌很难，因为肌腱行于掌浅弓、正中神经鱼际运动支、鱼际肌群桡侧的深面。它行于拇收肌斜头和拇对掌肌之间入滑膜鞘。如果该区有瘢痕，则分离更加困难。如果要行肌腱移植，必须在Ⅱ、Ⅳ区暴露，绕过Ⅲ区。

拇指神经以单支发出，沿拇收肌下缘，在掌指关节近端分成桡侧支和尺侧支，沿屈肌腱鞘两侧走行。

四、掌远端和手指：指神经

【适应证】
1. 指神经修补。
2. 指神经瘤切除。

【显露】
手术切口见图9-3，必须强调的是血管神经经过指间关节处很表浅，易受损伤。掌侧切口可以显露两侧指神经、血管和屈肌腱。如行合并有血管、肌腱损伤的修补，这个切口很有用，可以从掌侧面显露血管神经束。轴正中切口有利于伤口的闭合，即使指完全屈曲时，同时可保护神经修复的缝合端。从背侧切开Cleland韧带，显露血管神经束，在近节部分切口折向掌侧，保护指背神经支。但在手指中节和远节应转向神经

背侧，保护指垫的重要神经支。轴正中切口不适用于食指桡侧和小指尺侧，避免在这些重要的感觉区形成瘢痕。

【解剖】
图9-14 正中神经支配拇指、食指、中指和环指桡侧半的掌面皮肤，小指和环指尺侧半皮肤由尺神经支配。但是，这种神经分布存在变异，通常尺神经支配环指和中指的邻近部，手指中节远端的手指背部皮肤也由掌的指神经支配。

穿过腕管之后，正中神经发出鱼际区运动支和两条感觉支到拇指的关节和皮肤。拇指神经走行于拇长屈肌腱鞘的两侧。正中神经有一个单独分支支配第一蚓状肌和食指桡侧。从正中神经内侧分支发出两条掌的指神经到达食指、中指和环指的指蹼间隙，然后在掌远端发出侧支支配相邻指的相对缘，掌中指神经有时发出分支到第二或第三蚓状肌。

尺神经在掌近端发出感觉支和运动支，感觉支分为两条掌指神经，一条支配小指尺侧缘，另一条到小指和环指的指蹼间隙，再发出两支支配小指和环指相对缘，还发出一支到正中神经的掌内侧指神经。

掌指神经在掌中部行于掌腱膜深面，经掌浅弓和指动脉深面。每条掌指神经分为两侧支，动脉行于两侧支之间的深面以营养整个手指。动脉分支处较神经分支处更向远端，动脉和神经都在掌腱膜横行纤维深面走行，经指蹼间隙到手指。

手指的神经血管束在轴正中线的掌面走行于Cleland韧带上，Cleland韧带是介于指骨和皮肤之间的深层纤维索。在指间关节处，神经相对表浅。在近节指间关节处Grayson韧带在血管神经束的掌面。

图9-15 在近节指骨处指神经发出指背支，向远端发出几支到指垫及中节指骨中点远端指背的皮肤。

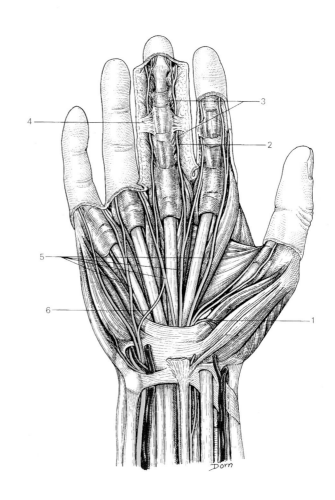

图 9-14

1.鱼际运动支
2.侧支
3.Cleland 韧带
4.Grayson 韧带
5.掌指神经
6.正中神经与尺神经的吻合支

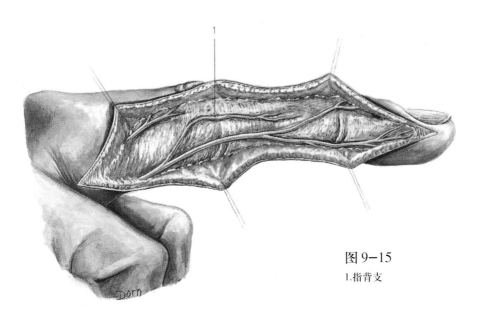

图 9-15

1.指背支

五、拇收肌

【适应证】

1.拇指、食指指蹼间隙挛缩松解。
2.拇指的强直畸形。

【体位】

臂外展置于手术台上，前臂旋后。

【切口】

图9-16 通过掌中部6cm切口，经近侧掌横纹成角，并平行于纵向掌纹。

【显露】

图9-17 钝性分离皮下脂肪，沿切口线切开掌腱膜，掌浅弓横过切口中部，必须将其向近侧牵开。解剖走向食指和中指，中指和环指的相邻缘的掌指神经并牵开，识别中指屈肌腱并连同蚓状肌牵向尺侧。

图9-18 拇收肌有横、斜两个头。横头起自中间掌骨干的掌面，斜头起自头状骨和小多角骨及第二、三掌骨底掌面和邻近的韧带。两个头合并为一个肌腱，经第一掌骨间隙通过尺侧籽骨止于拇指近节指骨基底内侧。

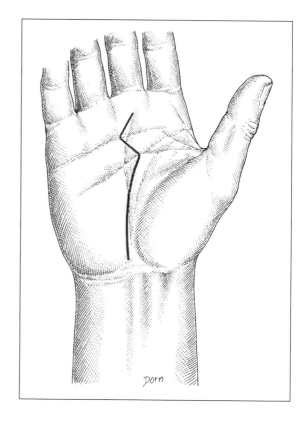

图9-16

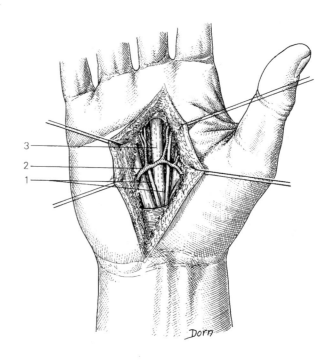

图9-17

1.掌指神经
2.掌浅弓
3.中指屈肌腱

从起点处分离肌肉,注意保护掌深弓,它在穿越拇收肌斜头深面之前位于掌部屈肌腱的深面,同时有尺神经的深支伴行。尺神经的深支在穿越拇收肌斜头桡侧前发出,支配第一背侧骨间肌和掌侧骨间肌,有时支配拇短屈肌,因此神经必须保留。

图9-19 此解剖图显示拇收肌的重要关系:

掌深弓、掌浅弓、尺神经掌深支、拇指神经、拇长屈肌腱,不包括鱼际肌。

六、拇指:尺侧副韧带

【适应证】
尺侧副韧带破裂修补。

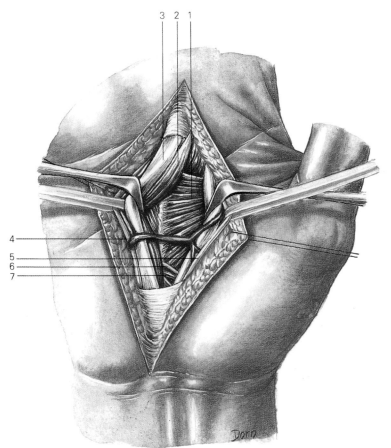

图 9-18

1.拇收肌横头
2.蚓状肌
3.中指屈肌腱
4.掌浅弓
5.食指、中指掌指神经
6.尺神经深支
7.掌深弓

图 9-19

1.拇长屈肌腱
2.拇收肌斜头
3.拇指神经
4.拇收肌横头
5.掌浅弓
6.尺神经深支
7.掌深弓

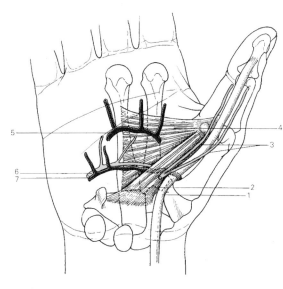

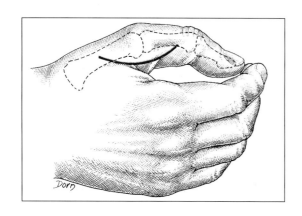

图 9-20

【切口】

图 9-20 拇指掌指关节尺侧外侧中线弧形切口，钝性分离软组织，牵开皮瓣。

图 9-21 拇指收肌腱腱膜斜穿切口，将皮瓣向桡侧牵开即可看到其附着于拇长伸肌腱，将皮瓣牵向食指侧，显露第一骨间背侧肌，切开腱膜。

图 9-22 牵开拇收肌腱腱膜切口缘，显露出尺侧副韧带。如果韧带破裂，常向近端反折，贴附于收肌腱膜的浅面。偶尔，其与近节指骨基底部骨折片一起撕裂。

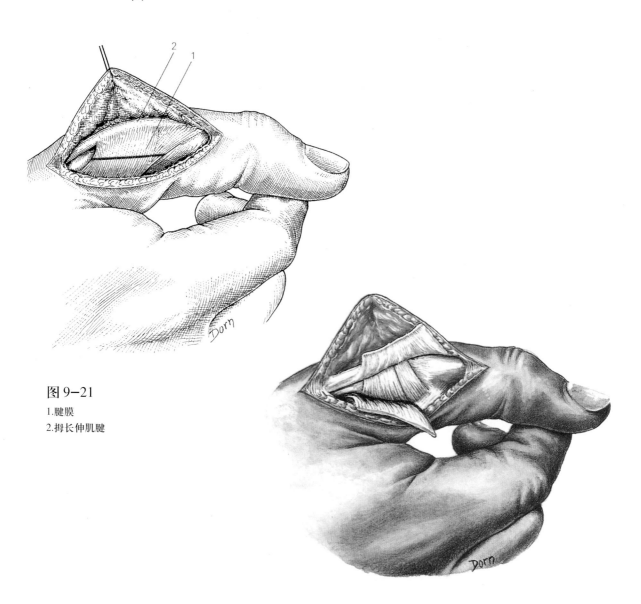

图 9-21

1.腱膜
2.拇长伸肌腱

图 9-22

七、背侧切口和伸肌腱

【背侧切口】

图9-23 手背部的切口应弧形弯曲，经关节边缘走行，否则将导致关节强直。因为手背的皮肤薄而且血供没有手指掌侧丰富，故尽量避免切口成直角。手指纵行的淋巴管和静脉应保护，当做横切口时，这些结构很容易受损。例如行掌指关节置换时，要特别注意保护手指的静脉。

在手背，微弯曲的纵形切口能暴露伸指肌腱和掌骨。如果切口在两掌骨之间，那么可以显露两个掌骨。纵行弧形切口和横行波浪形切口均可用于显露掌指关节。在手指背面，也要应用弧形切口，双"S"形切口是显露环指近侧指间关节的理想切口，皮瓣可最大限度的牵向轴正中线。

远侧指间关节，可应用短横切口，两端可延伸为"V"形，折角应大于90°，切口可沿轴正中线向远近侧进一步延伸。亦可应用"T"形切口，水平切口可横过关节。纵切口在手指背侧正中线向近侧延伸超过手指背侧，注意如折角小于90°可发生皮肤边缘坏死。

【食指伸肌腱转位术】

图9-24 有三种切口用于食指伸肌腱转位术来修复拇长伸肌腱破裂。

1.Lister结节尺侧手背部短斜切口，食指固有伸肌腱位于食指总伸肌腱的尺侧深面。

2.拇指掌指关节弧形切口，可显露拇长伸肌腱的远侧残端。

3.食指掌指关节背侧弧形切口，可显露两条伸肌腱，食指固有伸肌腱位于食指总伸肌腱的尺侧深面。

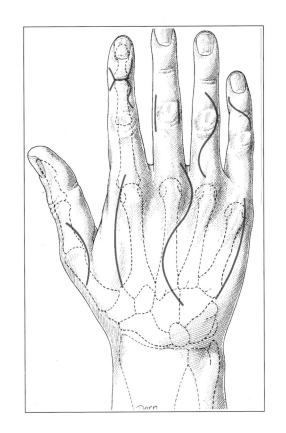

图9-23

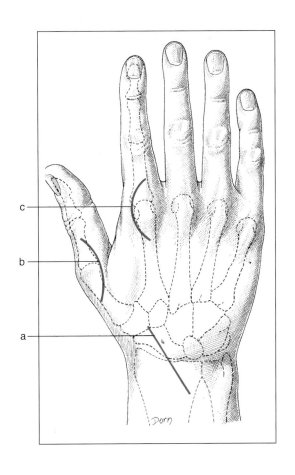

图9-24

a.Lister 结节尺侧切口

b.拇指掌指关节切口

c.食指掌指关节切口

【手背伸肌腱】

图9-25 手背部有6条伸向手指的伸肌腱呈扇形延伸，每一手指有一个腱。食指和小指另有一个附加腱或称固有腱，食指固有伸肌腱可单独的活动食指。小指固有伸肌腱行于单独鞘膜内，位于伸肌支持带下，可单独活动小指。小指指总伸肌腱邻近环指肌腱并紧贴第四掌骨干上，在掌骨远端有腱联合连接。

指伸肌腱覆盖滑液鞘，直至伸肌支持带远端3cm。

【手指伸肌腱】

图9-26 在掌骨颈水平，指伸肌腱牢固附着于矢状带的内、外侧，进而连于深部的掌骨横韧带，掌骨横韧带位于掌指关节掌面之间。在掌指关节和近节指骨的背侧，指伸肌腱接受骨间肌和蚓状肌腱止点附着并张开形成腱帽。骨间肌腱位于掌骨横韧带的背面，而蚓状肌腱在其掌面，它们有屈掌指关节的作用。在近节指骨中段，指伸肌腱分成中央腱束和两个外侧腱束。外侧腱束接受骨间肌和蚓状肌总腱，形成外侧伸肌腱。在这个平面，腱和束用以描述不同的结构，但可互换。中央腱束止于中节指骨基底部，当蚓状肌使掌指关节微屈时，伸肌腱可有力伸指间关节。中央腱通过两侧横行支持带连于屈肌腱鞘。

外侧伸肌腱覆盖中节指骨，止于远节指骨基底部，近端被螺旋纤维固定，远端被三角韧带固定。斜支持带在指的两侧行于屈肌腱鞘和外侧伸肌腱之间。近节指间关节屈曲时，该韧带松弛。当近节指间关节背伸时，该韧带紧张，有利于背伸远节指间关节。中央腱和外侧腱的平衡作用，可以同时伸近远节指间关节。

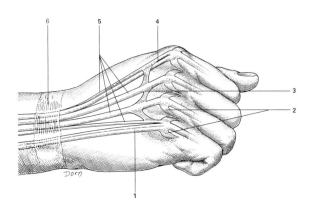

图 9-25

1.小指伸肌腱
2.矢状带
3.腱联合
4.食指固有伸肌腱
5.指伸肌腱
6.伸肌支持带

【拇指伸肌腱】

图9-27 在 Lister 结节尺侧，伸肌腱支持带深面，拇长伸肌腱斜向拇指，止于末节指骨基底部。在掌指关节背侧被从拇指尺侧和桡侧过来的拇收肌和拇短展肌扩张腱膜固定在中间位置。拇短伸肌止于近节指骨基底，拇长展肌止于第一掌骨基底。

拇指和第一掌骨弧形切口可显露伸肌腱，但注意桡神经浅支。在解剖过程中注意桡动脉走行。

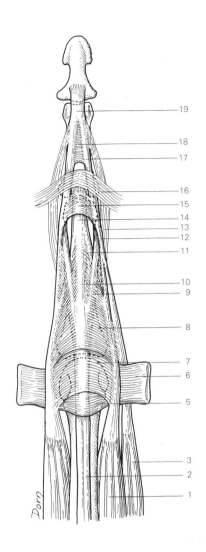
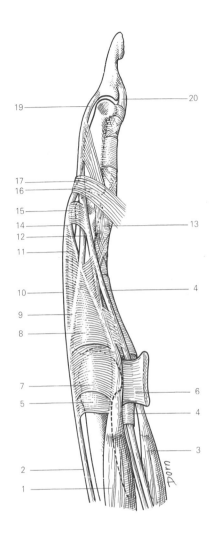

图 9-26

1.骨间背侧肌
2.指伸肌腱
3.蚓状肌
4.屈肌腱鞘
5.矢状带
6.掌骨横韧带
7.指背腱帽（横行纤维）
8.指背腱帽（斜行纤维）
9.外侧带
10.中央伸肌腱束
11.骨间肌中间带
12.骨间肌外侧带
13.斜行支持带
14.中央伸肌腱束
15.螺旋纤维
16.横行支持带
17.外侧伸肌腱
18.三角韧带
19.远侧伸肌腱
20.指深屈肌腱

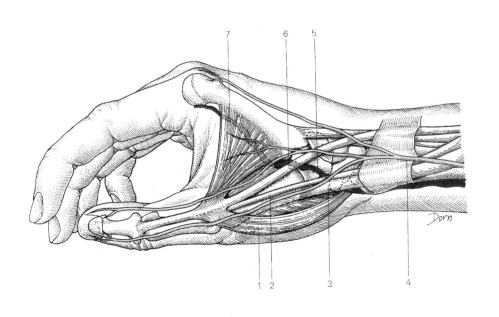

图 9-27

1.拇短展肌
2.拇短伸肌
3.拇长展肌
4.桡神经感觉支
5.桡动脉深支
6.拇长伸肌
7.拇收肌

八、指间关节

【拇指指间关节和其余指远节指间关节】

图9-28 做关节背侧切口，将皮瓣牵向两侧。

图9-29 将伸肌腱从深面关节囊上游离，牵向内外侧，即可行关节囊切开。这样的显露可为下列手术提供很好的视野：关节内骨折固定术或行滑膜切除，伸肌腱"Z"形切开可为关节强直术提供好的显露，手术结束时重叠缝合"Z"形切开的伸肌腱易使肌腱短缩。

【近节指间关节】

图9-30 双"S"形切口可充分显露，将皮瓣牵向内外侧，显露伸肌腱中央腱束、外侧腱束和三角韧带。在外侧腱束和中央腱束之间入路可行关节滑膜切除。如果行关节固定术或关节置换，可做沿中央腱束的伸肌腱纵行切口，并从近节指骨头上分离关节囊。如果存在纽孔样（Boutonnière）畸形，中央腱束可能已横断，手术结束前在加压作用下行腱骨缝合。近节指间关节显露亦可行外侧正中切口并松解屈肌腱鞘来完成，这样可行中近节指间关节屈曲挛缩松解或关节内骨折的治疗。

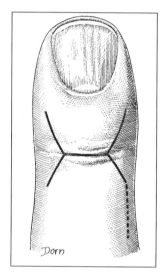

图9-28

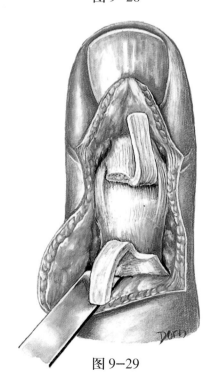

图9-29

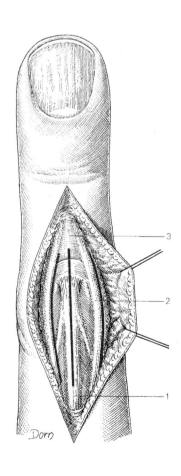

图9-30

1. 中央伸肌腱束
2. 外侧束
3. 三角韧带

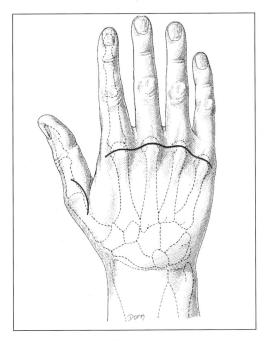

图 9-31

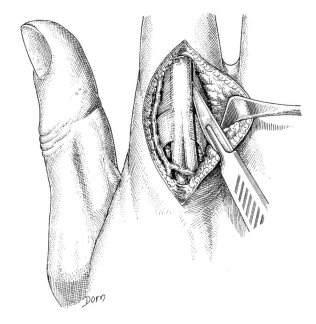

图 9-33

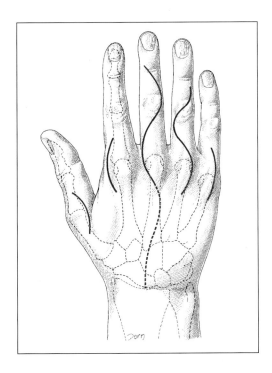

图 9-32

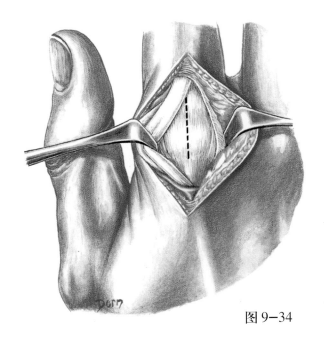

图 9-34 如果行关节置换，关节囊可从掌骨头牵开。

【掌指关节：背侧入路】

图 9-31，图 9-32 掌指关节置换术可采用经掌骨颈背侧的横切口或单独用纵行切口。

图 9-33 牵开皮瓣，必须保留纵行的皮下静脉，在尺侧切开伸肌腱帽松动伸肌腱，做关节囊纵行切口进入关节。

图 9-35 对拇指掌指关节可应用弧形切口或双"S"形切口，双"S"形切口可充分显露关节背侧，可满足在肌腱麻痹病人行肌腱止点转位术时的需要。切开伸肌腱帽松解伸肌腱，在拇短伸肌和拇长伸肌之间进入关节，纵向切开关节囊以充分显露。

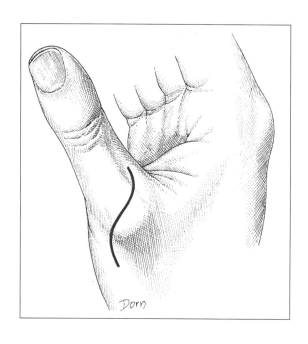

图 9-35

【掌指关节：掌侧入路】

图 9-36 经掌骨颈横行切口，从近侧掌横纹桡侧到远侧掌横纹尺侧走行。如果只要显露一个关节，可做小切口。如果须向远近侧延伸，可做纵向斜切口。

图 9-37 分离软组织，显露 A₁ 滑车、屈肌腱和血管神经束。斜行切开 A₁ 滑车连同屈肌腱一起牵向一侧。

图 9-38，图 9-39 掌侧关节囊形成一个瓣，但要保留其在近节指骨基底部附着点，牵开即可显露掌骨头。

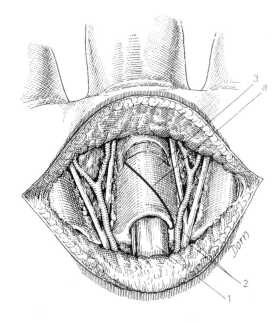

图 9-37
1. 屈肌腱
2. 血管神经束
3. A₁ 滑车
4. A₁ 滑车斜切口

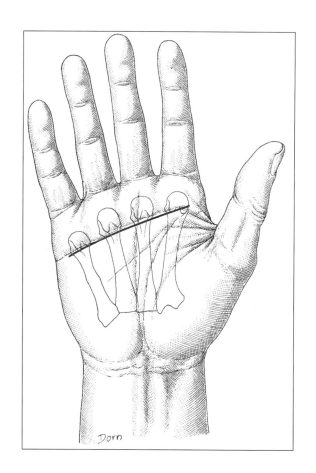

图 9-36

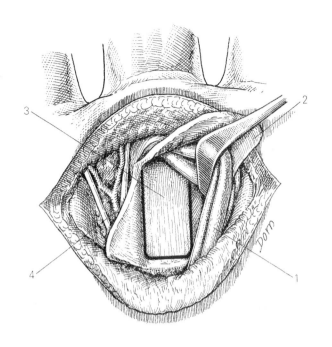

图 9-38
1. 屈肌腱
2. A₁ 滑车被牵开
3. 掌板瓣远端基底部
4. 血管神经束

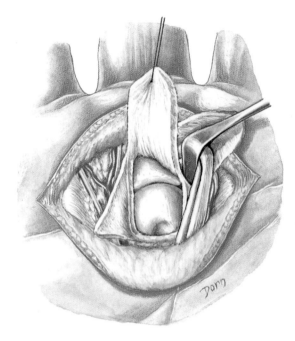

图 9-39

九、掌骨和指骨

【掌骨】

显露掌骨的手术切口已介绍过。应用两个纵向弧形切口可以显露 4 块掌骨。食指和中指中间一个切口，小指和环指中间一个切口。勿损伤手背的静脉。将伸肌腱松解，即可显露骨干。骨膜下剥离骨间背侧肌很容易。

4 条骨间背侧肌，每条起于相邻掌骨的相对缘。其肌腱向背侧行于掌骨横韧带深面，但在掌指关节屈曲轴的掌面。肌腱止于食指的桡侧、中指的两侧、环指的尺侧，并附着于伸肌腱帽和近节指骨基底部，它们的作用是将手指沿中轴线展开。骨间掌侧肌起于各自掌骨干，止于小指和环指桡侧、食指的尺侧，其作用是向中线收各指。

第一掌骨可用外侧正中切口显露，在拇长、短伸肌腱的桡侧。注意保护桡神经浅支。

【指骨】

图 9-40~42　近节指骨可用背侧或外侧正中切口，如前述。如显露近节指骨近端部分骨折，可用背侧切口。在中线切开指伸肌腱（见图 9-40）。

中节指骨用外侧正中切口，松解伸肌腱帽，并向背侧牵开（见图 9-41）。

显露近节指骨头、近节指间关节和中节指骨基底部，采用手指尺侧正中切口，切开 Cleland 韧带，并将神经血管束牵向前侧（见图 9-42），在伸肌外侧腱下缘纵行切开，以利于缝合。近节指骨和中节指骨的骨膜在掌面由掌板而连续，可一起从掌面剥离。在侧方做骨膜切口，骨膜下向掌面剥离，掌板从骨的止点游离，近侧指间关节副韧带被切断，切口侧外侧韧带从近侧附着缘剥离。切开屈肌腱鞘，将屈肌腱牵开。

中节指骨采用外侧正中切口很容易显露，可将斜行支持带牵向背侧。

沿指垫外侧缘的切口可用于显露远节指骨，瘢痕不会形成于指垫，分离时必须在指神经的指垫支后方进行。

拇指指骨采用桡侧正中纵行切口显露。

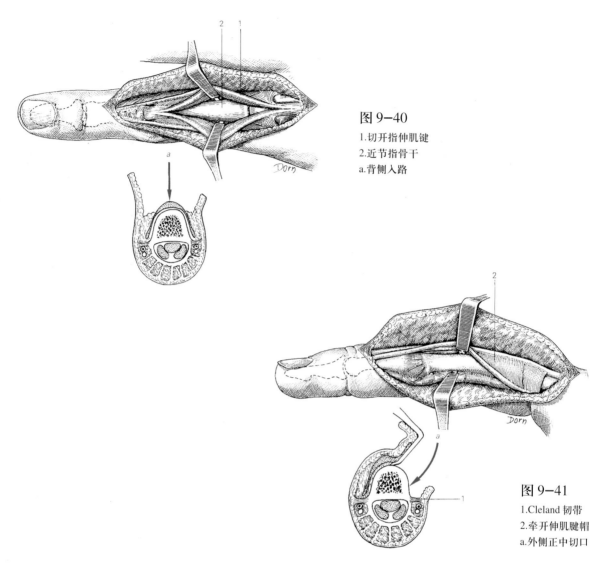

图 9-40
1.切开指伸肌腱
2.近节指骨干
a.背侧入路

图 9-41
1.Cleland 韧带
2.牵开伸肌腱帽
a.外侧正中切口

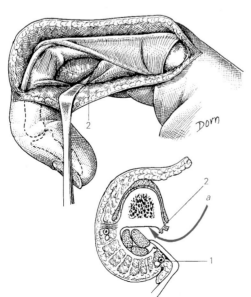

图 9-42
1.牵开血管神经束
2.Cleland 韧带（切开并牵开）
a.外侧正中切口

第十章

骨 盆 带
Pelvic girdle

一、髋臼：髂腹股沟（Letournel）的入路

【适应证】

这个入路的主要适应证是髋臼骨折的外科治疗。这些骨折可分为简单类型（前壁和前柱骨折——其中部分为横行，大多数为前侧移位）或复杂类型（前柱和后柱骨折，不包括经过骶髂关节的骨折和简单的非粉碎型后柱骨折）。非移位的后柱骨折不需外科处理。

其他的适应证是髋臼前柱的肿瘤、髋臼发育异常的髋臼周围截骨术、一些合并前侧损伤的 Malgaigne 骨折和通过髂翼后部的骨折。

【体位】

图 10-1 术前病人膀胱留置一根 Foley 导尿管。大多数情况下，病人仰卧于骨科手术床上，骨盆桩放置在耻骨联合的相对侧。在髋臼重建术时，常需拔出股骨头并且保持其脱位状态，这就需要行侧方牵引，以便在股外侧上缘做一个短垂直切口，能方便地沿股骨颈长轴打入一个 Sohana 螺钉或股骨头拔除器。牵引可选择使用特殊设计的与手术台相连的侧方牵引固定器，也可以由助手徒手牵引。然而，如果有骨盆对侧

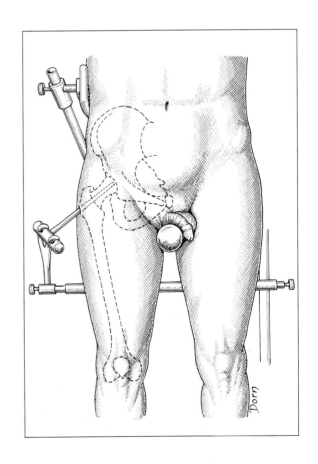

图 10-1

前部的相关骨折，最好使用普通手术台，因为骨科牵引器牵引冒着前部骨盆骨折进一步移位的危险。

【切口】

图 10-2 切口沿着髂嵴前部 2/3，再由髂前上棘至髂耻联合上两指宽的中线。这个切口呈向上内的凹面。为了充分牵开髂腰肌和腹肌，切口可沿髂嵴延伸，并越过髂嵴最凸处向外侧扩大切口。锐性分离解剖，不要损伤有时趋于突出在髂嵴中部上方的腹部肌肉。

图 10-3 从髂嵴上锐性剥离附着的腹肌和髂肌的起点，在骨膜下继续解剖分离，髂肌从髂窝剥离——内侧直至骶髂关节的前方，向内下至骨盆边缘，髂窝用湿纱布填塞。

图 10-4 在下腹部，切口经表面筋膜至腹外斜肌腱膜和腹直肌腱鞘的前面；将其沿皮下切口走行切开，直达腹股沟外环上 1cm。

图 10-5 切开的皮下组织边缘用外科钳夹住，打开腹股沟管，可看到腹股沟韧带。借助海绵从腹股沟韧带上推开管内组织。

此时，可以看到精索或圆韧带。用一个手指插入精索或圆韧带及毗邻的髂腹股沟神经后方，放置橡皮条并牵开它们。此时从腹股沟韧带上分离腹内斜肌和腹横肌的起点及腹横筋膜。为

了便于术终重建腹股沟管后壁，必须用手术刀锐性切断腹股沟韧带，并保留基底 1cm 的韧带。

必须非常小心，不要损伤位于腹股沟韧带下方的结构。从腰肌鞘侧方进入的外侧皮神经位于腹股沟韧带之下，位置可有变异，也许紧靠髂前上棘或者位于其上内侧 3 cm。中部切口位于髂外血管的前面，在髂外血管内侧，近耻骨结节水平，分开腹内斜肌和腹横肌筋膜的联合腱才能进入耻骨后空间。如果有必要，可以分离腹直肌腱(在其止点上方 1cm)。清理耻骨后方的血肿，用湿纱布填塞。此法可以显露穿越于腹股沟韧带下方的结构，位于两个腔隙内：位于外侧肌腔隙的，包括髂腰肌、股神经和股外侧皮神经；位于内侧血管肌间隙的包括髂外血管和淋巴管。腰肌鞘或者髂耻筋膜，将这两个腔隙分开，如要显露大小骨盆交界面和真骨盆，必须完全分开髂腰筋膜。

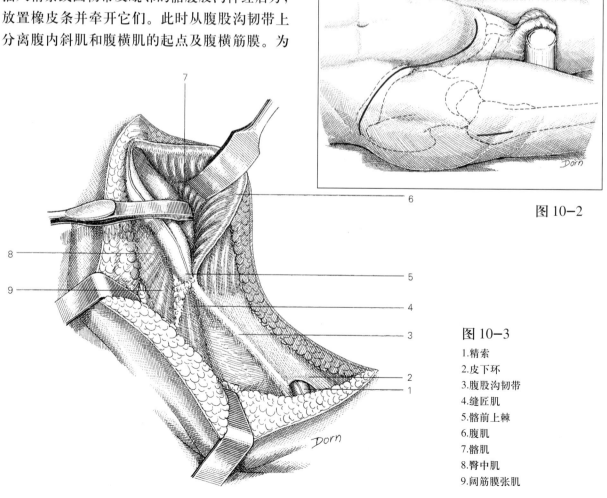

图 10-2

图 10-3

1. 精索
2. 皮下环
3. 腹股沟韧带
4. 缝匠肌
5. 髂前上棘
6. 腹肌
7. 髂肌
8. 臀中肌
9. 阔筋膜张肌

图 10-4
1.内环
2.腹内斜肌

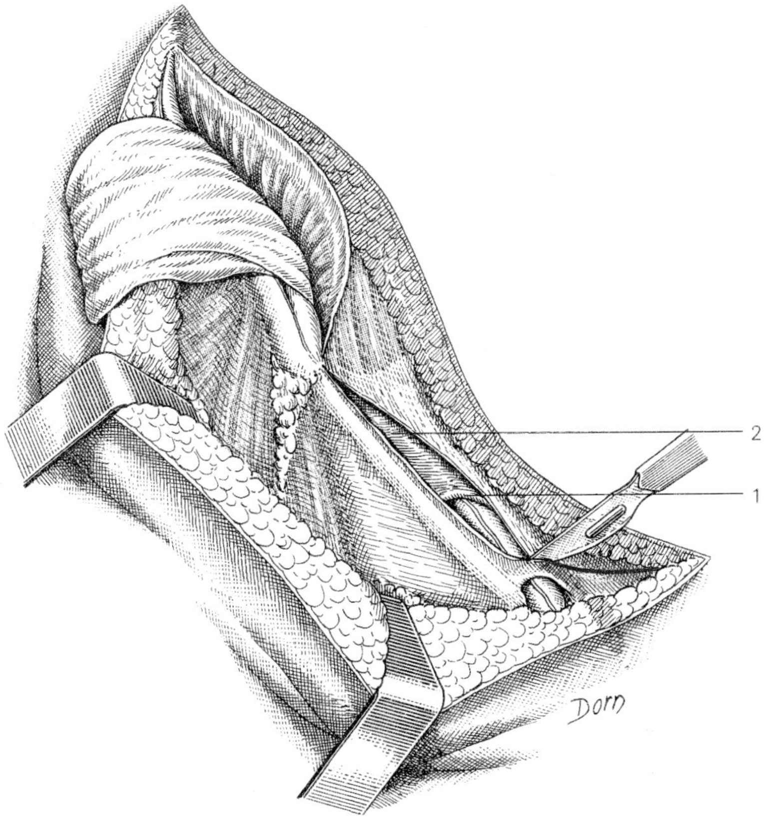

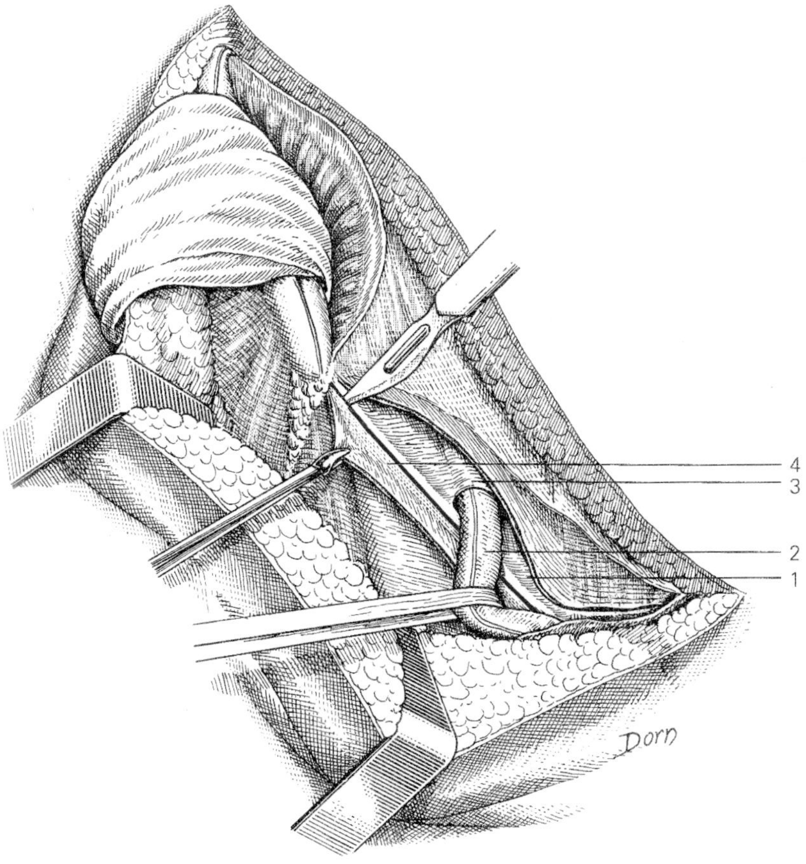

图 10-5
1.联合腱
2.精索
3.内环
4.腹股沟韧带

图 **10-6** 为了显露腰肌鞘的外侧面，向外侧牵拉髂腰肌和股神经。在此处，必须用钝头的剪刀或止血钳在髂腰肌内侧小心地从筋膜隔处解剖分离髂外血管和伴行的淋巴管。髂腰肌牵向外侧，髂血管牵向内侧，用剪刀在远至髂耻隆突锐性切断髂腰肌筋膜。

图 **10-7** 紧接着用剪刀从骨盆边缘锐性分离腰大肌鞘。这个操作经常用手指解剖分离。放置第二根橡皮条，牵开髂腰肌、股神经和外侧股神经皮支。

图 10-6

1.精索
2.髂外血管
3.髂腰肌筋膜
4.股神经
5.髂腰肌
6.股外侧皮神经

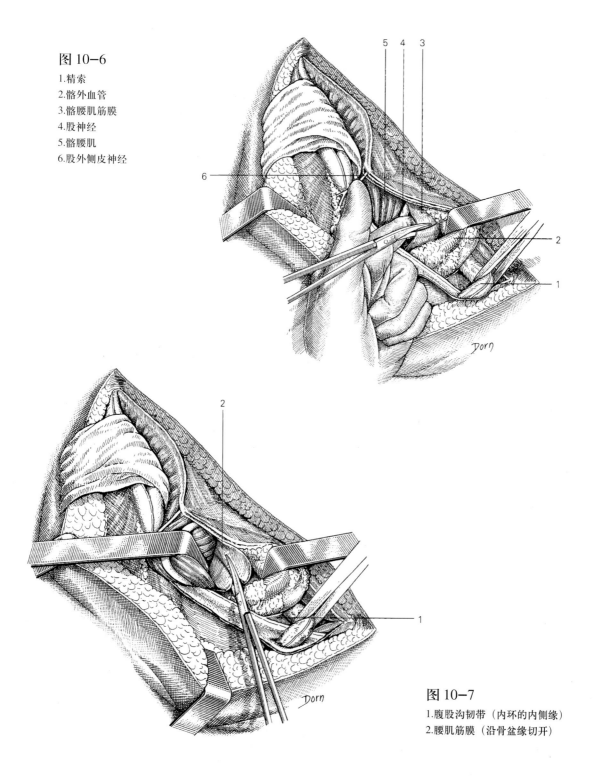

图 10-7

1.腹股沟韧带（内环的内侧缘）
2.腰肌筋膜（沿骨盆缘切开）

图10-8 将手指从髂外血管外侧绕向内侧，在髂外血管处使用第三根橡皮条。为了避免损伤淋巴管，解剖分离血管不必太靠近，尽可能地在血管周围留下足够的疏松组织。在牵开髂外血管之前，必须在血管后方进行探查，是否存在闭孔血管的异常起点或是闭孔血管与髂外血管间的吻合支，后者常见于耻骨上支近内侧面，可以通过手指感觉震颤加以识别。如果存在吻合支，钳夹结扎后切断。

至此，髂腹股沟部已解剖分离显露。无论在内侧或者外侧，通过用橡皮条牵拉这些结构，均可获得进入骨的内侧面的入路。

内侧牵拉髂腰肌提供进入整个髂窝的入路。向远侧沿着前柱提供远至髂耻隆起上部的大部分显露。在骶髂关节前方，用 2～3 枚 Steinmann 钉打入髂窝的深面，可充分牵开腹肌和髂腰肌。

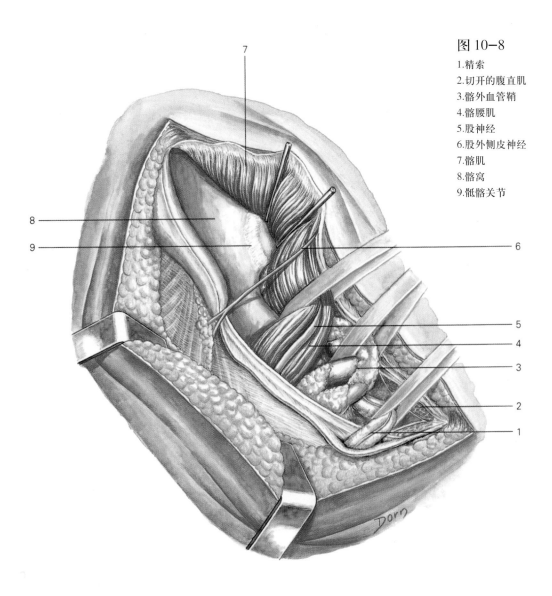

图 10-8

1.精索
2.切开的腹直肌
3.髂外血管鞘
4.髂腰肌
5.股神经
6.股外侧皮神经
7.髂肌
8.髂窝
9.骶髂关节

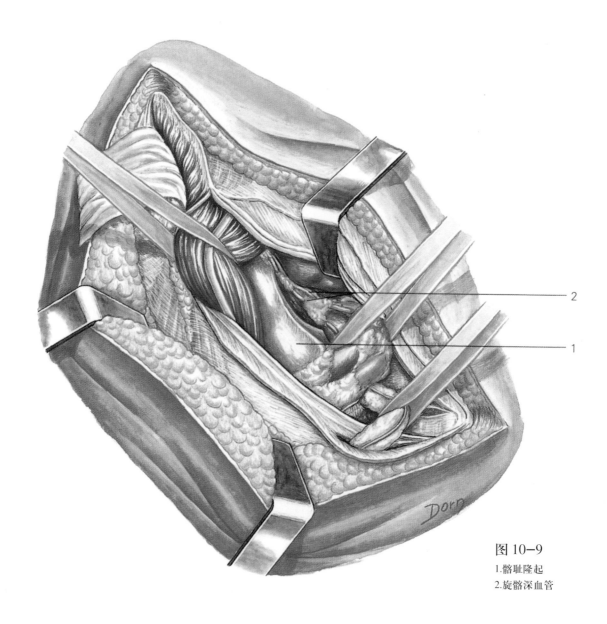

图 10-9
1.髂耻隆起
2.旋髂深血管

　　图 10-9 将髂腰肌和股神经牵向外侧，髂外血管牵向内侧，内侧的显露是髂腹股沟切口非常重要的术窗，提供了从骶髂关节至耻骨上支起点进入骨盆上口的大部分区域。从骨盆上口开始，在骨膜下牵开闭孔内肌，可显露整个大小骨盆的交界面，远至坐骨切迹、坐骨神经和闭孔。通过插入一个有弹性的带状牵开器，使内侧牵开非常容易，牵开器的尖端放置在大小骨盆

交界面并且将其移至坐骨大切迹。在牵开静脉后，定时检查髂动脉的搏动。

　　图 10-10 精索向内侧牵开，血管向外侧牵开，提供了进入耻骨上支的入路，且从耻骨支上面的骨膜下解剖，有助于骨折的复位，包括不全骨折的复位。

　　精索的外侧牵开提供了进入耻骨角和耻骨联合的入路。

【扩大】

通过同样的皮肤切口，也可剥离髂翼外侧面的大部分，利于骨折块的复位，但同时存在着产生异位骨化的危险。

在髂腹股沟入路的基础上再增加一个前部切口，能容易地增大髂骨翼外侧面显露和进入髋关节囊。这个增加的入路起自髂前上棘（见髋关节前侧入路）。

【关闭】

关闭切口时必须非常小心，以避免术后出现腹部疝。

使用多重缝合以确保沿髂嵴将腹肌筋膜与臀肌筋膜缝合。如果切断腹直肌，则腹直肌的肌腱需要与其残端对合。腹横筋膜、腹内斜肌的起点和腹横肌重新缝合于腹股沟韧带上，应重新缝合于腹股沟韧带预留的窄带上，有助于坚固地修复。髂耻筋膜不能修复，关闭腹直肌外层筋膜和腹外斜肌的腱膜，完成腹股沟管的整体复位。

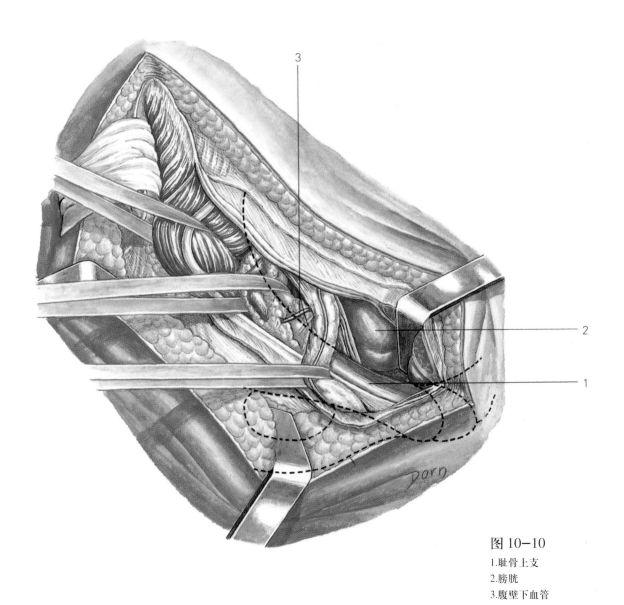

图 10-10
1.耻骨上支
2.膀胱
3.腹壁下血管

二、髋臼：髂股入路

【简介】

这个入路与扩大的前路类似，但是还有所不同。

【适应证】

这个入路单独用于髋臼前柱高位骨折的内固定，以及前高位骨折的畸形愈合或骨不连和髂骨翼前部的骨折。也可用于后路联合复位和固定复杂的髋臼骨折。这个入路仅进入髋关节囊内侧大部分，并且需要分开关节囊以达到一个前柱骨折的良好复位。

【体位】

仰卧于骨科手术床或普通手术台上。

【切口】

图 10-11 切口起自髂嵴的前半或者2/3远至髂前上棘，然后沿缝匠肌外侧界切开约15cm。它比扩大的前路切口更加斜向内侧。

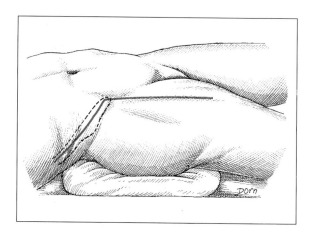

图 10-11

【显露】

图 10-12 沿着髂嵴的内侧面锐性切断腹肌的腱膜，并且从髂嵴内侧斜面剥离。在剥离腹肌过程中，从内侧髂窝剥离髂肌。在髂前上棘沿着缝匠肌线切开筋膜。

图 10-13 在髂前上棘的水平，将腹股沟韧带连同其外侧的缝匠肌分离出来。注意保留其神经支配，通常外侧皮神经与髂棘相邻，其外侧分支应小心分离。

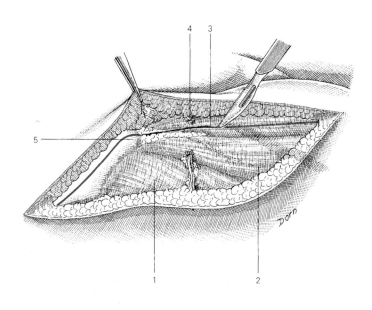

图 10-12
1.臀肌筋膜
2.阔筋膜张肌
3.缝匠肌鞘切口
4.结扎旋髂浅血管
5.髂前上棘

图**10-14** 屈曲大腿易解剖分离髂腰肌外侧界和深面。将肌肉沿骨盆前界，从髂前下棘延伸至股直肌直头的起点提起，但是，肌腱本身不要分离和切断。

图**10-15** 尽可能地从接近髂骨和骶髂关节前侧面内侧解剖分离髂肌。在下部会遇到骨盆边缘的后 1/3 或 1/2，还有髂耻隆起，尽量不要向髋臼柱前缘远侧显露。

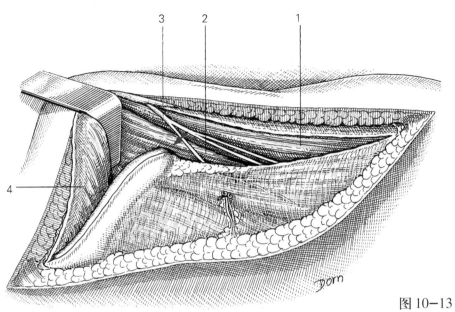

图 10-13
1.从髂前上棘游离的缝匠肌
2.髂腰肌
3.股外侧皮神经
4.腹壁肌肉和髂肌

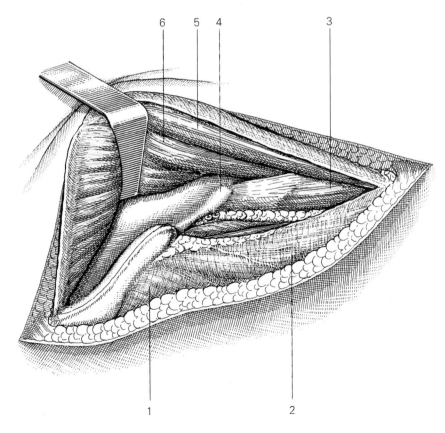

图 10-14
1.臀肌筋膜
2.阔筋膜张肌
3.股直肌
4.髂前下棘
5.缝匠肌
6.髂腰肌

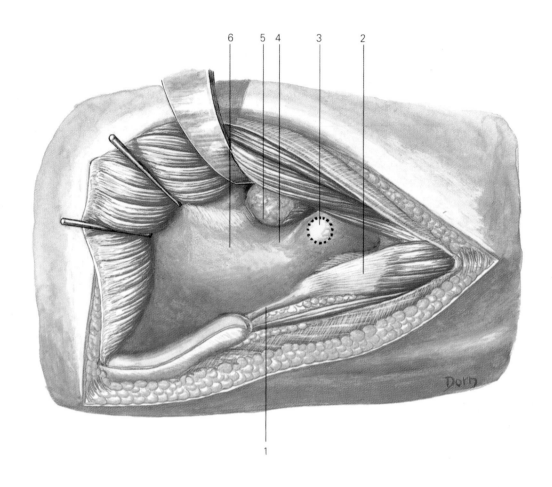

图 10-15

1. 棘间切迹
2. 股直肌
3. 髂耻隆起
4. 弓状线
5. 坐骨大切迹
6. 髂骨翼

直视下通过切断髂腰肌腱的纤维来试图扩大入路，这种方法并不能明显地扩大入路，且有损伤股神经的危险。

在髂骨翼前界棘间切迹区域，水平切断附着的腱膜，并且剥离一部分髂窝外腱膜，可在前柱上部提供一个较坚硬骨质的区域，能够用于安放持骨钳。在此水平，动脉经常需要分离并且需要止血。

用 1~2 枚 Steinmann 钉在骶髂关节前方钉入骨盆边缘或钉入接近外侧界的骶骨，可有效地牵开腹肌。

【关闭】

以解剖层次关闭切口，腹肌重新缝合在臀肌筋膜上。如果必要的话，用钻骨缝合将缝匠肌和腹股沟韧带重新附着在髂前上棘。间断缝合缝匠肌的腱膜。

三、髋臼：扩大的髂股（Judet）入路

【简介】

扩大的外科入路基于完整的解剖原则，保留肌群的神经血管供应可最终保留功能。将受臀上、下神经支支配的肌肉整体提起，避免损伤后侧的血管神经蒂。这个入路包括3个主要的阶段：

1.提起全部臀肌，同时分离阔筋膜张肌起止点。

2.如后侧入路所述，精确地解剖分离髋关节的外旋短肌群。

3.沿髋臼边缘切开关节囊。必要时分离牵开髂肌显露内侧髂窝。

【适应证】

主要是髋臼的复杂骨折即：

1.前后柱骨折伴后柱粉碎性骨折或骨折累及骶髂关节，或受伤后手术时间超过15～20天。

2.髋臼横形骨折不论是否伴有髋臼后壁骨折，延迟重建手术超过15～20天，X线片上可见骨痂形成。所有的髋臼骨折骨不连或畸形愈合，除了骨折仅累及一柱。

3.应用骨盆截骨术纠正髋臼发育异常。

4.一些累及骶髂关节的骨盆畸形愈合。

【体位】

术前病人膀胱内留置Foley导尿管；仰卧于标准手术台，患肢单独铺巾，术中保持膝关节

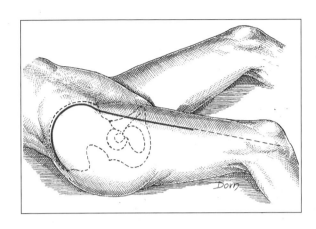

图 10－16

屈曲，避免坐骨神经过度牵引。当然，最好使病人侧卧于Judet骨折台上，将一枚Steinmann钉钉入股骨外上髁，以利于纵向牵引。膝关节屈曲45°松弛坐骨神经。可单独移动的骨盆杆水平放置于两大腿间，以便在术中升高或降低手术部位。若需要可加压于大腿内侧面，能将中心性脱位的股骨头复位并维持复位后的正确位置。

【切口】

图 10－16 切口为翻转的"J"形，起于髂后上棘，沿整个髂嵴至髂前上棘，向下沿髌骨外缘方向垂直延伸至大腿的中部。

被直接损伤，也可被游离的带有锐边的骨折块损伤。游离血管神经蒂时要用湿纱布保护。髂骨翼滋养血管出血可用骨蜡止血。

切口远端阔筋膜张肌向后侧牵开可显露覆盖股直肌的筋膜鞘，纵行切开，将股直肌向内前侧牵开，显露一较厚的腱膜，纵行切开此腱膜可清楚辨认旋股外侧血管蒂，游离、结扎并切断。牵开股直肌可以见到一进入肌肉外侧界，位置转为恒定的小血管蒂，必须加以电凝。结扎血管后，剔除脂肪组织，显露覆盖于髂腰肌和肌腱表面的鞘膜。切开鞘膜，将髂腰肌向髋关节囊前下方剥离，向远端牵开，切断股直肌返折头，向后牵开臀肌和阔筋膜张肌，提供完整的到达髂骨翼的入路。

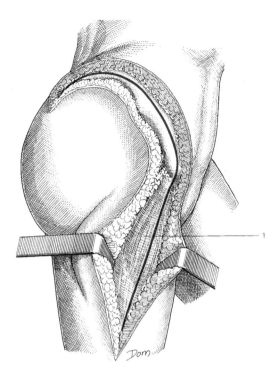

图 10-17
1.阔筋膜张肌

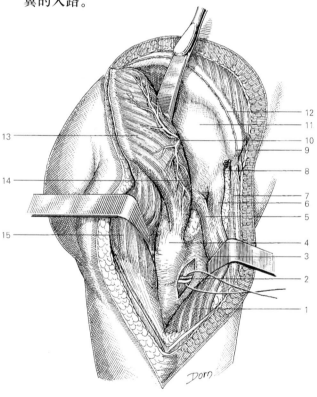

图 10-18
1.股直肌
2.旋股外侧血管
3.股直肌深面的筋膜
4.大转子
5.股直肌的返折头
6.股直肌的直头
7.缝匠肌
8.结扎的旋髂浅血管
9.髂前上棘
10.臀上血管和神经
11.髂骨外侧
12.髂嵴
13.臀中肌
14.臀小肌
15.阔筋膜张肌

【显露】

图 10-17 沿髂嵴顶切开骨膜，将臀筋膜从髂嵴外侧游离，术终必须加强修复。从髂骨翼骨膜下将臀肌起点掀开，沿髂嵴上切口，将阔筋膜张肌上的筋膜切开显露肌肉。在操作过程中应辨识股外侧皮神经，并加以保护。

图 10-18 沿阔筋膜张肌的前界和深面将其从鞘内游离。臀肌从髂骨翼向后牵开至坐骨大切迹上界。解剖至坐骨大切迹处，牵拉肌肉较困难，必要时可从臀后中线处将臀大肌纤维起点切断，这个区域暂时用一块大纱布填塞。继续牵开臀肌，从髂骨翼向后牵开剥离阔筋膜张肌，可结扎一些从旋髂浅动脉来的小血管。

继续向远侧分离，显露股直肌直头和返折头及髋关节囊前上侧部分。

然后需要向后进一步解剖以显露坐骨大切迹的上侧界。解剖时应小心操作，此处臀上血管神经蒂紧邻骨，一定要保护血管神经束。髋臼后柱的骨折可延伸至坐骨大切迹，有时在骨折线内可发现血管神经束。血管神经蒂可在解剖时

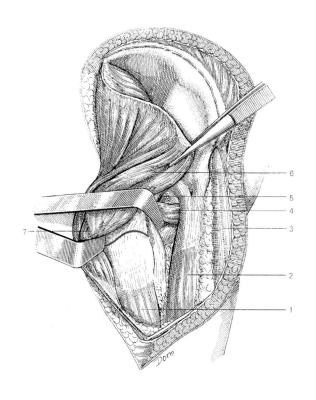

臀中、小肌起点均被游离切断,肌瓣包括臀肌和阔筋膜张肌,向后牵拉的还有血管神经蒂,用大湿纱布保护。

图10-20 向后牵拉肌瓣,显露髋关节后部和外旋短肌群,沿肌纤维后侧线,辨清坐骨神经。坐骨神经常被脂肪组织包裹。将梨状肌腱切断,牵向后方,暂时缝合于后侧臀肌瓣。在切口线后侧缝固定缝合线后,切断上、下孖肌和闭孔内肌。

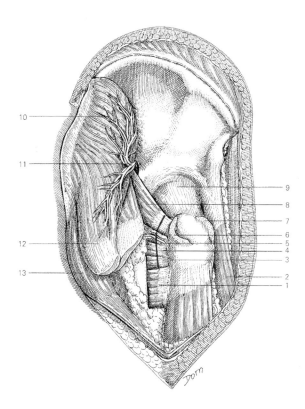

图 10-19

1.股外侧

2.股直肌

3.缝匠肌

4.髂腰肌

5.臀小肌

6.臀中肌

7.阔筋膜张肌

图 10-19 切开切除脂肪、筋膜组织可完全显露髋关节囊前上方。髋关节囊的外侧界止于转子间线,通过探查其近侧和外侧,可以辨认进入大转子前侧的臀中肌腱膜。将臀小肌肌腱游离,在切口线两侧缝固定缝合线后,于附着点上方 3～5 mm 处切断。如果游离臀小肌腱有困难,可沿止于转子间线的股外侧肌纤维向近端探查。牵开臀小肌显露大转子和臀中肌深面,将臀中肌附着点于大转子外侧部3～5mm 处切断(同样,切口两侧缝固定缝合线)。

图 10-20

1.股方肌

2.股直肌

3.下孖肌

4.闭孔内肌

5.上孖肌

6.切断的臀中肌肌腱

7.切断的臀小肌肌腱

8.梨状肌

9.关节囊

10.臀中肌

11.臀上血管蒂和神经

12.臀小肌

13.阔筋膜张肌

图10-21 因为坐骨神经从坐骨大切迹和切迹前缘行进，所以向后牵拉梨状肌，可显露坐骨神经。

将切断且有固定缝合线的闭孔内肌和上、下孖肌从髋关节后侧和耻骨髋臼后侧解剖开，将骨与肌肉间的粘液滑囊切开，显露闭孔内肌穿过的坐骨小切迹。通过坐骨小切迹进入真骨盆下部。小心地将坐骨牵开器插入坐骨小切迹，轻柔牵开闭孔内肌，如此可保护坐骨神经。通常留下股方肌以保护旋股内侧动脉的终末支，若需要，可从股方肌肌肉中部切开或从其肌肉起点坐骨粗隆处掀起，以保护动脉。

【扩大】

若需要检查髋关节下方或提高复位的准确性，寻找骨折碎片，可沿髋臼边缘将关节囊切开，并按需要延伸。此时，在骨科床上患肢作纵向、外侧牵引，可将股骨头从髋关节脱位，看到髋关节内部结构。

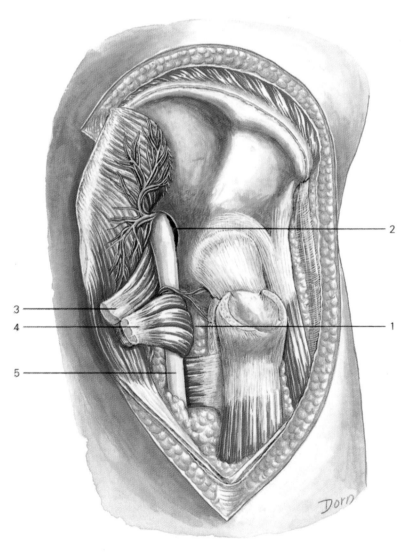

图 10-21
1.坐骨小切迹
2.坐骨大切迹
3.梨状肌
4.闭孔内肌和上、下孖肌
5.坐骨神经

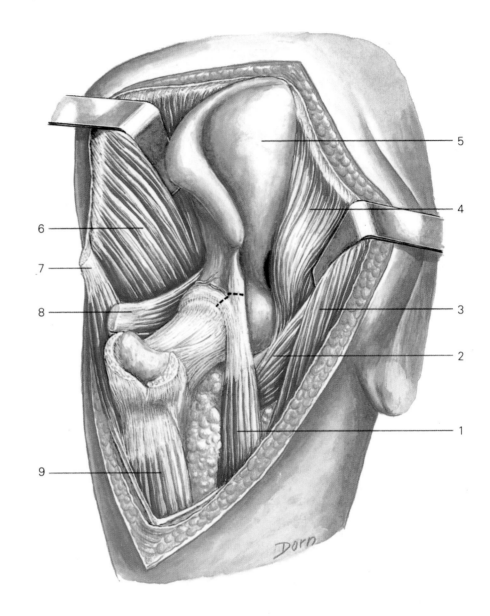

图 10-22

1.股直肌
2.髂腰肌
3.缝匠肌
4.髂肌
5.髂窝
6.臀肌
7.阔筋膜张肌
8.梨状肌
9.股外侧肌

图 10-22　若需要显露髂窝内侧，尤其行延期重建术时，可将髂骨壁内侧面的附于髂嵴的腹肌和髂肌牵开。从髂前上棘将腹股沟韧带和缝匠肌的附着点作骨膜下剥离。切开股直肌直头向前进一步显露，将髂肌向远侧掀至腰大肌沟，前后最大限度牵开至骶髂关节，可显露后半个骨盆边缘。

【关闭】

若关节囊切开需要修复（如果可能的话），可间断缝合修复。修复梨状肌和闭孔内肌。使用预留在臀中肌和臀小肌切口部位的固定缝合线修复切断的臀中、小肌肌腱，外展股部可帮助修复。如果切断，在骨上打孔并将股直肌直头、缝匠肌和腹股沟韧带重新缝合，沿髂嵴将臀筋膜与腹部筋膜缝合，并将阔筋膜于股前外缝合，外展髋关节有助于沿着髂嵴将筋膜缝合，腹肌筋膜也可与臀筋膜一同穿骨孔缝合于髂嵴上。

四、髋臼：后侧（kocher-Langenbeck)入路

【简介】

这个切口有两个入路组成：Langenbeck 建议的经臀肌入路和 Kocher 切口的垂直部分。后侧入路可提供髋臼后柱较好的入路，为骨折重建提供条件，也可用于创伤后髋重建术和全髋置换术。

然而，该切口在手术中有两个危险：一是损伤坐骨神经，二是损伤臀上血管神经束。

在手术野中，坐骨神经的主干可被牵开器或其他器械损伤，为减少损伤的危险，在劈开臀大肌纤维时，必须分清坐骨神经并加以保护。不必用橡皮条保护神经，因牵拉腰骶丛分支亦可损伤坐骨神经。一旦损伤，术后股神经和坐骨神经支配的肌肉做肌电图，可查出损伤的位置。

臀上神经和血管亦有操作损伤的危险。当解剖坐骨大切迹上缘，尤其是髋臼后柱骨折累及坐骨大切迹，骨折块可能较尖锐，由于使用器械或锐利的骨块，术中可能发生血管出血，解剖血管亦可能引起继发性出血。当血管出血时，最好不要试图用缝扎、钳夹等操作止血，这样有损伤神经的危险。最好应用湿纱布填塞，尽可能延长压迫止血的时间。一旦取出填塞物，出血可能停止或容易控制，可减少损伤神经的机会。

【适应证】

包括髋臼特殊骨折：

1.后柱的后壁骨折。

2.创伤后15～20天延期手术，髋臼的近侧顶端的横行骨折。

3.受伤后15～20天，后壁横形骨折的手术。应用后侧入路而不使用扩大的髂股入路依赖X线或ＣＴ扫描检查骨痂的数量，如果有骨痂大量存在时，最好应用扩大的切口。

4.髋关节脱位后，关节内骨折块去除（这种切口适用于骨折块附于后侧关节囊并且填塞在头和颈之间）。

5.全髋置换术或髋关节翻修术（与前入路相比，这种入路易于显露股骨髓腔）。

【体位】

根据需要可取两种：

1.俯卧于骨科专用床上，髁上牵引患肢，膝关节屈曲40°，以松弛坐骨神经。膝关节屈曲度数愈大，坐骨神经愈松弛。但这样牵引有时可损伤股直肌。

2.正侧卧位，患侧在上。将患肢按手术常规处理，以便手术操作。

【切口】

图 10-23 切口成角，切口的角位于大转子近侧端外侧。上切线(Langenbeck 内容)朝向髂后上棘，止于距髂后上棘6～8cm 处。

下切线向远侧垂直延伸，越过大腿的外侧面，行于大转子前后界中线。

【显露】

图 10-24 沿切口线切开浅筋膜，并且在大转子上方切开臀肌筋膜。垂直切开阔筋膜，用剪刀或钝性切开向上分离，顺肌纤维走向在上中1/3交界处切开臀大肌纤维，分开臀大肌上1/3，该区域血供来自臀上动脉，而下 2/3 血供来自于臀下血管。

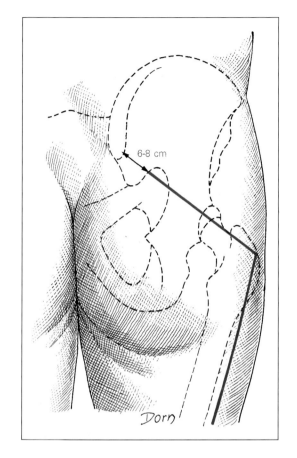

图 10-23

臀大肌的神经支配仅仅来自于臀下神经。当切开和分离内侧臀肌纤维会遇到支配臀大肌上1/3的臀下神经分支。一旦遇到第一个神经分支，必须停止解剖分离，以避免术后上1/3的臀大肌瘫痪。

导致臀大肌瘫痪的问题必须重视，手术中必须妥善保护支配臀大肌的神经，因为在骨盆损伤后，其他的臀肌也可能受到损害。假如必须在髂后嵴进行手术，应使用钝性分离的方法。

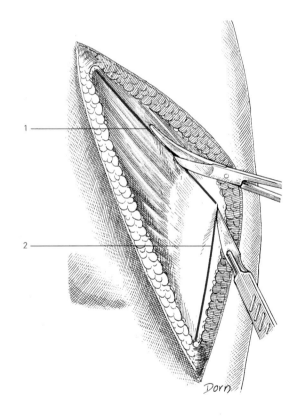

图 10-24
1.切开的臀大肌纤维
2.髂胫束切口

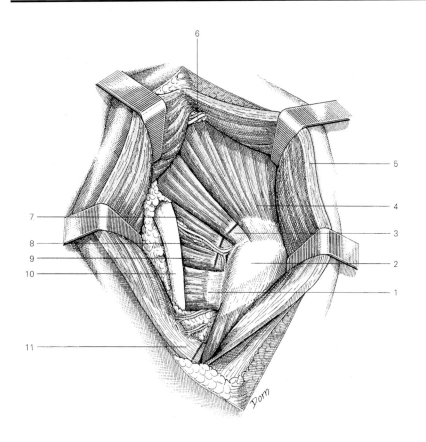

图 10-25
1.股方肌
2.大转子
3.梨状肌
4.臀中肌
5.切开的臀大肌
6.臀上神经和血管
7.上孖肌
8.闭孔内肌
9.下孖肌
10.坐骨神经
11.臀大肌肌腱远端(将被切开)

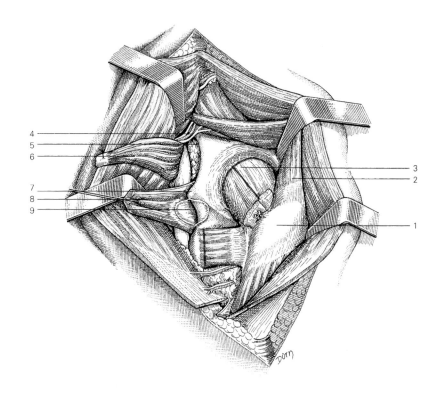

图 10-26
1.大转子
2.臀中肌
3.髋关节囊
4.臀上神经和血管
5.坐骨大切迹
6.梨状肌
7.坐骨棘
8.闭孔内肌和孖肌
9.坐骨小切迹和粘液囊

图 10-25 打开转子滑囊，并在大转子上方切开，牵开臀大肌的边缘，显露臀大肌深层和臀大肌远侧的股部附着点。首先，从转子间嵴的下部开始分离，此处有股方肌附着点，在其后面内侧能够辨认坐骨神经，坐骨神经紧靠坐骨大切迹必须完全显露其走行。如果有必要的话，必须清除血肿和骨折片。常靠近股骨切断臀大肌附着部，同时结扎旋股后动脉的分支——此处动脉正位于肌腱深面，仅仅切断其正好穿过肌腱部的分支。这样的优点是臀大肌游离同时又易于牵开，以避免牵开时拉钩损伤坐骨神经，同时可增加坐骨结节的显露。如果切断肌腱，可在关闭伤口时应用间断缝合修复。下一步必要步骤是：将髋关节旋外短肌群切开，这些肌肉可能在创伤时或多或少被损伤，将其分别切开可能较困难。

图 10-26 首先，将梨状肌肌腱距其股骨附着点 1~2cm 处切断。在手术过程中可将其近侧端缝合于臀大肌外侧切缘处，牵开梨状肌即可见到坐骨神经从坐骨大切迹穿出。

在闭孔内肌和上、下孖肌腱从距其股部附着点 2~3cm 处切开，以保护旋股后动脉，将近端缝合牵引，并将髋关节囊和后侧髋臼表面的肌肉钝性分离。向内侧继续解剖，分离开位于下方的粘液囊，就可直接进入包含有特殊的白色纤维组织的坐骨小切迹，此时即可进入真骨盆。探查闭孔内肌的深面，显示其原始肌腱分开点，然后汇合成一肌腱。Hohmann 牵开器或坐骨神经牵开器的尖端可轻易插入切迹内，根据需要将坐骨神经牵开。闭孔内肌肌腱总在牵开器和神经之间，要避免负责牵开器的助手不断牵拉此肌腱的固定缝线。

当梨状肌和闭孔内肌损伤而撕裂，应探查它们的内侧端，同时用缝线做好标记。

牵开闭孔内肌，保护内侧不易看见的会阴部神经束。

当有必要直接显露坐骨结节时，应将股方肌止点从骨盆上剥离而不是切断，这样可避免旋股后动脉的损伤。

通过切断和提起短外旋肌群、髋关节囊及其内侧，髋臼后柱表面可清晰显露并进行软组织清理:最终将坐骨大切迹的前侧界和坐骨棘显露。

坐骨神经远侧有肌肉垫衬，近端侧靠于坐骨大切迹的骨缘。

下一步是看清髋臼下沟。常需显露坐骨体，其表面覆盖厚厚的难以剥离的纤维组织。坐骨神经常束缚于此处，且牵开较为困难。所以，必须保持坐骨的稳定；此处也是神经易损伤的地方。完成此入路后，将 Steinmann 钉穿入坐骨结节上部，可作为臀肌的有效的牵开器。

本入路可显露后柱全部，坐骨大、小切迹，坐骨支和髋臼后侧面，髋臼下沟，坐骨耻骨支的后侧部。应用此路径，后侧的结构可被显露，也可治疗髋臼骨折的畸形愈合。

通过坐骨大切迹的入路可进入真性骨盆，沿着坐骨大切迹前界内侧面切开软组织，例如:闭孔内肌腱。此时，用剥离器由近侧向远侧解剖分离，直至能够进入到闭孔和骨盆边缘中部。

骨盆内的入路可通过分离骶棘韧带、坐骨棘基底，使坐骨神经进一步松解，以更好地进入骨盆。

图 10-27 若要显露髋关节，沿髋臼缘后上侧和股骨颈的长轴切开关节囊。常规地做全髋关节置换术可应用本入路，股骨头向后侧脱位。

图 10-28 横断面可见显露的步骤。

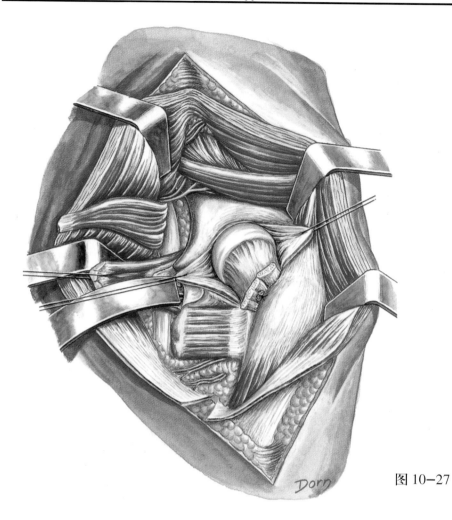

图 10-27

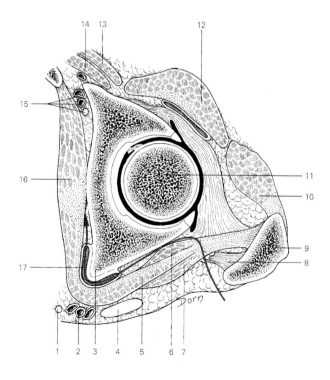

图 10-28

1.股后侧皮神经

2.臀下血管

3.坐骨切迹

4.坐骨神经

5.闭孔内肌

6.上孖肌

7.下孖肌

8.闭孔外肌肌腱

9.大转子

10.臀小肌

11.股骨头

12.髂腰肌

13.耻骨肌

14.闭孔外肌

15.闭孔神经和血管

16.闭孔内肌

17.粘液囊

【扩大】

切口的延长可用于显露髂骨翼和髋臼前柱。为了显露髋臼顶部，将覆盖于髋关节囊的臀中、小肌从髂骨翼提起，并将距股部附着处1cm的肌腱部分或全部切开。尽管这样，不损伤肌肉到达骨的前侧界仍很困难。

为了进入坐骨大切迹，应用内固定装置显露坐骨大切迹近侧部，髂骨翼后侧部也可被显露，这仅可能通过臀弓上部下缘，有可能损伤臀弓且仅仅提供有限的入路。

在髋臼骨折的病例，后侧入路显露不足，这时最好转为辐射入路（见下面）。

【关闭】

后侧切口的关闭非常容易。最重要的是重建下方通过坐骨神经的肌肉床。将闭孔内肌和梨状肌分别加强缝合于各自转子后上缘的肌腱残余部。邻近的肌肉也可被修复以保护神经。至少应留置两根吸管，一根引流臀区，另一根放置在坐骨切迹引流骨盆。

五、髋臼：辐射（Dana Mears）入路（"Y"形入路）

【简介】

按照Dana Mears所述，本入路是John Charnley改良并首次应用于全髋关节的置换。该入路也可作为外侧"U"形切口的发展改良，附加的垂直切口是由Mathieu提出的。

该入路可将髂骨和髋臼的外侧面广泛显露，本入路也可用于髂股入路的延长。然而，在这个入路中，臀大肌纤维被分开，肌肉的后侧部分仍附于髂骨翼的后侧部，邻近于坐骨大切迹上侧缘有血管束，牵开仍很困难。通过扩大的髂股入路，臀肌的大部分可被牵开，包括臀

上血管神经蒂，因此可以松解坐骨大切迹。这个入路有可能扩大为髂股入路，但臀大肌后侧部仍妨碍骶髂关节的显露。虽然通过延长的髂股切口也可勉强显露，若要显露骶髂关节，唯一的方法是"Y"形切口，将整块髂肌从内侧髂窝提起，如图10-34所描述的，但显露也不尽如人意。

大范围显露髋臼时，若在扩大的髂股入路和辐射入路之间选择，应根据个人习惯以及是否有合适手术台，况且如果后侧切口对于关节的重建是不够的，该切口很方便转为"Y"形切口，以提供更好的显露，并能行髋臼前柱的骨折复位。只要将后侧切口的角度转向髂前上嵴的上方，深部的解剖如图10-32所述。

本切口对于特殊骨折也适用，在复位时，可避免进一步的损伤。

【适应证】

1.髋臼的复杂骨折。

2.显露髂骨的外侧部、坐骨大切迹、外侧髂骨和内侧髂窝（当骨盆入路受限时）。

【体位】

病人侧卧于传统的手术床上，常规铺巾。从前正中至后正中线，包括远侧下肢全部消毒铺巾，以便于术中操作。

【切口】

图10-29　"Y"形切口的体表标志为髂前上棘、髂后上棘和以大转子上界为切口中心。纵行切口从大转子至远侧6~8cm沿大腿长轴延伸。"Y"形切口前上支向髂前上嵴走行，后上支弧形向髂后上棘，近侧两支成90°的夹角。

图10-30　沿皮肤切口切开筋膜。

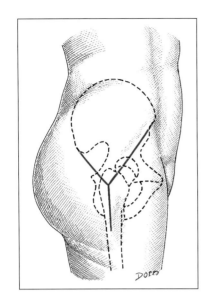

图 10-29

图 10-31 从髂前上嵴到大转子切开阔筋膜和阔筋膜张肌。将阔筋膜张肌前界与筋膜锐性切开，可沿表面皮瓣将整块肌肉向后、上牵开。将阔筋膜及臀大、小肌肌腱在髂棘的附着点切开，即可见髂骨外侧前界。将臀大肌和臀小肌从髋关节囊远侧由前向后骨膜下掀起。

通过"Y"形切口后支，大转子的近侧，沿臀大肌筋膜切口连线，将肌纤维钝性解剖至第一支重要的血管神经束。

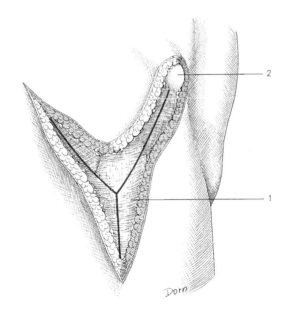

图 10-30
1.髂胫束
2.髂前上棘

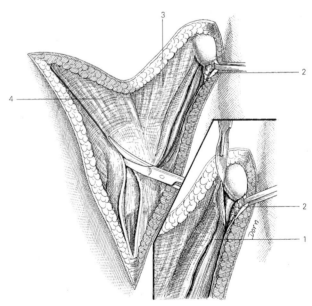

图 10-31
1.阔筋膜张肌
2.股外侧皮神经
3.臀中肌
4.臀大肌

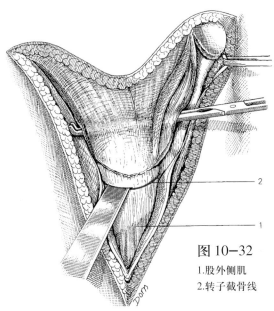

图**10-32**　在股骨近端外侧面，确定臀中肌和股外侧肌之间间隙并在骨膜上做一横行切口。将股骨大转子截骨（使用骨凿或振动锯），将其上附着的臀中、小肌向近侧翻起。

应用弯剪，从近侧到远侧、从前向后将臀小肌从髋关节囊上仔细解剖，关节囊应仔细保护。肌瓣由三块臀肌和阔筋膜张肌构成。

图 10-32

1.股外侧肌
2.转子截骨线

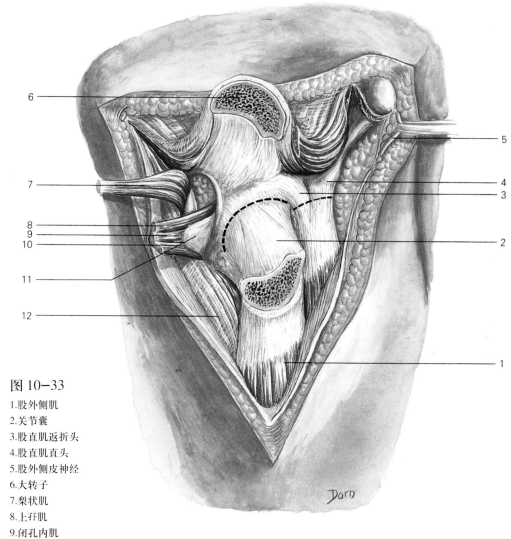

图 10-33

1.股外侧肌
2.关节囊
3.股直肌返折头
4.股直肌直头
5.股外侧皮神经
6.大转子
7.梨状肌
8.上孖肌
9.闭孔内肌
10.下孖肌
11.滑液囊
12.臀大肌

图 10-33 继续向坐骨大切迹解剖,在此处将臀上血管、神经分清。一旦坐骨神经被分清和保护好后,将髋部的外旋短肌群(梨状肌,闭孔内肌,上、下孖肌)从它们距大转子止点1~2cm处切断,远侧将股方肌全部保留或将其近侧半切开。将这些肌肉向后返折,显露髋关节囊和邻近的后柱,保护好坐骨神经。从坐骨大切迹至坐骨结节上,使用锐、钝性解剖来显露后柱。

应用 Hohmann 钝性牵开器或坐骨神经牵开器小心插入坐骨大或小切迹内以显露后柱后侧面。

从骨膜下解剖臀中、小肌并向近侧掀开,使用 2 枚 Steinmann 针钉入坐骨大切迹顶部上2.5~5cm的髂骨牵开肌肉,将外展肌向近侧后侧牵开固定。

为了加大对髂骨的显露,可能需要将臀肌近侧继续解剖。实际上,臀筋膜可沿髂嵴切开。

图 10-34 为了更好地显露前柱,通常延长内侧的切开范围。"Y"形切口的皮肤切口前支向髂前上棘内侧6~8cm,缝匠肌和腹肌起点从髂嵴前缘锐性切断。将髂肌做骨膜下分离向内侧掀开。向后继续解剖显露骶髂关节前侧部,这样即可显露髂骨的全部。

为了增加前侧的显露,将股直肌两头从髂前下棘、髋关节囊上游离。

若髋关节囊完整,需沿髋臼缘附着部锐性切开显露髋关节。"Y"形切口可能的延长是将前支切口向内侧至耻骨联合扩展。

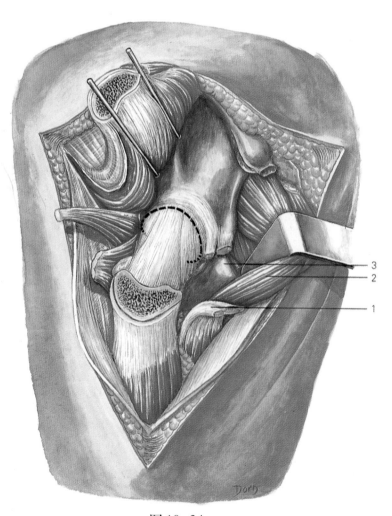

图 10-34

1.切断和牵开的股直肌

2.髂腰肌

3.耻骨上支

【关闭】

下肢放置在标准的手术台上，髋关节外展30°。修复髋关节囊。经常需要将股直肌和缝匠肌在它们附着点上作骨性缝合（钻约2mm骨洞）。精确复位大转子，并用持骨钳临时固定最后用两枚带有垫环的6.5mm长带松质骨螺钉固定。间断缝合筋膜、皮下组织和皮肤。

六、髋臼：外侧"U"形（Ollier，改良 Sénégas 式）入路

【简介】

Sénégas改良了经典的"U"形切口，以便于更好地显露髋臼。"U"形的前支被一个越过阔筋膜张肌的水平切口代替。

此切口仅有限地提供进入髋臼前柱和髂骨翼的入路，不能显露骨盆盆腔。

【适应证】

一些髋臼的外科处理（包括横行骨折、与后壁相关的骨折、"T"形骨折及前后柱骨折）。

【体位】

病人卧于改良的侧方位置，向后倾斜呈60°以便显露髋关节的前外侧角。将下肢全部铺巾以利于术中操作。

【切口】

图 10-35 皮肤切口起自于髂后下棘，延伸至大转子的外侧面中部。在此处，沿着股部的前内侧面至覆盖缝匠肌肌腹部的Scarpa三角的水平切口，取代了转向髂前上棘的切口。

图 10-36 切口前侧观。

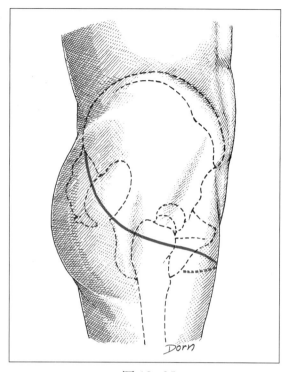

图 10-35

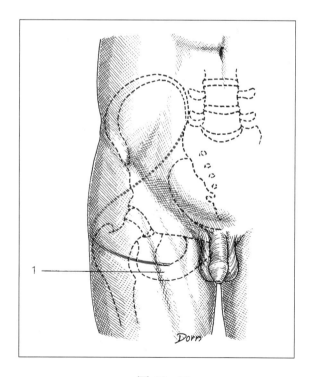

图 10-36

1.缝匠肌

【显露】

图 10-37 沿皮肤切口将大转子中部筋膜水平切开；然后，向后分开其表面筋膜，将臀大肌纤维切开。当在内侧遇到第一个血管神经束时，就不要再继续分离臀肌纤维，以免引起近侧部的术后麻痹。若需要，可将肌纤维分至髂后上棘，但这存在一定的风险。将阔筋膜张肌分至水平部。

行大转子截骨，用 Gigli 锯在梨状肌下缘和髋关节囊附着处截骨。将附着的梨状肌，臀中小肌和骨性切开的大转子向近侧牵开。注意截骨不要切入关节。

在大多数后侧切口的内侧部，坐骨神经位于后部切口的中部。沿股方肌纤维从前向后探查，就可发现坐骨神经。

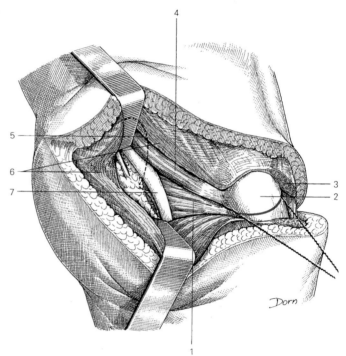

图 10-37
1. 闭孔内肌和上、下孖肌
2. 大转子（用 Gigli 锯截骨）
3. 切断的阔筋膜张肌
4. 梨状肌
5. 坐骨大切迹
6. 切开的臀大肌
7. 坐骨神经

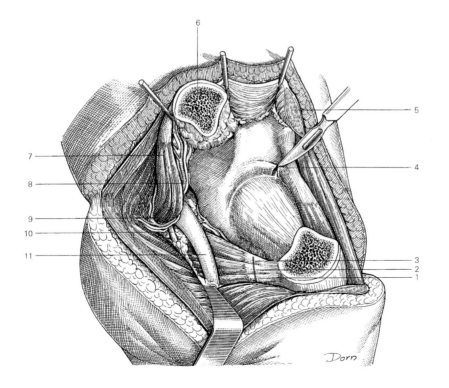

图 10-38
1. 下孖肌
2. 闭孔内肌
3. 上孖肌
4. 股直肌返折头
5. 切断的阔筋膜张肌
6. 牵开的大转子
7. 梨状肌
8. 臀上血管和神经
9. 臀下血管和神经
10. 股后侧皮神经
11. 坐骨神经

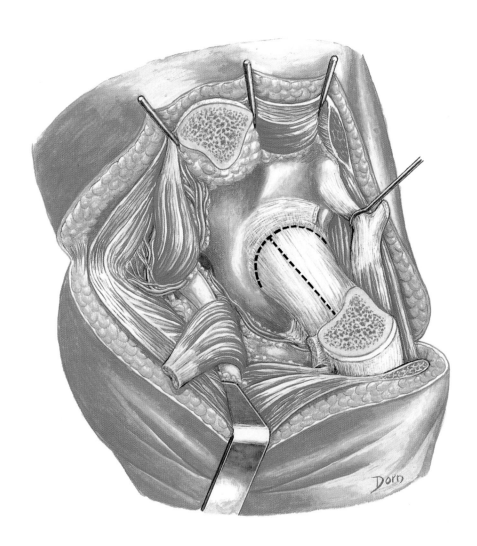

图 10-39

图10-38　将附着有臀肌和梨状肌骨性切开的大转子向上翻转；将臀小肌从髋关节囊和髋臼上缘解剖开，必要时从髂骨翼提起。应用几枚钉入髂骨翼的 Steinmann 钉将肌瓣牵开。

用常规方法分开闭孔内肌和上、下孖肌（参考后侧和"Y"形入路），可显露后柱甚至远至坐骨结节上支。为了显露好髋臼的前柱，将股直肌的直头从髂前下棘分离，并且在缝合时，将其钻骨缝合于其骨附着点上。

图 10-39　沿髋臼边缘切开关节囊显露关节，并将关节囊瓣暂缝于大转子基底的软组织。纵向切开关节囊可增大关节的显露。

七、骶髂关节：后侧入路

【简介】

显露骶髂关节常用后侧入路。病人取俯卧位。也可仰卧位，取髂腹股沟入路的外侧部显露骶髂关节的前侧。传统的骶髂关节后侧入路是沿髂嵴后1/3，然后从髂后上棘做垂直长约10～15cm的切口。这种切口最大的缺点是病人术后平卧可压迫伤口，引起皮肤坏死；而且，将臀大肌纤维垂直向远侧分开，很难修复肌肉损伤。如取位于髂后上棘外侧2cm的垂直切口，可明显减少皮肤坏死的发生率。

【适应证】

1.骶髂关节脱位。
2.骶髂关节脱位或骨折，显露髂骨或骶骨。
3.感染的骶髂关节融合术。
4.骶骨的骨折内固定。

【体位】

患者俯卧于一般或骨科专用手术床上，必须可透视，应将患侧膝关节屈曲40°～45°，松弛

坐骨神经。

延期重建手术牵引，应用经髁的"S"钉，膝关节屈曲40°。

【切口】

图10-40 切口垂直经过髂后上棘外侧2cm，从髂嵴上4～5cm处开始向下止于15～20cm处。切口长度应能够治疗经骶骨折。

图10-41 将皮肤及皮下组织切开显露臀大肌纤维和髂嵴上近端的腰背筋膜。

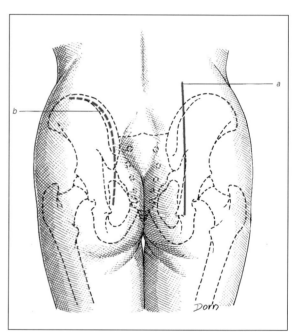

图 10-40
a.更佳的切口
b.传统的切口

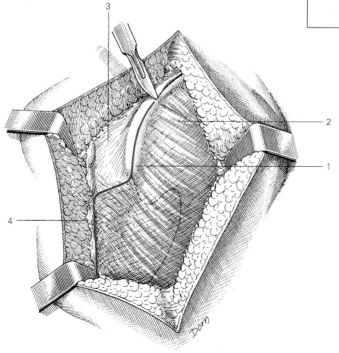

图 10-41
1.髂后上棘
2.臀大肌
3.腰背筋膜
4.骶骨结节和嵴

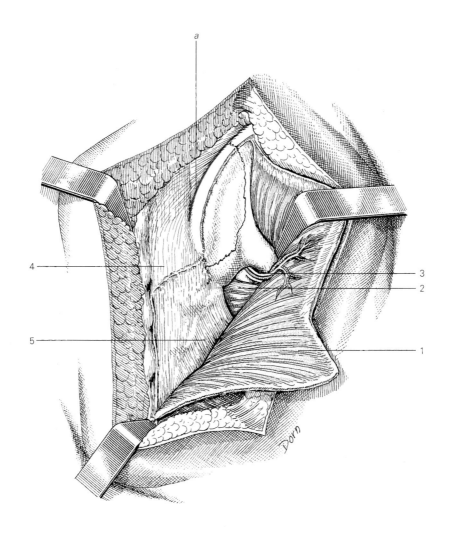

图 10-42
1.牵开的臀大肌
2.梨状肌
3.臀上动脉和神经
4.腰背筋膜
5.骶结节韧带
a.(见书内容)

用剪子将皮下脂肪和浅筋膜从臀大肌上分离开。在切口的下部,平髂后下棘水平开始,探查臀大肌纤维,向内侧至近中线的内侧缘。

接下来是将臀大肌提起(不再推荐将臀大肌纤维垂直分至髂后上棘)。将臀大肌纤维的起点处切断,并从髂嵴上提起,从髂骨外侧后部剥离。将髂后下棘下的臀大肌游离缘面向中线。将臀大肌小心从骶棘肌上的腰背筋膜后面提起,由近侧向远侧,由内向外侧更好显露切口下部,逐层切开。一些血管不得不烧灼止血,小心将肌肉从骶结节韧带起始部的后弓提起。

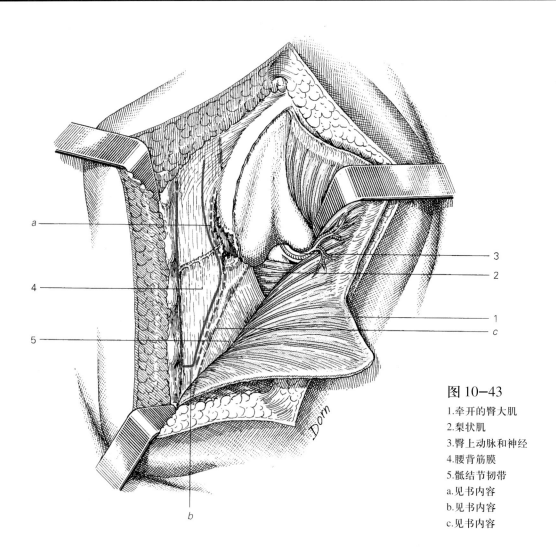

图 10-43
1.牵开的臀大肌
2.梨状肌
3.臀上动脉和神经
4.腰背筋膜
5.骶结节韧带
a.见书内容
b.见书内容
c.见书内容

图 10-42 一个"L"形肌瓣形成了，可用于手术完成后覆盖手术野。坐骨大切迹上缘应清理，游离臀上血管神经在这个位置仍不清晰，所以此处显露应更为仔细。尤其在骶髂关节脱位，若解剖引发臀上动脉的继发性出血，最好用大纱布压迫止血，任何尝试结扎或钳夹出血的动脉，都有可能损伤臀上神经。

当治疗经髂骨的骶髂关节骨折或脱位时，应尽可能显露髂骨翼外侧部以及骨折线，以便内固定。

若治疗单纯骶髂关节脱位，首先将臀大肌从髂骨翼后侧部牵开至坐骨大切迹外侧角。因为从这里可插入螺钉。

将腰背筋膜从髂嵴后部内界分离(a)至髂后嵴水平,创伤本身常常致后部韧带撕裂。平骶后上棘中部可易于进入关节,应用脊柱撑开器于骶髂骨间,可看到关节表面。

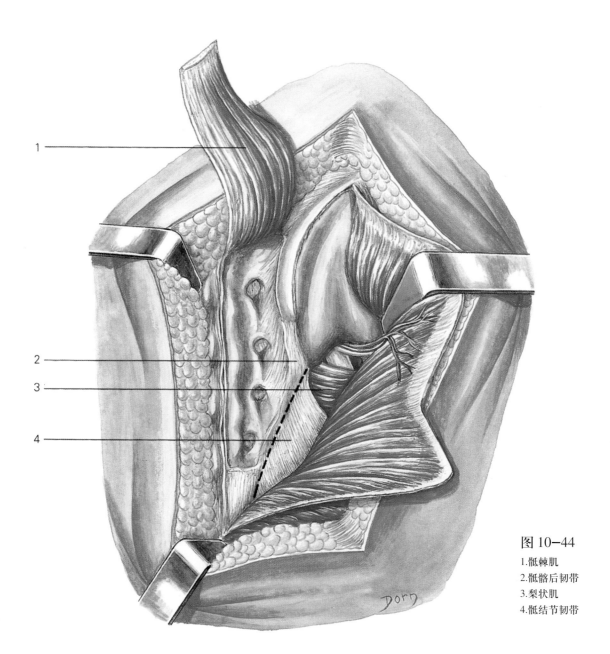

图 10-44

1.骶棘肌
2.骶髂后韧带
3.梨状肌
4.骶结节韧带

图 10-43、图 10-44 经骶骨折或伴有骶骨骨折的骶髂关节脱位，应将骶骨后方的骶棘肌游离。骶棘肌中线部分附于骶骨的外侧界，将其从骶骨后部提起（a）。

若需要，将骶棘肌从中部外侧、下部分开（b），将肌肉向近侧提起显露骶骨，图10-44为最终的显露。保留骶棘肌中部、下部附着，以便完整修复肌肉。

这个入路可显露骶骨、尾骨上的骶棘和骶结节韧带起点（c）。骨盆骨折后，这些韧带收缩或可影响骨盆的重建，故骶结节韧带的上界要辨认清。可应用合适的牵开器，置于梨状肌深面和后侧界，以安全切开收缩的韧带。梨状肌后侧面穿过这一区域。

【关闭】

使臀肌的"L"形肌瓣重新复位，覆盖手术野并有较好的血供。沿髂嵴间断缝合固定，应缝于骨上（如果髂嵴两侧均被掀开），并将其与腰背筋膜相连。

八、耻骨联合的入路

有两种可能切口：正中线或横行切口。正中切口可显露耻骨联合和邻近骨，但不能显露上耻骨支全部。

● 耻骨联合：正中切口

【体位】

病人术前留置导尿管，在普通手术台取仰卧位。

【适应证】

1.耻骨联合发育不良。

2.耻骨联合探查术。

3.耻骨联合融合术。

【切口】

图 10-45 沿正中线切口，约 10～15cm 止于耻骨联合上缘水平或更低些。

图 10-46 沿着切口长度显露腹白线。

试图正好分开腹白线，但这种操作常规往往不成功，并且可能打开腹直肌前鞘。解决的方法是辨清肌肉的内侧界，并沿其向远侧分离至位于外侧的锥状肌，最终辨清耻骨联合的上面。为了探查或修复耻骨联合，必须核实它的后面、下面和前表面。

图 10-47 在前侧，使用锐性或钝性分离从两侧骨盆前面分离皮下脂肪，这个分离必须至远侧。

在后侧，打开进入至骨盆后侧间隙，并用一块湿纱布向后牵拉膀胱。在伤口的深部，可以感觉尿道的 Foley 导尿管。这就可以在术中辨清和保护尿道。

牵开切口的远侧和外侧，继续解剖分离后侧，以显露闭孔的前面。这个解剖低于闭孔血管蒂，没有什么危险。

如接近耻骨联合处，有多种入路，在耻骨联合上方 1cm 或更高处，一侧或双侧腹直肌腱

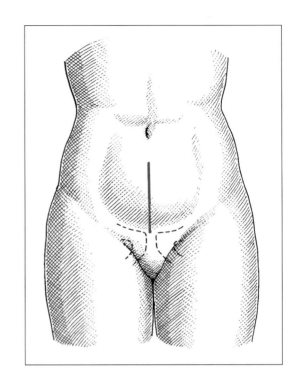

图 10-45

被锐性分离，这样能够相当广地进入耻骨上支，正好位于两个耻骨结节的外侧。轮流地分离进入耻骨后侧的腹直肌，留下前侧的肌肉不要触动。尽管所提供的显露有限，但已足够在耻骨上支的上面定位。同时，只有在对侧肌肉后部的纤维被松解后，腹直肌腱才能完全分离。

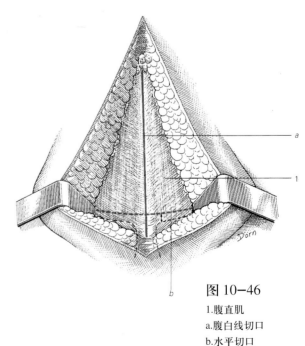

图 10-46

1.腹直肌

a.腹白线切口

b.水平切口

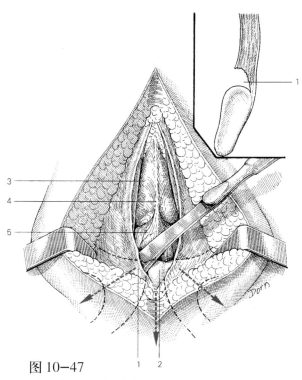

图 10-47

1.游离部分锥状肌和腹直肌
2.耻骨联合
3.壁层腹膜
4.脐内韧带
5.膀胱

如果耻骨联合已经破裂，脱位的关节会立即显露，并且可以看到损伤的软组织不对称：一侧软组织附着处（韧带和肌肉）完全裸露，而另一侧软组织则没有受到干扰。

【关闭】

如果腹直肌鞘和肌腱被切断，将它们与残余部位缝合。关闭腹白线。

● 耻骨联合：横行（Pfannenstiel）切口

【适应证】

横行皮肤切口往往是由于美容的需要。进一步解剖与后面所述中线切口相同。

横切口适应于需要处理耻骨联合和耻骨支或两上支的病变，或者是伴有骨折的尿道损伤。

【体位】

仰卧于普通手术台上。术前留置导尿管以确保术中辨认尿道和膀胱的基底部。如果怀疑尿道损伤，应在留置尿管前请泌尿科专家探查。

【切口】

图 10-48 在高于耻骨支 2cm 处行曲线形横切口，凹面朝上。

图 10-49 分离腱膜上的皮下脂肪，此腱膜有助于辨认位于两侧的腹股沟外环。

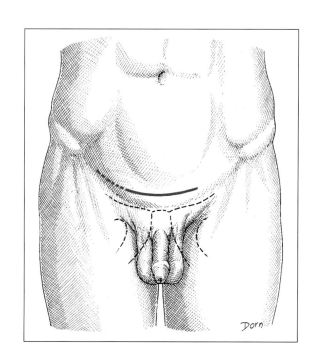

图 10-48

　　至少在腹直肌前鞘及腹白线附着处1cm以上切开，以便于缝补。横行分开腹直肌纤维，并且分开腹直肌后鞘，标记缝合点。

　　切断跨跃腹股沟外环上方并与腹股沟韧带平行的腹外斜肌腱膜，将腹直肌向外侧分离。

　　辨认精索或圆韧带，并用橡皮带牵拉固定。

　　如果仅需要显露耻骨联合或单侧耻骨支，此时只需充分分离一侧腹直肌，另外一侧不要触动。

图10-50 为了进入入路，两侧的腹直肌尽可能牵开，并且将远侧残余肌肉牵开，用湿纱布向后牵开膀胱。如果有必要的话，内侧的联合腱附着处尽可能向外侧切断。进入耻骨上支需要从耻骨线抬高耻骨韧带，并且抬高耻骨支上面的耻骨肌。这个解剖入路能充分地显露耻骨骨折。进入耻骨联合需要显露耻骨联合前面和骨盆的任何一侧。如果必要时，轻柔地分离可以辨认闭孔的两侧，并用剪刀或者剥离器分离，以便于持骨钳插入。

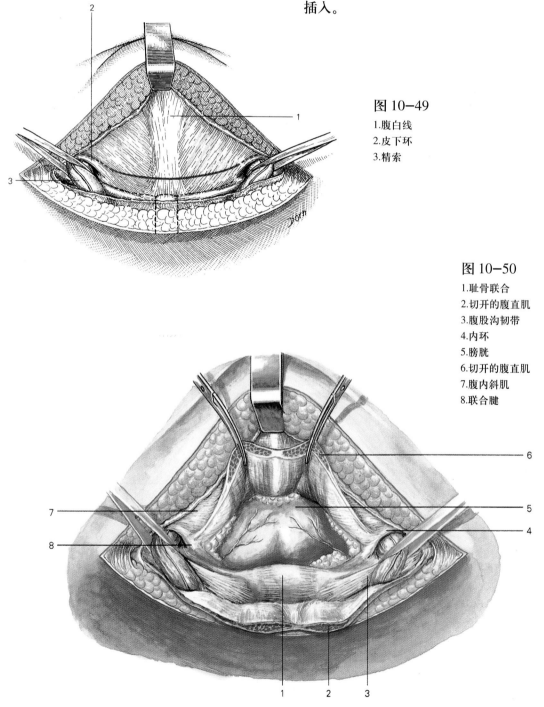

图 10-49
1.腹白线
2.皮下环
3.精索

图 10-50
1.耻骨联合
2.切开的腹直肌
3.腹股沟韧带
4.内环
5.膀胱
6.切开的腹直肌
7.腹内斜肌
8.联合腱

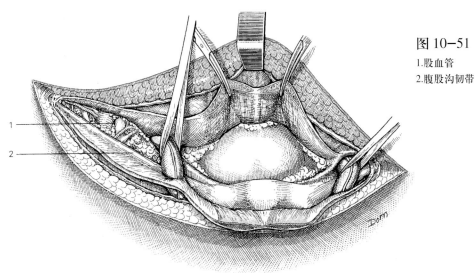

图 10-51
1.股血管
2.腹股沟韧带

【关闭】

关闭切口包括修复切断的联合腱,将腹直肌的腱鞘和肌腱重新间断缝合到位(如果可能,应分前后两层缝合),修复腹外斜肌腱膜。

【扩大】

图10-51 治疗邻近髋臼单侧或双侧耻骨支骨折,显露以单侧或双侧髂腹股沟入路的形式向外侧扩大,也可充分显露骨盆环前部。

这个扩展包含一侧或双侧髂腹股沟侧部分的显露,必须用橡皮条环绕精索和髂外血管牵引固定,接近这些管腔分离时必须小心,并防止损伤伴行的淋巴管。

九、闭孔和坐骨

【适应证】

1.耻骨或坐骨肿瘤的部分或全部切除。
2.结核性或化脓性骨髓炎的外科治疗。

【体位】

病人仰卧,患侧下肢外展屈曲,臀部在手术台边缘,并用沙袋垫高。

【切口】

图 10-52 在皮肤上标记坐骨结节、耻骨联合下边界和耻骨下支的位置。皮肤切口起自腹股沟韧带中点远侧1cm处,与韧带平行向内侧走行至阴茎或大阴唇基底部外侧面时,切口弯曲向下,并且继续沿坐骨耻骨支下方至坐骨结节。

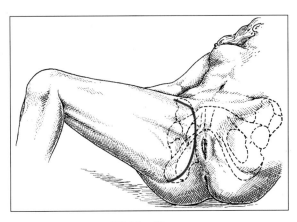

图 10-52

【显露】

图10-53 从坐骨支、耻骨支及闭孔膜上，骨膜下分离耻骨肌、长收肌、闭孔外肌和股薄肌，这样可以部分地显露耻骨、坐骨耻骨支的外侧和坐骨结节。

图10-54 根据手术的需要，可以按以下延长切口：

1.为了显露坐骨，沿切口线剥离或切断臀大肌远侧缘，并且解剖分离位于坐骨结节上的腘绳肌和股方肌。从骶结节韧带附着点游离骶结节韧带至少至内侧的结节面。进入骨盆通过坐骨小切迹时，注意保护阴部血管和神经。在耻骨坐骨支内侧的前面进行操作和进行骨膜下分离，坐骨内侧闭孔膜上操作时，注意避免损伤阴部神经和血管。

2.为了显露闭孔前侧，骨膜下剥离深部和浅面横行的耻骨肌。从坐骨和耻骨下支内侧面上游离阴茎脚和缩尿道肌，从耻骨联合的下侧面解剖分离尿生殖膈，避免损伤尿道和阴茎（阴唇）背侧深部动、静脉和神经。

图10-55 在耻骨上分离腹直肌和锥状肌。切断腹股沟韧带的附着处，游离位于耻骨上支、耻骨线上的耻骨肌，避免损伤股鞘以及肌肉的外侧部分。

骨膜下解剖分离闭孔内肌和闭孔外肌，尽可能保护闭孔神经和血管。

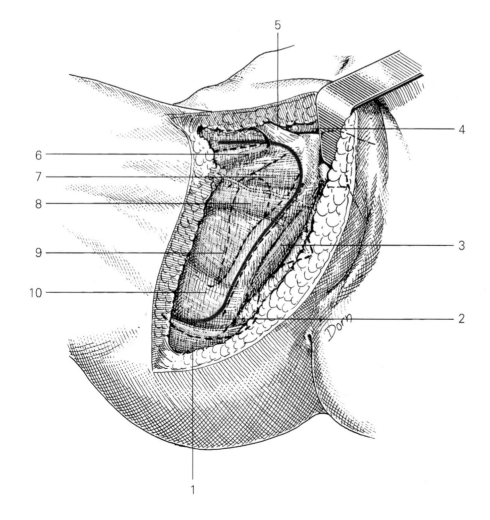

图 10-53

1.臀大肌
2.坐骨结节
3.坐骨海绵体肌
4.腹直肌
5.腹股沟韧带
6.耻骨
7.长收肌
8.股薄肌
9.大收肌
10.半腱肌

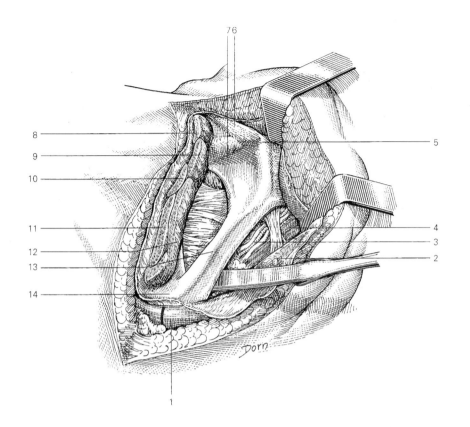

图 10-54
1.臀大肌
2.会阴浅横肌
3.阴部内血管和阴部神经
4.坐骨海绵体肌
5.耻骨结节
6.腹股沟韧带
7.耻骨上支
8.耻骨肌
9.长收肌
10.股薄肌
11.大收肌
12.闭孔外肌
13.耻骨下肌
14.坐骨

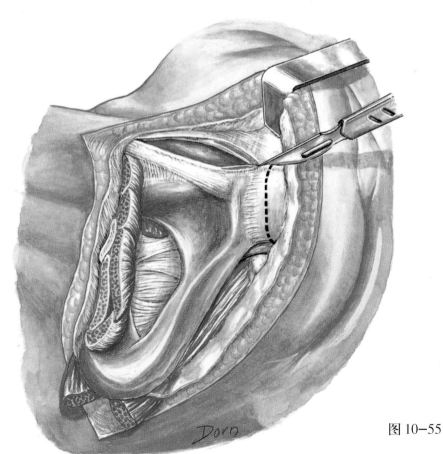

图 10-55

十、髂 嵴

【简介】

髂嵴入路专用于显露髂嵴，无论是髂嵴内侧面或外侧面均可。

【适应证】

1.从髂骨翼两面取皮松质骨瓣。
2.通过髂骨翼垂直骨折的复位和固定。
3.可进入骶髂关节的前面。

【体位】

病人的体位，取决于所需要显露髂翼面的位置：

进入髂骨翼内侧面的入路，病人最好仰卧在普通手术台或骨科专用手术台上。

进入髂骨翼外侧面的入路可选下列之一：完全侧卧或背侧卧位，如仅需显露髂翼前部则取仰卧位。

【切口】

图 10-56 切口沿髂嵴走行，直至所显露的部位。切口的长度依据预期手术的要求。切口甚至可以起始于髂前上棘，直至髂后上棘结束。

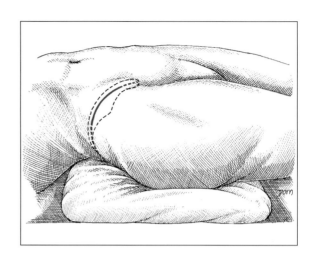

图 10-56

【显露】

图 10-57 对于肥胖的患者，突出的腹肌可能使髂嵴显露不清。一旦切开皮肤，应辨认腹肌并且在髂嵴上识别腹肌起点，将皮下组织与腹肌解剖分离。用锐性手术刀沿着髂嵴顶部切开覆盖在髂嵴的腱膜，并且与下方的骨质解剖分离。

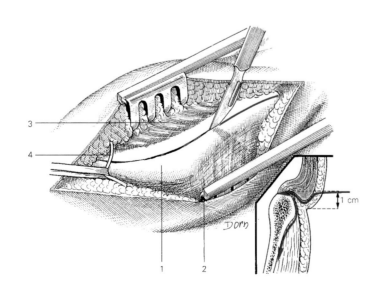

图 10-57
1.髂嵴
2.臀中肌
3.腹外斜肌
4.腹壁下神经外侧皮支

图 **10-58** 骨瓣往往取自髂骨翼的外侧面，这种方式通过剥离所取位置上的臀肌来显露。

图 **10-59** 为得到最大的显露，在臀部应剥离阔筋膜张肌。在后方辨认坐骨大切迹，并且会遇到臀上血管神经束。如果有骨折，在切迹处松解血管神经束。在下方，可以显露髋关节囊。

这个扩大的切口将可能损伤一些穿过髂嵴以供应髋关节外侧皮肤的血管和神经。

【变异】

在一些病例中，所需要髂骨骨瓣的形状是凹面的，则髂骨骨瓣取自于髂骨翼前侧和中侧部分的内侧面。沿着髂嵴切断腹肌腱膜，并沿髂嵴内侧斜面锐性剥离，继续从髂窝的内侧剥离腹肌，直到所需要的部位。

为了获得包含髂骨翼全层厚度的三维移植骨，腱膜必须沿髂嵴顶部切断；向内侧牵开髂肌并向外侧牵开臀肌，以显露髂骨内侧和外侧面。

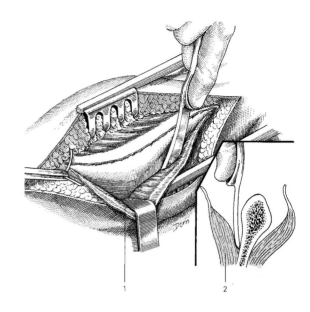

图 10-58

1.游离的臀中肌
2.髂肌

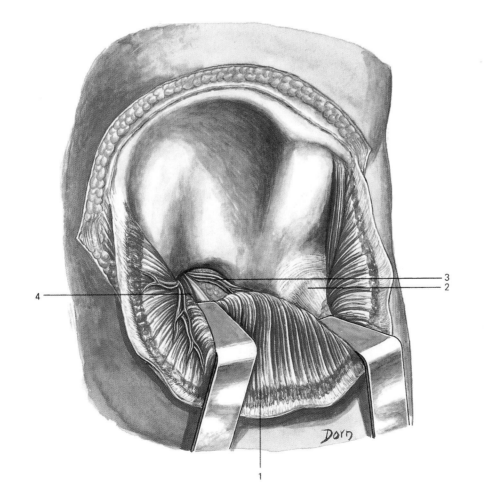

图 10-59

1.臀中肌和臀小肌
2.髋关节
3.臀上神经和动脉
4.梨状肌

图 10-60 如果切口是沿着髂嵴后半或者2/3处切开，应沿髂粗隆继续行至骶髂关节和骶骨外侧数厘米。用Steimmann钉插入到近骶髂关节的骶骨处，以保持良好的关节显露。软组织尽可能远地沿后髂耻线1/3剥离。

从髂耻线后部接近骶髂关节剥离软组织，必须十分小心，以免损伤穿过入髂骨翼前缘内1～2cm至骶髂关节的L₅神经根分支。

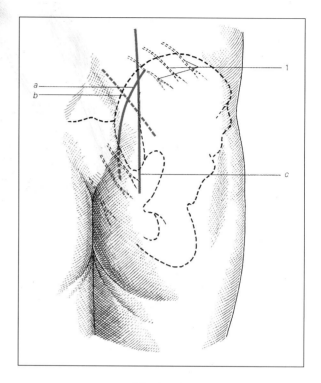

图 10-61
1.臀上神经
a.经典切口
b.斜切口
c.垂直切口

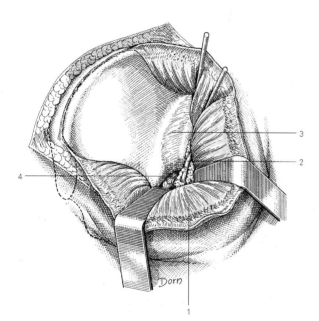

图 10-60
1.髂腰肌
2.L₅神经根
3.骶髂关节
4.坐骨大切迹

十一、髂骨翼后部骨瓣

【简介】

从髂嵴后方可以获得丰富的骨源，可获得一块或数块优良的皮质骨，松质骨也能够有目的的切取。

【体位】

俯卧位或半侧位，手术一侧尽量朝上。

【切口】

图 10-61 一组切口（见图 10-61 的 a）始于髂后上棘，沿髂骨翼顶后方行走，其长度根据所需骨质的量而变化。前部切口的范围限制在距髂后上棘5cm内，可以避免损伤臀上神经。当病人术后早期取仰卧位时，这种切口由于受压，有时会引起皮肤坏死。

图10-62 沿着髂嵴顶部切开臀筋膜，并且从髂嵴的外斜面锐性剥离。

图10-63 用剥离器从髂嵴后部最大限度地解剖分离臀肌至所需取移植骨的范围。除了在后臀肌线的臀肌腱附着处需要锐性解剖分离外，臀肌很容易分开。

如果需要一块厚移植骨，也可从髂骨嵴内侧斜面解剖腰背筋膜。一旦皮松质骨块被抬起，远至髂嵴的松质骨或骶髂关节表面的软骨下骨的骨块都可以取出，而且不会造成损伤。

【变异】

为了减少皮肤坏死的可能，可以采用斜切口（见图10-61的b切口）。这个入路向近内侧方斜行穿过髂嵴，路径与上个入路类似。虽然病人仰卧位时，仍然会发生髂嵴后侧的切口受压，但发生皮肤坏死的可能小于a切口。

如前所述关于骶髂关节的入路经常选用一个距髂后上棘外侧2cm的垂直切口（见图10-61中的c）。

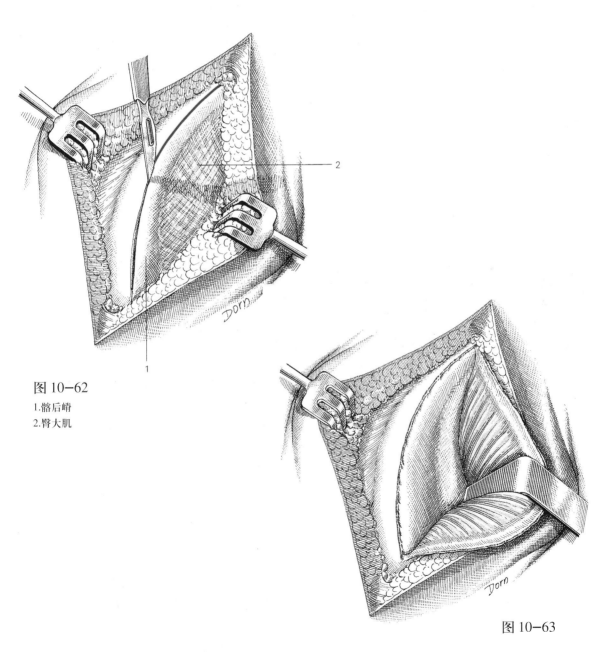

图 10-62

1.髂后嵴

2.臀大肌

图 10-63

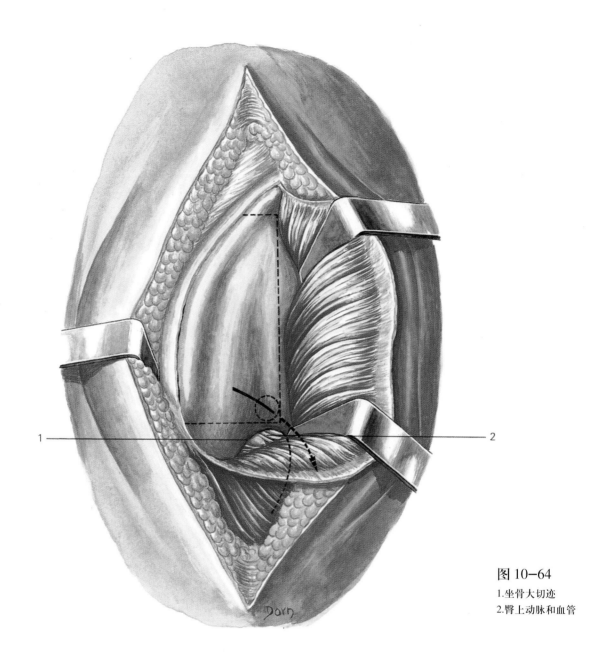

图 10-64
1.坐骨大切迹
2.臀上动脉和血管

图10-64 沿皮肤切口线切开皮下组织以显露臀大肌，从肌肉内侧至髂后上棘和髂后下棘。然后如图10-62所示，沿髂嵴切断筋膜，从髂骨外侧剥离臀大肌。根据所需骨块的量来决定剥离肌肉的多少。如果需要大块骨质，则尽可能地距坐骨大切迹上侧面远侧显露。这个入路要仔细辨认臀上血管神经束，并且用湿纱布保护之。

在坐骨切迹上边界0.5cm外可以获得一个较长的皮质松质骨。当移走上述骨块，可以按以下方法获取丰富的松质骨：远至骶髂关节的软骨下内下方，从髂嵴内部的上外侧，用一个角度测量器或刮匙进入，用点线标记松质骨刮除的方向。

第十一章

髋

Hip

一、前侧（Hueter）入路

【适应证】

1.滑膜活检或滑膜切除术。

2.髋臼上唇撕裂的手术治疗。

3.髋关节置换术，必要时准备矫形手术台。

4.切除髋臼碎骨块。

【体位】

仰卧位，如果术中需要髋关节脱位则矫形手术台是必须的。

铺手术单后，所显露的手术野为矩形，宽为2~3指，从髂前上棘到股中部，长为15cm。

图 11-1　直切口开始于髂前上棘，沿髂前上棘与髌骨外侧缘的连线向下15~20cm，切口位于阔筋膜张肌肌腹的前方。

除肥胖患者外，可触及阔筋膜张肌和缝匠肌肌腹，典型的前侧入路为将两肌分开。更可取的切口是在阔筋膜张肌肌腹处切口稍微斜一点，这样可以打开阔筋膜张肌肌鞘和避免损伤股外侧皮神经的分支，也可使被切开的阔筋张肌与缝匠肌之间的间隔易分开。

【显露】

图 11-2　沿皮肤切口线切开阔筋膜张肌筋

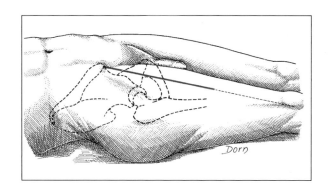

图 11-1

膜，沿筋膜鞘内面钝性分离肌腹并将向外侧牵开。注意不要伤及固定在鞘上的肌纤维，在髂嵴肌肉起点处，肌与鞘的连接是紧密的。为了完成最大的显露，向肌起点游离肌肉的方法被推荐。

如在阔筋膜张肌与缝匠肌之间间隔，切入点发生错误，就会伤及股外侧皮神经的分支。最好是停止或向外侧寻找阔筋膜张肌肌腹，并沿其切开。

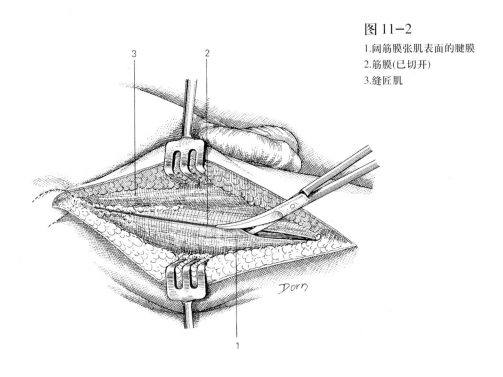

图 11-2
1.阔筋膜张肌表面的腱膜
2.筋膜(已切开)
3.缝匠肌

图 11-3
1.向外侧牵开阔筋膜张肌
2.深筋膜
3.股直肌
4.股神经外侧皮支的分支
5.股直肌表面筋膜的切口

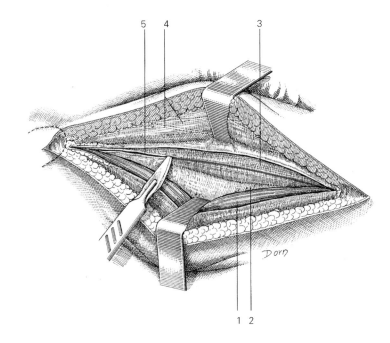

将阔筋膜张肌向外侧牵开显露其内侧缘，筋膜之下是股直肌起点。股直肌起点有两个头：直头起源于髂前下棘，返折头起源于髋臼上的浅窝。

图 11-3　水平位沿纵轴切开筋膜，沿股直肌外侧缘游离股直肌并向内侧牵开。

图11-4 在这一步骤中将遇到一小血管蒂，其距股直肌起点5cm进入肌肉的外缘，来自旋股外侧动脉。这个小血管将显示主要动脉的位置。在股直肌近端外侧缘，可见其返折头，有时返折头的外侧缘是游离的，大多借纤维膜和髋关节囊前面相连，必须分开。

将一血管钳从靠近直头的返折头深面穿过，然后将返折头垂直切开，注意不要损伤髋臼顶下的动脉，切开返折头后易于将股直肌肌腹向内侧牵开。

将股直肌向内牵开，将发现一层坚韧的无名筋膜，有0.5cm厚，并且是绝对存在的。将这层筋膜沿着切口线方向纵向切开，小心避免损伤其下的血管。大约在深筋膜切口的中点（在

电灼小血管蒂进入股直肌外侧缘的水平）切开筋膜可显露横行的旋股外侧动脉的上升支。在髋关节前脱位的病人，这些血管可能更靠近端和外侧，结扎并切断血管。如向远端延长切口，会遇到进入股外侧肌的血管神经束，这点易被发现，因神经与血管伴行。

图 11-5 当旋股外侧动脉的分支被结扎并牵开，可见髂腰肌表面的纤细筋膜和髋关节囊前面的主要部分，纵向切开纤细的筋膜层，并且用骨撬从髋关节囊上推剥髂腰肌，至箭头所指的连续方向，即髋臼前唇、髋关节囊的下面和小转子。最后切开关节囊上界的纤维，关节囊前面被完全游离。

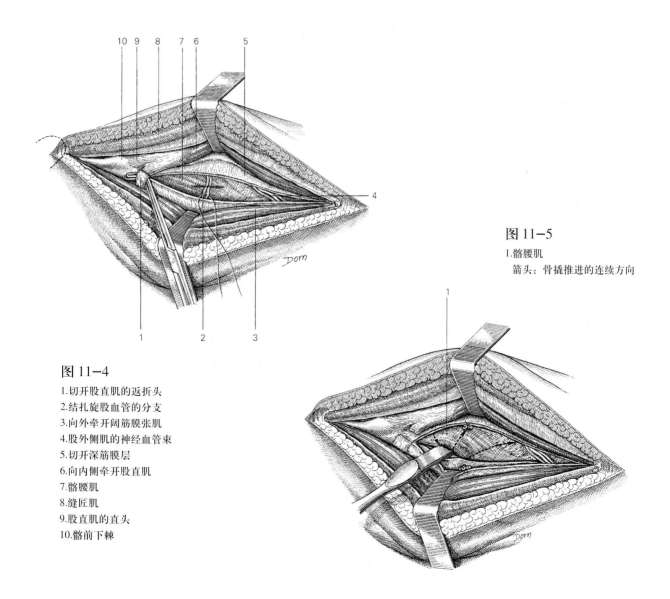

图 11-5

1.髂腰肌

　　箭头：骨撬推进的连续方向

图 11-4

1.切开股直肌的返折头

2.结扎旋股血管的分支

3.向外牵开阔筋膜张肌

4.股外侧肌的神经血管束

5.切开深筋膜层

6.向内侧牵开股直肌

7.髂腰肌

8.缝匠肌

9.股直肌的直头

10.髂前下棘

图11-6 沿上、下界分别插入 Hohmann 牵开器，同时插入拉钩向内牵开股直肌和髂腰肌。

髋关节囊前面被完全显露后则：

1.假如全髋置入可行大范围关节囊前侧切开术。

2.沿髋臼前缘行关节囊切开术,距关节囊附着臼缘2~3mm处切开，可在术后缝合关节囊，多数情况上述关节囊切开术不可能充分显露，而需沿股骨颈长轴切开关节囊。

假如髋关节显露太紧，可将阔筋膜张肌从其附着的髂嵴剥离，并且将其向外侧牵开，以显露外侧髂骨的前侧部分。

图11-7 通过髋关节的横切面显示关节入路。

【关闭】

关闭很容易，间断缝合关节囊和阔筋膜张肌筋膜，同法缝合皮下脂肪和皮肤。

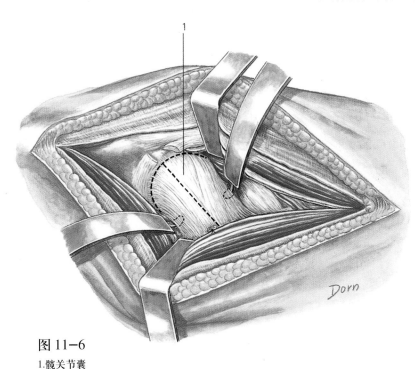

图 11-6

1.髋关节囊

图 11-7

1.臀中肌

2.阔筋膜张肌

3.阔筋膜张肌筋膜切口

4.股直肌筋膜切口

5.股直肌

6.通过深筋膜鞘切口

7.缝匠肌

8.髂腰肌

9.髂耻囊

10.股神经

11.股血管

a.手术入路

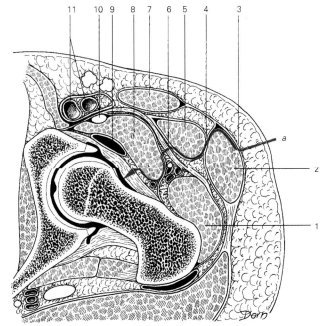

二、扩大前侧(Smith–Petersen)手术入路

【简介】

扩大前侧入路较标准前侧入路更能接近髋关节表面,切口的髂嵴部分是可变的,依据肌肉从髂骨的剥离程度,决定手术野的范围。可显露至接近坐骨大切迹后侧上界。

此入路主要不足是相对高发的术后异位骨化,可能是将肌肉从外侧髂骨剥离所产生的后果。然而,当此入路用于行加盖手术,异位骨化形成则另当别论。

【适应证】

1.髋臼发育不良的加盖手术。

2.髋关节置换。

3.全髋假体松动后的髋臼重建术。

4.髋关节融合术,可以用取自髂翼外侧前面的肌骨瓣。

5.髂耻融合治疗败血病关节炎或全髋置换引起的感染。

6.所有需要更大显露髋关节的手术,显露髂骨翼并能提供大量皮松质骨和骨瓣。

【体位】

仰卧位,手术同侧臀下置合适的沙袋。此入路最好在矫形手术台完成。手术野是大的,至少从髂嵴前缘 3/4 至股中部。

【切口】

图11-8 切口由两条连续的切线组成。

第一条切线沿髂嵴,其长度是依据外侧髂骨的显露要求,终止于髂前上棘。

第二条切线,沿髂前上棘与髌外侧缘连线,从髂前上棘开始向股骨远端,长度约 20cm,但长度依据股骨干所需显露长度而定。

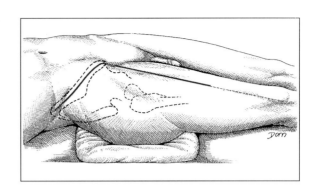

图 11-8

【显露】

图11-9 沿髂嵴锐性切开臀筋膜,并且从髂嵴的外侧缘剥离,用一骨膜剥离器将阔筋膜张肌、臀肌自髂骨外面剥离下来。如切口向后扩大,需分出跨越髂嵴的1~2个血管神经束。沿皮肤切口线从髂前上棘开始纵向切开阔筋膜张肌的筋膜。

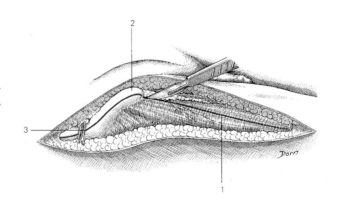

图 11-9

1.阔筋膜张肌筋膜切口

2.髂前上棘

3.腹壁下神经的外侧皮支（L_1）

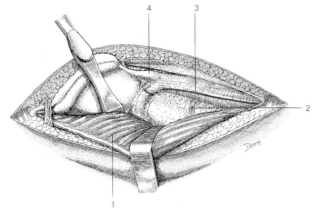

图 11-10
1. 牵开臀肌和阔筋膜张肌
2. 旋股外侧动脉
3. 股直肌表面深筋膜切口
4. 髂前下棘

图 11-11
1. 髂腰肌
2. 结扎旋股外侧动脉的分支
3. 股直肌表面筋膜被切开
4. 股直肌返折头被分开

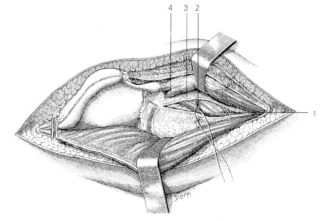

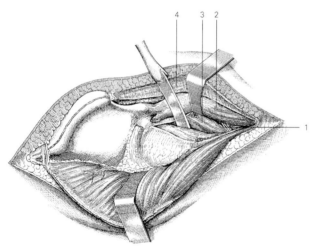

图 11-12
1. 进入股外侧肌的血管神经束
2. 牵开的股直肌
3. 从关节囊上游离的髂腰肌
4. 缝匠肌

图 11-10　将阔筋膜张肌肌腹从其筋膜鞘内缘游离出，显露其髂嵴的起点，在接近骨起点处切断，可显露从髂嵴至髋关节上面的外侧髂骨。股直肌返折头紧靠关节囊，接近直头，用一血管钳插入返折头下面，锐性分离并切断其肌腱，当行加盖手术时牵开股直肌返折头是为了显露上界和靠近将要取髂骨瓣的顶部，一旦肌腱被切断，就可完成显露。

用骨撬小心显露关节囊上部，纵向切开股直肌筋膜，将股直肌向内侧及远端牵开。

图 11-11　与前侧入路步骤相同，切开坚韧的股直肌深筋膜，在其下面发现并结扎旋股外侧血管的分支。

图 11-12　一旦血管被结扎，可见覆盖髂腰肌的一层薄的筋膜与髋关节囊前面紧密相连，切开上述筋膜，并将髂腰肌从关节囊前侧尽量向内侧推剥。直至髂腰肌肌腱小转子止点，可显露髋关节囊下界。

图 11-13 外侧用一拉钩牵开,此时髋关节囊前面被完全显露,行髋关节囊切开与前述的前侧入路相同。

【关闭切口】

关节囊尽可能缝合,沿髂嵴将臀肌筋膜与腹肌筋膜行间断缝合,相同方法缝合阔筋膜张肌筋膜,缝合时不损伤股外侧皮神经,缝合皮下组织和皮肤。

【可允许扩大的范围】

在一些情况下需显露内侧髂窝,首先将股直肌直头从接近髂前下棘处切断,在术终肌腱将穿骨缝合恢复原位,这样做可以显露髋臼前壁。其次,切开腹肌在髂嵴的附着点,在骨膜下尽可能向骶髂关节后方和骨盆缘内侧剥离,将髂骨内侧的髂窝游离出,其要点是从髂前上棘切下并松解缝匠肌和腹股沟韧带。

不可能获得接近骨盆缘的后侧 1/3 的显露,达到髂耻隆起是非常难的。

缝合扩大的伤口,必须将腹肌和臀筋膜行穿骨缝合在髂嵴上。

三、前外侧(Watson-Jones)入路

【适应证】

1.股骨颈骨折内固定术,允许通过关节囊的切开来控制股骨颈的对位。

2.髋关节置换术。

【体位】

仰卧于矫形手术台或一般手术台,手术侧臀下放置一小的沙袋。

【切口】

图 11-14 距髂前上棘外侧和远端2cm开始,弯向远端和大转子顶点后侧,通过大转子达转子间线远端 6～8cm。

图 11-13
1.臀肌
2.阔筋膜张肌
3.髂腰肌
4.股直肌
5.缝匠肌
6.腹壁下神经外侧皮支(L$_1$)
7.臀上动脉和神经

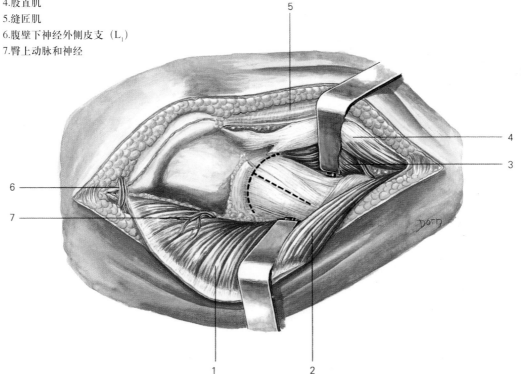

【显露】

图11-15 切开大转子表面的深筋膜并向远端延伸与切口长度一致，沿阔筋膜张肌后界继续切开，将阔筋膜张肌髂胫束向前侧牵开，可显露臀中肌的前界，钝性分离两肌的界面，在此平面有些血管需结扎。继续向近端分开两肌，可见支配阔筋膜张肌的臀上神经支，到此则无须进一步再分离。

图11-16 向后牵开臀中肌和向前牵开阔筋膜张肌可显露髋关节囊前上面覆盖的脂肪组织，将股骨向外旋，使关节囊伸长并且使其易显露。

股外侧肌需要从近端股骨向远端翻转或剥离，可沿中线切开肌纤维（a）并从骨的前和后面剥离肌肉；也可沿转子间线切开肌起点，近端向下牵开（b）。

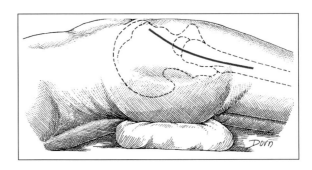

图 11-14

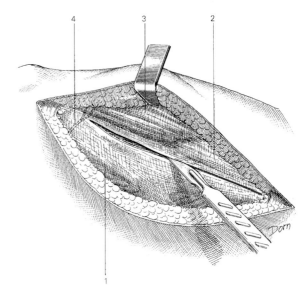

图 11-15

1.覆盖臀中肌表面的筋膜
2.阔筋膜(髂胫束)
3.阔筋膜张肌
4.臀上神经(深至筋膜)

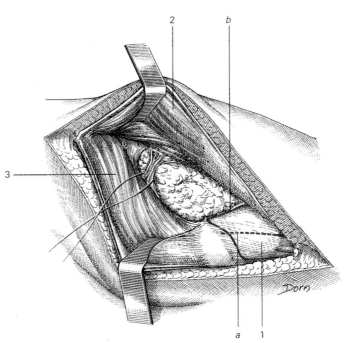

图 11-16

1.股外侧肌返折部
2.阔筋膜张肌被牵开
3.臀肌被牵开
a.中线切口
b.沿转子线切口

图11-17 经常需要更全面显露关节囊，可通过切开转子间线上的腱膜止点和剥离髋关节囊前面的髂腰肌来实现。

沿髋臼上唇缘切开股直肌的返折头，不要伤其功能。

关节囊通常采用"T"形切口，是由沿前髋臼唇缘切口和沿股骨颈纵轴线切口组成，

如若使股骨完全外旋、屈曲和内收，可使股骨头前脱位。

图11-18 牵开切开的关节囊后完成最终显露。

【扩大】

如需要显露股骨干上部，股外侧肌纤维可纵向切开（见图11-16 a）。

另一选择是将自转子间线的股外侧股肌起点向下翻转（见图11-16 b），接近骨的旋股动脉分支必须电凝，因髋关节囊附着于转子间线的内侧面，故髋关节前面的显露能够增加。

臀中肌的转子间止点部分被切开，可增加显露，保留附着于转子的部分肌腱有利于修复。

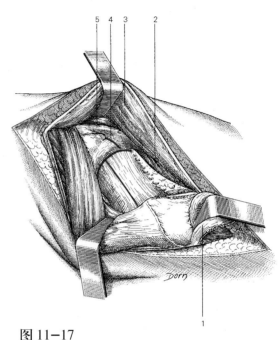

图 11-17

1.股外侧肌的起点(被游离并向下牵开)

2.髂腰肌

3.被牵开的阔筋膜张肌

4.股直肌的返折头

5.股直肌的直头

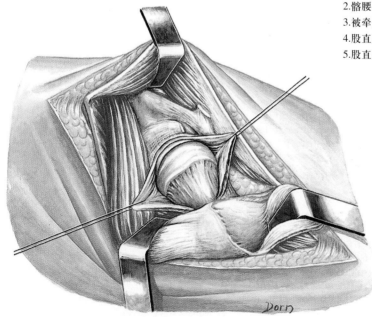

图 11-18

四、外侧（Gibson）入路

【简介】

1904年Kocher描述此入路，1950年Gibson
很成功地"再次发现"此入路。

【适应证】

1.髋关节置换术。

2.转子间截骨术。

3.后柱的髋臼骨折包括髋臼后部和后柱。

4.异位骨化的切除。

【体位】

既可俯卧于矫形手术台，也可牢靠地侧卧
于一般手术台，用被单将两腿分开，被单向前至
腹股沟韧带的中部，向上至肋缘，向后至髂后上
棘向内1～2指宽，向下至股中部。

【切口】

图11-19 切口以大转子上界为中心并且轻
微成角，上切口线起于髂嵴下几厘米、髂后上棘
前6～8cm处，沿臀大肌前界的表面到大转子前，
下切口线沿股骨长轴线向下延伸10～15cm。

图11-20 在深筋膜表面钝性游离皮瓣及皮
下脂肪并向两侧牵开，沿臀大肌前界的皮肤切
口线切开臀中肌表面的筋膜，切开大转子远端
的髂胫束，外展股部有利于沿臀大肌前界沟切
开臀肌筋膜。

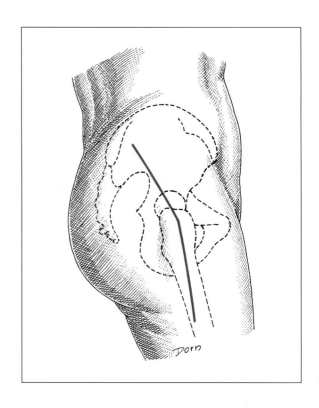

图 11-19

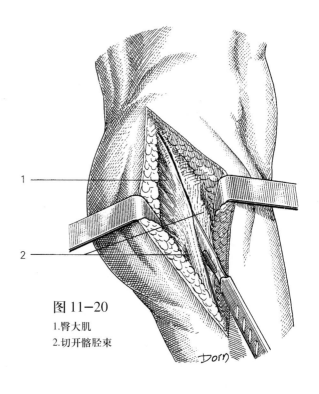

图 11-20

1.臀大肌

2.切开髂胫束

图 11-21 向后牵开臀大肌,向前牵开阔筋膜显露臀中肌并向后显露外旋短肌群,应注意确定并用钝性解剖将梨状肌和臀中肌的后界分开,这样可避免损伤进入关节囊的一些血管,此项操作要远离大转子。同时向后沿外旋短肌群纤维方向确定坐骨神经的所在,此神经总是被脂肪组织包绕。

图 11-22 有两条可接近关节的入路:

1.距转子附着点0.5~1cm处,切断臀中、小肌肌腱,这样有利于它们的修复(a)。然后在关节囊表面解剖剥离肌肉。

2.行转子截骨术:行转子截骨术既可用Gigli锯,也可用骨凿,其方向为从大转子基底部向上向内,在关节与靠近转子的臀肌肌腱间插入一钳子。假如梨状肌肌腱缩进大转子,大多数情况下会将其切断。

然后尽量向髂骨翼解剖臀肌,并用1或2个Steinmann钉翻转固定肌肉于髂骨翼上。

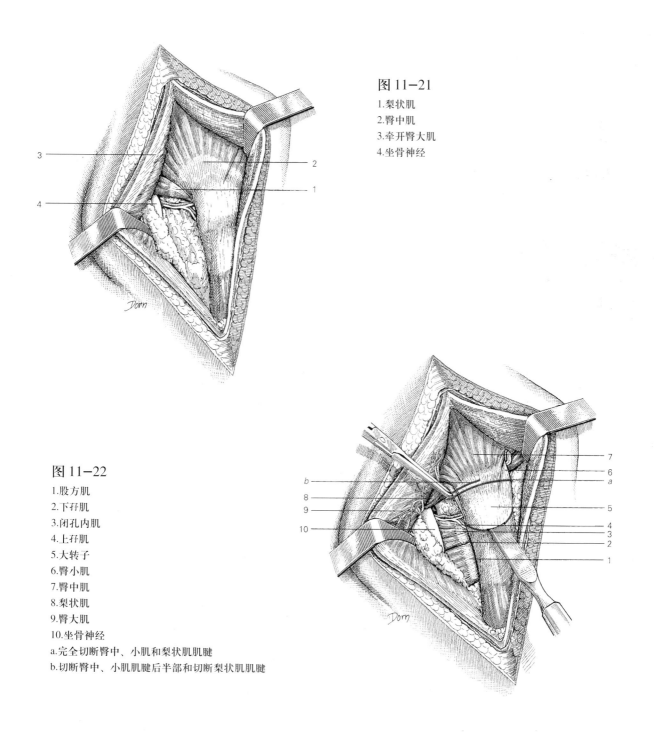

图 11-21
1.梨状肌
2.臀中肌
3.牵开臀大肌
4.坐骨神经

图 11-22
1.股方肌
2.下孖肌
3.闭孔内肌
4.上孖肌
5.大转子
6.臀小肌
7.臀中肌
8.梨状肌
9.臀大肌
10.坐骨神经
a.完全切断臀中、小肌和梨状肌肌腱
b.切断臀中、小肌肌腱后半部和切断梨状肌肌腱

图11-23 根据手术步骤，切断外旋短肌，髋关节囊或髋臼后柱的入路可被扩大，外旋短肌断端可缝线牵引。确认坐骨神经，向后牵拉外旋短肌保护之，切断梨状肌肌腱，距转子间嵴2或3cm切断闭孔内肌和上、下孖肌，这样不会伤及供应股骨头及颈的旋后动脉，牵开闭孔内肌和上、下孖肌显露关节囊和后柱，切断外旋短肌后需电灼臀下和旋股血管之间的横支。

图11-24 关节囊后部被完全显露，用"T"形切口打开，关节囊也可部分切除。膝、髋关节屈曲和髋关节内收和内旋约90°可使髋关节后脱位。

【变异】

假如要求小范围的接近髋关节，只需切断附着于大转子的臀中、小肌后侧部分（图11-22b）和切开梨状肌。

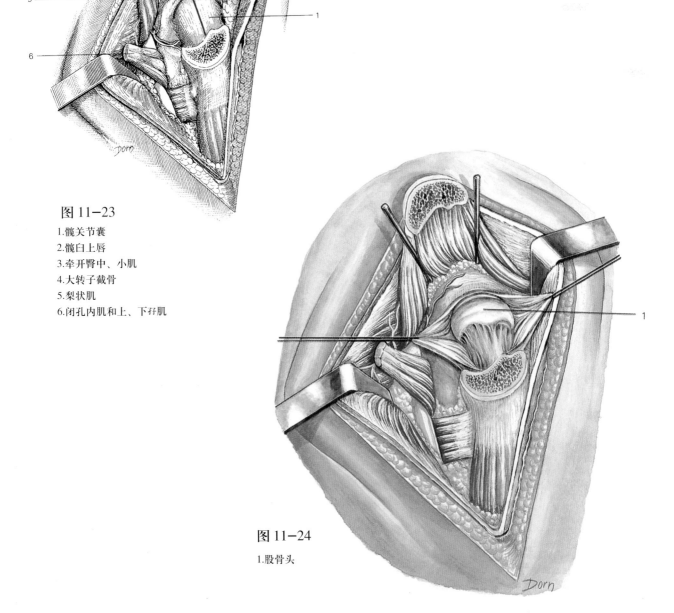

图 11-23

1.髋关节囊
2.髋臼上唇
3.牵开臀中、小肌
4.大转子截骨
5.梨状肌
6.闭孔内肌和上、下孖肌

图 11-24

1.股骨头

五、外侧经臀肌（Hardinge）入路

【适应证】

1.髋关节置换术。

2.髋关节置换翻修术或髋关节融合术转换为全髋置换术。

【体位】

仰卧位,患侧大转子位于手术台边缘上方,使半边臀部离开手术台,双腿用被单分开。

图11-25 切口呈弧形,中心在大转子上界表面,远端切口沿股骨干前界与干平行长约8~10cm,近端切口轻微弯向后侧并终止于髂前上棘的垂线,如臀部丰满可向近端延伸。

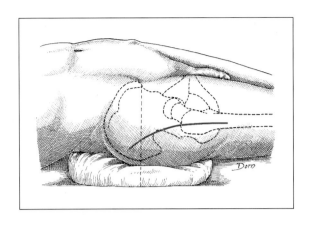

图 11-25

【显露】

图11-26 钝性分离切口两侧的脂肪几厘米,可显露臀肌筋膜和髂胫束,从大转子长轴的表面稍微靠前开始切开深筋膜,并沿股骨中后线继续向远端,近端切开和皮肤切口线一致。沿肌纤维方向切开臀大肌浅筋膜,通常为5~8cm。为了显露大转子,必须钝性分开臀筋膜深面臀中肌纤维,并可行部分或全部转子囊切除。此时可清楚看见臀中肌在大转子的近侧和后侧面上的附着点。

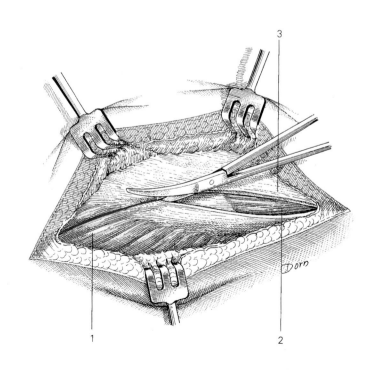

图 11-26

1.臀大肌

2.股外侧肌

3.阔筋膜(髂胫束)

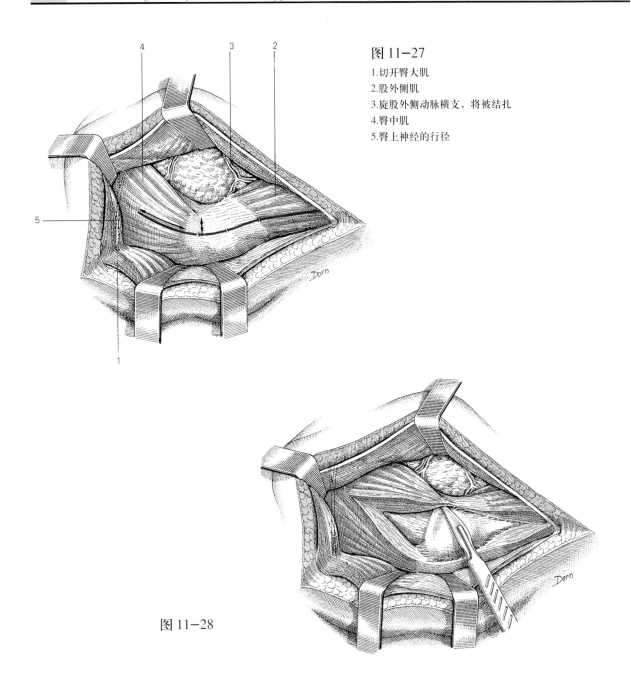

图 11-27
1.切开臀大肌
2.股外侧肌
3.旋股外侧动脉横支，将被结扎
4.臀中肌
5.臀上神经的行径

图 11-28

图 **11-27** 放置牵开器：其一置于臀中肌前界水平前方的深筋膜下，另一置于股骨后面臀大肌肌腱的附着处水平的后方。

将臀中肌肌腱，沿肌纤维方向切开前 1/3，从大转子顶点向近端切开肌腱长 4cm。

这个切口继续向下至骨，先越过转子，轻微弯向前，并且继续向远端通过股外侧肌，沿着股骨前侧面大约长 5~6cm，在行最后一步骤时，必须分出旋股外侧动脉的横支并电灼。

图 **11-28** 用刀子、电刀或锋利的凿子，从大转子上切开臀中肌附着肌腱的前部，与股外侧肌的前部衔接形成单一的一层，这样可以翻转带骨的肌肉。

通过屈曲和内收髋关节加之肌肉的切开，可使关节前脱位。由此可见臀小肌肌腱，并切断它在大转子前面的附着点，这样可显露髋关节囊。

图 **11-29** 进一步游离髋关节囊，在切断股直肌返折头后，可沿髋臼缘环形切开关节囊，加上纵向切口，牵开切开的关节囊可显露髋关节。

图11-30 进一步内收股部,可显露股骨头,完全内收并增加外旋可使头脱位。

【关闭伤口】

将臀小肌与其附着点缝合,臀中肌和股外侧肌间断缝合,深筋膜和髂胫束也同样修复,伤口置入2~3个引流管。

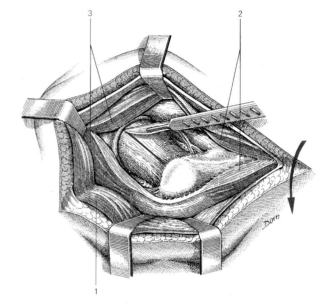

图 11-29

1.切开的臀大肌
2.切开的股外侧肌
3.切开的臀中肌

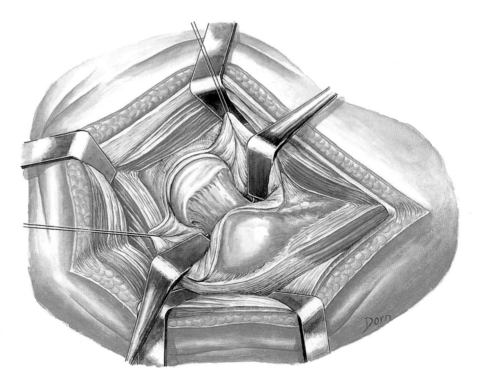

图 11-30

六、髋关节后外侧（Moore）入路

【简介】

后外侧入路是最常用的。然而，必须明白其与髋臼的后侧入路的不同点仅在于臀部表面切口的方向，其切口呈钝角，因而臀大肌下部分被切开的是其与切口平行的纤维，此入路能更好的接近股骨近端，但显露髋臼将受到限制。

【适应证】

此入路可显露股骨头和颈的后面及髋臼后柱的下半部分，因此它可用于：

1. 转子骨折内固定。
2. 髋关节置换术。

【体位】

用两个支持物，稳固地维持病人于侧卧位，一支持物放置于耻骨联合和髂前上棘处，另一放置于腰骶部。

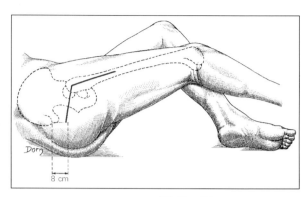

图 11-31

【切口】

图 11-31 以大转子上界后部表面为中心，切口是成角的，后侧切口线向近端和内侧延伸达髂后上棘下8～10cm处，其方向是与臀大肌纤维平行的，下切口线与股骨干平行向远端延长10～15cm。

图 11-32 显露深筋膜并按皮肤切口线切开深筋膜，然后从大转子或其下开始钝性切开臀大肌纤维10～15cm。

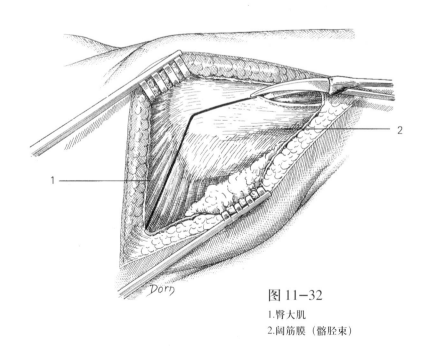

图 11-32

1. 臀大肌
2. 阔筋膜（髂胫束）

图11-33 牵开臀大肌的近侧部显露大转子，覆在其上的转子滑囊，既可切开也可部分切除，向后牵开臀大肌后侧纤维显露髋的外旋短肌群。假如需要扩大显露，可将臀大肌附着在股骨粗隆上的肌腱切断或在距骨几毫米处切断，保留一腱袖以利于手术结束前修复。

外旋短肌附着于大转子和股骨近端，它们从近向远排列为：梨状肌，上孖肌，闭孔内肌，下孖肌和股方肌。从它们的后上面切除脂肪组织后，可见其呈水平方向的纤维。继续向内侧钝性解剖，可见被脂肪包绕的坐骨神经，它是必须要确认的神经，距肌肉的附着点1cm处缝线牵引并切断肌肉，沿着它们的切线向内翻开，以保护坐骨神经。牵引缝线有利于在手术结束前，将这些肌肉重新缝合。

切开外旋短肌群，梨状肌从肌腱处切断，在肌腱侧方行缝合牵引。当行髋关节置换术，需切除头颈时，闭孔内肌和上、下孖肌应在接近转子处切断（图11-34中的点线）。假如不是这种情况，则在距转子附着处2cm处切断。侧方缝合可保护旋股后动脉。

图11-34 翻转和牵开外旋短肌群显露关节囊的后侧部和髋的后表面，内旋髋关节以利于确定外旋肌群的分界线，因为这样做可使它们延长，并增加显露，股方肌也可在其中部切开或从股骨切开向上翻转。

图11-35 现已显露关节囊的后部，可沿股骨颈轴线切开它，以使两关节囊瓣可向两侧牵开。根据手术要求，关节囊也可沿髋臼后缘切开，当行全髋置换时，关节囊可被切除，为了使髋关节后脱位，需屈髋和屈膝至90°并内旋股部。

图11-36 股骨头被显露。

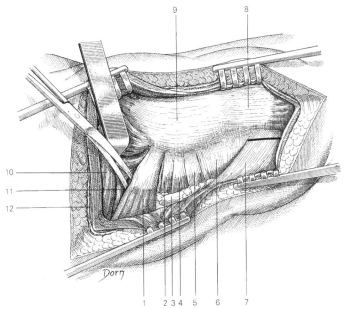

图 11-33
1. 梨状肌
2. 上孖肌
3. 坐骨神经
4. 闭孔内肌
5. 下孖肌
6. 股方肌
7. 臀大肌（远端肌腱）
8. 股外侧肌
9. 大转子
10. 臀中肌
11. 臀小肌
12. 切开的臀大肌

图 11-34

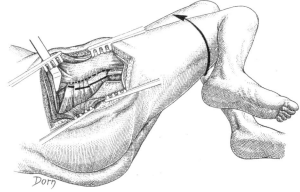

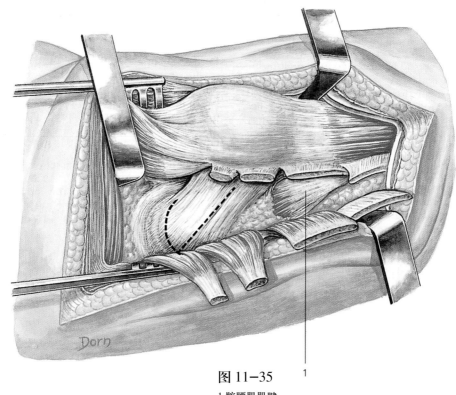

图 11-35

1.髂腰肌肌腱

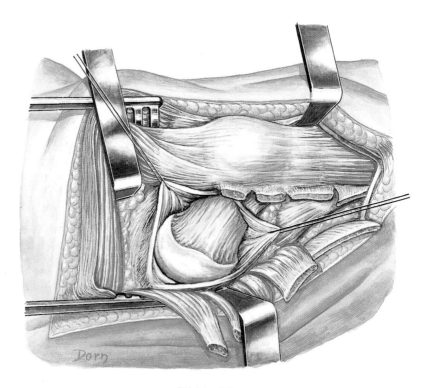

图 11-36

第十二章

股　骨

Femur

一、近端和中1/3段：后外侧入路

【简介】

外侧肌间隔和股外侧肌之间的界面易被确定，即使部分肌肉与肌间隔相连，切开也几乎是在无血情况下进行的。并且后外侧入路可以向股骨粗线延伸，以显露股骨的外侧面，需将肌肉向前侧牵开，结扎穿动脉。近侧2/3段的后外侧入路关键是：从股骨处分离股外侧肌的起点。

【适应证】

1.转子间或转子下骨折的切开复位和内固定术。

2.转子间和转子下截骨术。

3.股骨干骨折切开复位或内固定术。

4.骨肿瘤的治疗和活检。

【体位】

转子或转子下骨折病人应仰卧于矫形手术台。行股骨干手术时，病人应仰卧或侧卧于矫形手术台。股骨干骨折的病人也可侧卧于一般手术台。后外侧入路可向股骨远1/3段延伸。

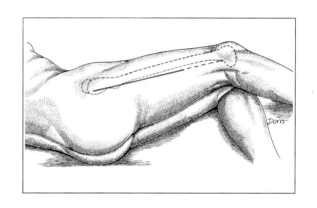

图 12-1

【切口】

图 12-1 下肢处于中立位，切口始于大转子后界的表面，沿着股骨外侧髁后缘方向继续向远端，取所需长度。一个常见的错误是切口太靠前，这样阔筋膜后界会妨碍入路。

【显露】

图 12-2 按皮肤切口线切开阔筋膜并牵开，显露股外侧肌的起点，将其横行切断并保留一部分附着于骨的肌腱。通常需要结扎肌起点前部表面的滋养动脉。

图 12-3 紧贴外侧肌间隔沿股骨干切开肌腱部分和肌肉周围的薄腱鞘。

图 12-4 从肌间隔的远端向近端游离肌纤维，进一步将肌肉向前侧牵开。在远端和近端各放置一牵开器。

图 12-5 穿动脉易被发现并结扎之。

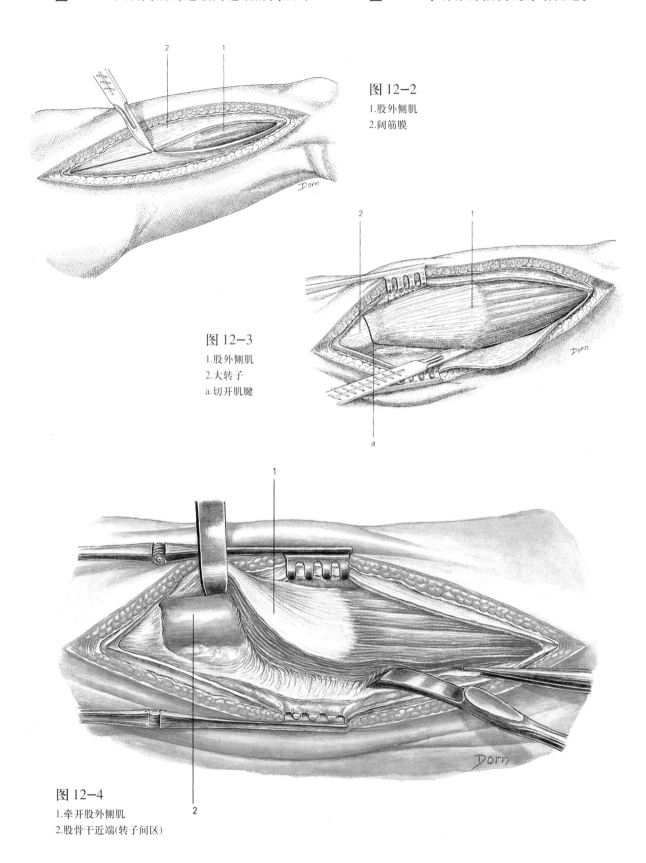

图 12-2
1.股外侧肌
2.阔筋膜

图 12-3
1.股外侧肌
2.大转子
a.切开肌腱

图 12-4
1.牵开股外侧肌
2.股骨干近端(转子间区)

图**12-6** 从骨膜下显露股骨,关闭切口时要求缝合股外侧肌近端部分。

图**12-7** 通过股中段的横断面显示股骨后外侧入路。

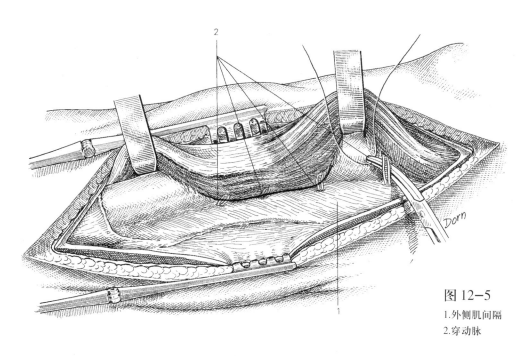

图 12-5
1.外侧肌间隔
2.穿动脉

图 12-6
1.结扎穿动脉
2.股骨干

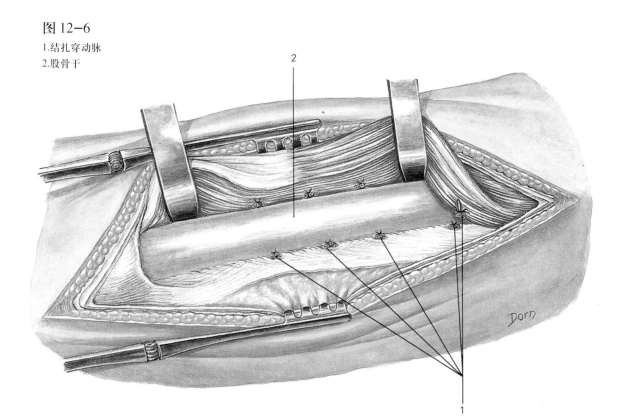

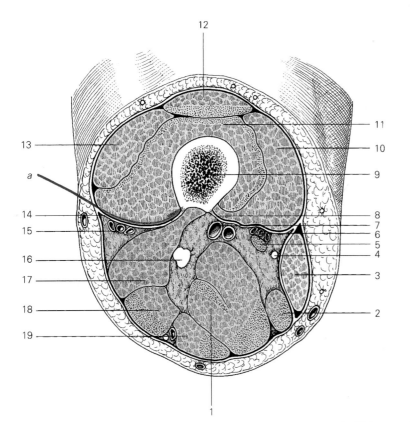

图 12-7
1.半膜肌
2.股薄肌
3.缝匠肌
4.隐神经
5.大收肌腱
6.膝降动、静脉
7.股动、静脉
8.内侧肌间隔
9.股骨
10.股内侧肌
11.股中间肌
12.股直肌
13.股外侧肌
14.外侧肌间隔
15.旋股外侧动、静脉降支
16.坐骨神经
17.股二头肌短头
18.股二头肌长头
19.半腱肌
a.后外侧入路

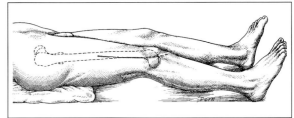

图 12-8

二、股骨远端1/3段：外侧入路

【简介】

在股远端1/3,股外侧肌后界稍弯曲与膝外后面的伸肌相连系,牵开远端1/3肌肉较牵开近端2/3肌肉容易,延长外侧切口能显露膝关节的外侧面。

【适应证】

远侧干骺端骨折的切开复位和内固定术。

【体位】

侧卧位或仰卧时手术侧臀下放置一沙袋。

【切口】

图 12-8 切口始于股骨外侧髁水平面并且沿股骨干向近端延伸。

【显露】

图 12-9 按皮肤切口线切开阔筋膜，游离其下面肌肉。将后侧筋膜瓣牵开，显露股外肌外侧界。切开肌腱膜，将肌纤维从远端向近端从外侧肌间隔上游离。

图 12-10 须结扎 1~2 支穿动脉。

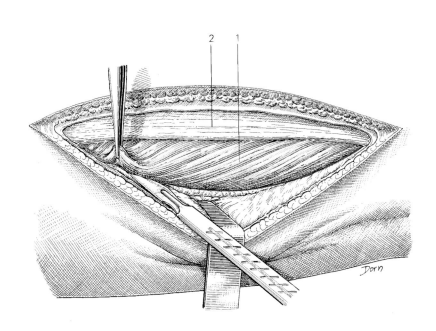

图 12-9
1.股外侧肌
2.阔筋膜

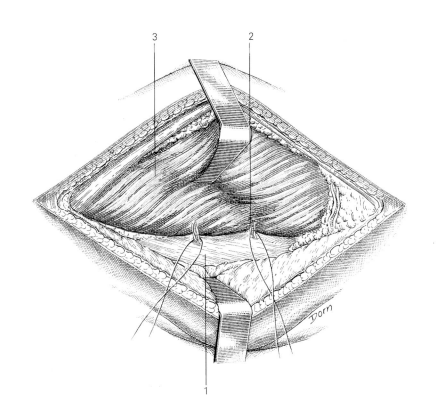

图 12-10
1.外侧肌间隔
2.穿动脉
3.牵开股外侧肌

图12-11 将肌肉向前牵开显露下段股骨外侧面和股骨外侧髁关节外部分。

图12-12 此入路可延伸为膝关节的髌旁外侧入路。

图 12-11

1.外侧股骨干骺端
2.外侧膝上动脉
3.股外侧肌

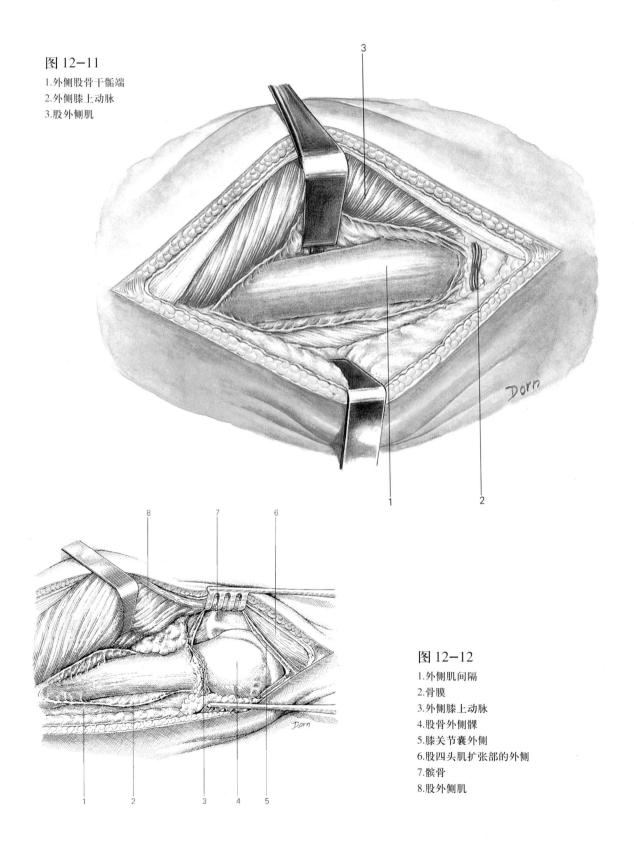

图 12-12

1.外侧肌间隔
2.骨膜
3.外侧膝上动脉
4.股骨外侧髁
5.膝关节囊外侧
6.股四头肌扩张部的外侧
7.髌骨
8.股外侧肌

三、股骨远端1/4：内侧入路

【简介】

通常不采用向前牵开股内侧肌进入股骨远端1/4的内侧入路。然而它是简单、安全的前内侧入路，能继续延伸显露膝关节内侧面。

【适应证】

1.股骨良性肿瘤的切除。

2.股骨内侧髁截骨术。

【解剖】

在股骨远端1/3，伸膝肌和屈膝肌被内侧肌间隔和大收肌腱内侧界所分隔，股血管通过大收肌腱裂孔进入腘窝，然而在股骨远端的内侧入路中，股血管一般不会见到。膝降动脉的关节支和肌肉支需要结扎，但要保护隐神经。

【体位】

仰卧位，患肢外旋。

【切口】

图12-13 切口位于缝匠肌前，始于股骨内

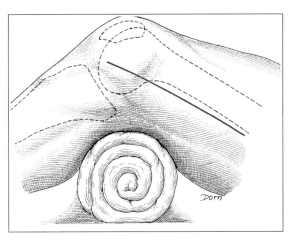

图 12-13

侧髁后界与髌骨之间的远端中点，向近侧延伸约10cm。

【显露】

图12-14 按皮肤切口线切开筋膜，显露股内侧肌筋膜鞘并切开。

图12-15 从远端向近端将肌纤维从内侧肌间隔上游离，结扎穿动脉和膝降动脉肌支。

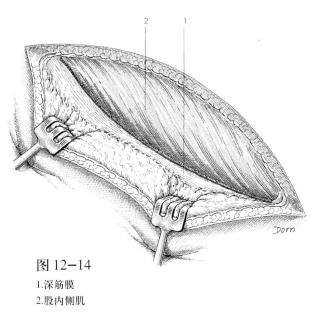

图 12-14

1.深筋膜

2.股内侧肌

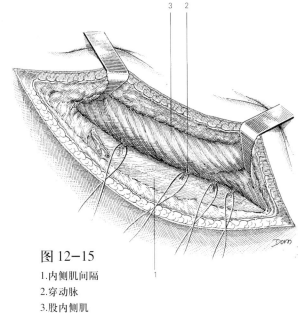

图 12-15

1.内侧肌间隔

2.穿动脉

3.股内侧肌

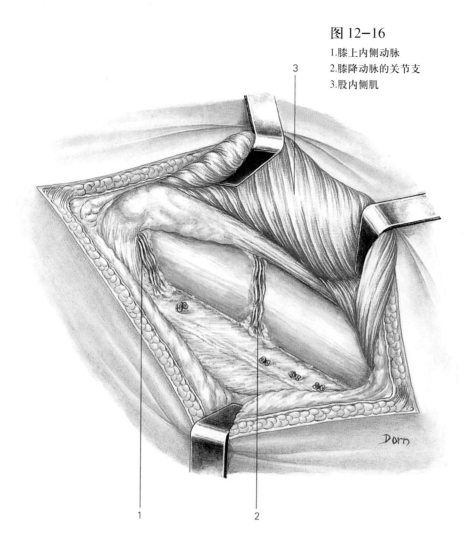

图 12-16
1.膝上内侧动脉
2.膝降动脉的关节支
3.股内侧肌

图 12-17
1.半腱肌
2.半膜肌
3.股薄肌
4.缝匠肌
5.隐神经
6.隐静脉
7.膝降动、静脉
8.大收肌腱
9.内侧肌间隔
10.股骨
11.股内侧肌
12.髌上囊
13.股四头肌腱
14.股外侧肌
15.外侧肌间隔
16.腘动、静脉
17.股二头肌
18.腓总神经
19.胫神经
a.内侧入路

　图 12-16 向前牵开肌肉，骨膜下显露股骨
内侧面，此入路可延伸显露膝关节内侧面。

　图 12-17 通过股骨远端1/4 的断面显示内
侧入路。

四、股骨远端 2/3：前内侧入路

【简介】

股骨远端 2/3 前内侧与前外侧入路是相同的。前者仅用于显露股骨远端,并不作为常规应用。因为此入路要在股内侧肌和股直肌之间进入并切开股中间肌,这样会导致粘连形成及潜在的膝关节的屈曲受限。此入路可作为膝关节内侧髌旁入路向近端的延伸。

【适应证】

1.良性肿瘤的切除。

2.膝关节内侧髌旁入路向近端延伸部分可用于全膝假体植入术。

【体位】

仰卧位,在手术侧臀下置一沙袋,保持下肢中立位。

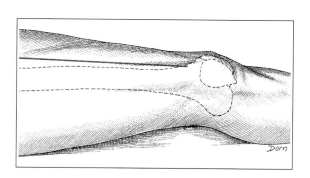

图 12-18

【切口】

图12-18 切口位于股部的前内侧面,沿股内侧肌的轮廓外侧缘,假如此肌轮廓不清,切口可始于髌骨内上角上方1cm,纵向切开。

【显露】

图12-19 按皮肤切口线切开深筋膜,将其切缘向两侧牵开,显露股内侧肌和股直肌之间的间隙,牵开外侧皮瓣,显露股四头肌腱。

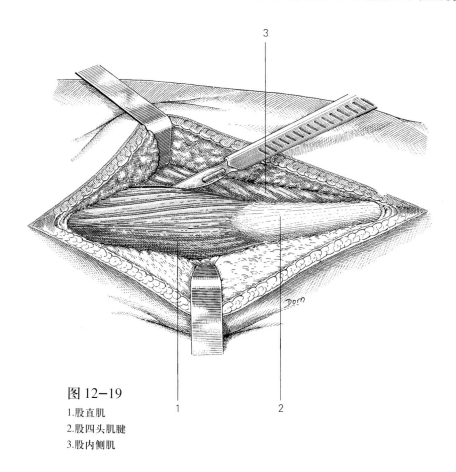

图 12-19

1.股直肌

2.股四头肌腱

3.股内侧肌

图 **12-20**　分离肌间隙，将肌肉向两侧牵开，显露股中间肌。在远端，股四头肌腱的切口靠近其内侧缘，以保护股内侧肌附着于肌腱的肌纤维，这样有利于修复。

图 **12-21**，图 **12-22**　先切开股中间肌，然后切开骨膜，可显露股骨干。

图 **12-23**　通过股中部横断面显示股骨的前内侧入路。

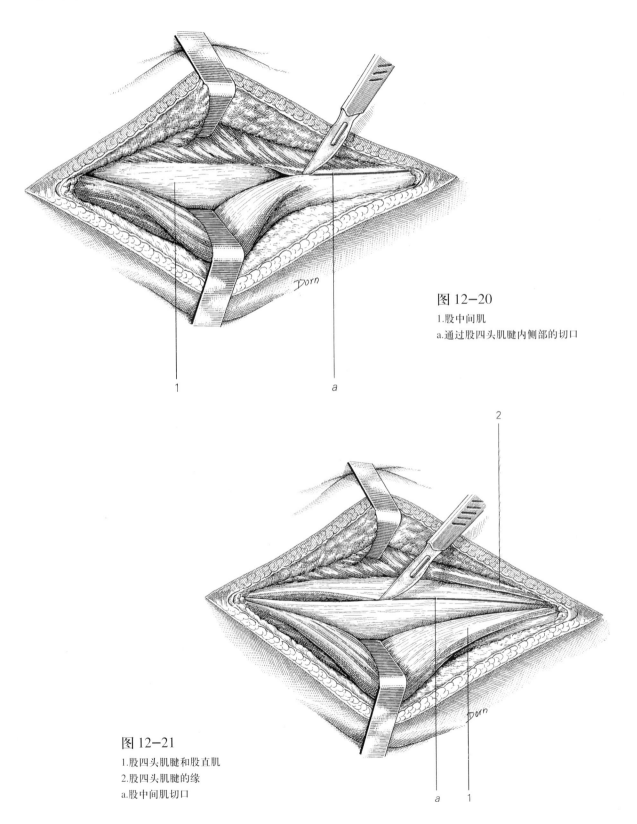

图 12-20

1.股中间肌
a.通过股四头肌腱内侧部的切口

图 12-21

1.股四头肌腱和股直肌
2.股四头肌腱的缘
a.股中间肌切口

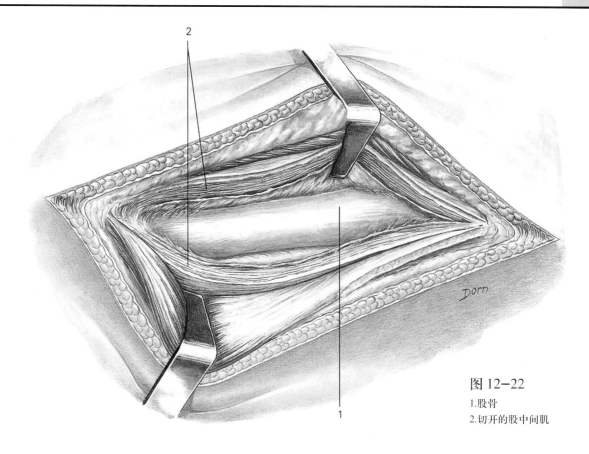

图 12-22
1.股骨
2.切开的股中间肌

图 12-23
1.半膜肌
2.股薄肌
3.缝匠肌
4.隐神经
5.大收肌腱
6.膝降动、静脉
7.股动、静脉
8.内侧肌间隔
9.股骨
10.股内侧肌
11.股中间肌
12.股直肌
13.股外侧肌
14.外侧肌间隔
15.旋股外侧动、静脉的降支
16.坐骨神经
17.股二头肌短头
18.股二头肌长头
19.半腱肌
a.股骨前内侧入路

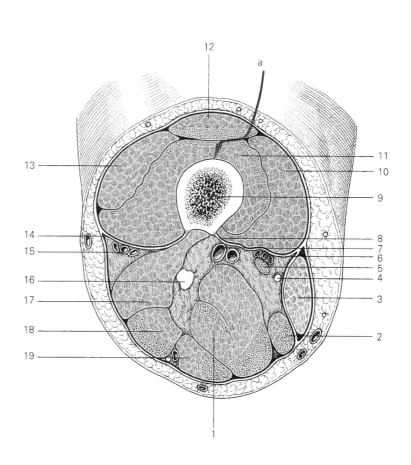

五、股骨干：前外侧入路

【简介】

前外侧入路很少应用,因为切开股中间肌可能使肌肉和肌肉下面的骨之间形成粘连。

【适应证】

此入路能够向近端或远端延伸,以显露髋关节、膝关节,因而它是一个好的全股骨置换的入路。但并不作为常规用于骨折内固定。

【解剖】

有两个重点:

1.股中间肌完全被伸膝的其他3个肌肉所覆盖:股外侧肌、股内侧肌和股直肌。在这些肌肉的表面和股中间肌之间存在着一个可滑动的疏松脂肪组织。

2.股外侧肌和股直肌紧密相连,但在股部中1/3易发现切开界面,在近端1/3,这个界面有旋股外侧动脉降支横过,其深达股直肌并进入股外侧肌,一动脉分支沿股外侧肌的内侧缘继续向下,融入膝关节周围的动脉网。这些血管可被结扎,股外侧肌伴随主要血管的运动神经和进入此肌的上1/3的运动神经将受到保护。

【适应证】

1.修复伸膝装置。
2.显露股骨前面。
3.全股骨置换。

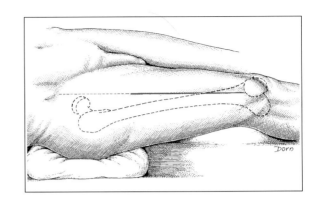

图 12-24

【体位】

仰卧位,手术侧臀下置一沙袋,下肢中立位。

【切口】

图 12-24 在髂前上棘和髌骨外侧缘连线上,皮肤切口的位置和长度取决于手术的要求。

【显露】

图 12-25 按皮肤切口线切开深筋膜,从肌肉表面向两侧游离筋膜瓣,在切口的中1/3依脂肪组织线可确定股直肌和股外侧肌的结合部并显露之,在此部位切开是容易的,如要向远端延伸则需切开连接两肌的腱膜。

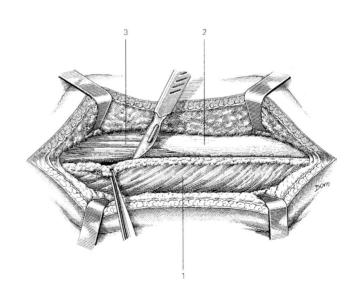

图 12-25
1.股外侧肌
2.股四头肌腱
3.股直肌

图**12-26** 在近端小心保护横越手术野的血管神经束,牵开股外侧肌和股直肌,显露股中间肌,其覆盖股骨干前 2/3。

图**12-27** 切开股间肌和骨膜暴露股骨前面。

图**12-28** 通过股中部的横断面,显示股骨的前外侧入路。

图 12-26
1.股外侧肌
2.股直肌
3.进入股外侧肌的血管神经蒂
a.股中间肌的切口

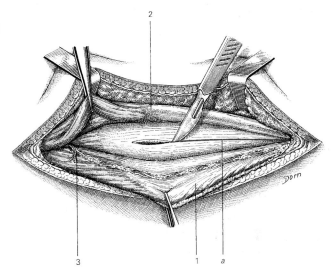

图 12-27
1.股骨干
2.切开股中间肌和骨膜
3.进入股外侧肌的近端血管神经蒂

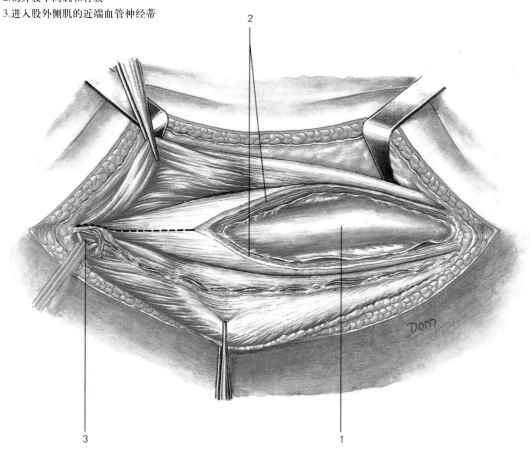

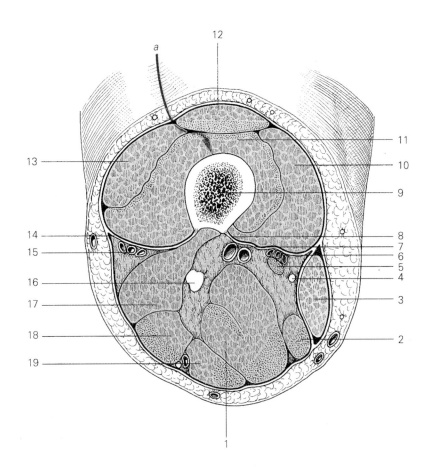

图 12-28
1.半膜肌
2.股薄肌
3.缝匠肌
4.隐神经
5.大收肌腱
6.膝降动、静脉
7.股动、静脉
8.内侧肌间隔
9.股骨
10.股内侧肌
11.股中间肌
12.股直肌
13.股外侧肌
14.外侧肌间隔
15.旋股外侧动、静脉降支
16.坐骨神经
17.股二头肌短头
18.股二头肌长头
19.半腱肌
a.股骨前外侧入路

六、股骨干：后侧入路

【简介】

股骨干后侧入路不作为常规应用，只有当局部皮肤存在问题，外侧入路切口不够长时才应用此入路。其适应证之一是用骨移植物治疗骨不愈合，且不能应用其他入路时。

【解剖】

后侧入路的关键是分清股骨、股二头肌和坐骨神经之间的关系。股二头肌最表浅，在股骨干中1/3跨越股骨干和坐骨神经。在股的上部坐骨神经位于股二头肌的深面，股外侧肌和股二头之间，在远侧通过股二头肌和半膜肌之间，坐骨神经可牵向外侧。

【体位】

俯卧位。

【切口】

图 12-29 皮肤切口为纵向，沿股后侧表面中线,始于臀横纹之下，止于腘窝顶部。

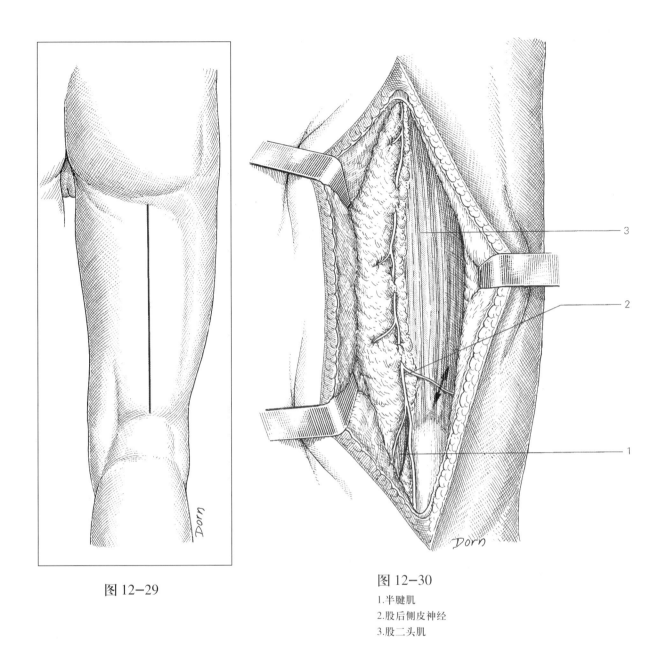

图 12-29

图 12-30
1.半腱肌
2.股后侧皮神经
3.股二头肌

图 12-30　按皮肤切口线切开深筋膜，注意避免损伤股后侧皮神经，其位于筋膜深面，走行于半腱肌和股二头肌间沟。

图 12-31　将外侧皮瓣向外侧牵开，以确定股二头肌和股外侧肌间隙。

图 12-32　分离肌间隙将股二头肌的长头牵向内侧，以显露其短头，在股二头肌短头和股外侧肌之间存在一间隙。小血管可被结扎。

图 12-33　从股骨干将股二头肌的短头牵向内侧，可显露粗线，并可切开股骨骨膜。小心牵开此肌，以保护坐骨神经，其位于股二头肌长头和短头之间的脂肪组织中。

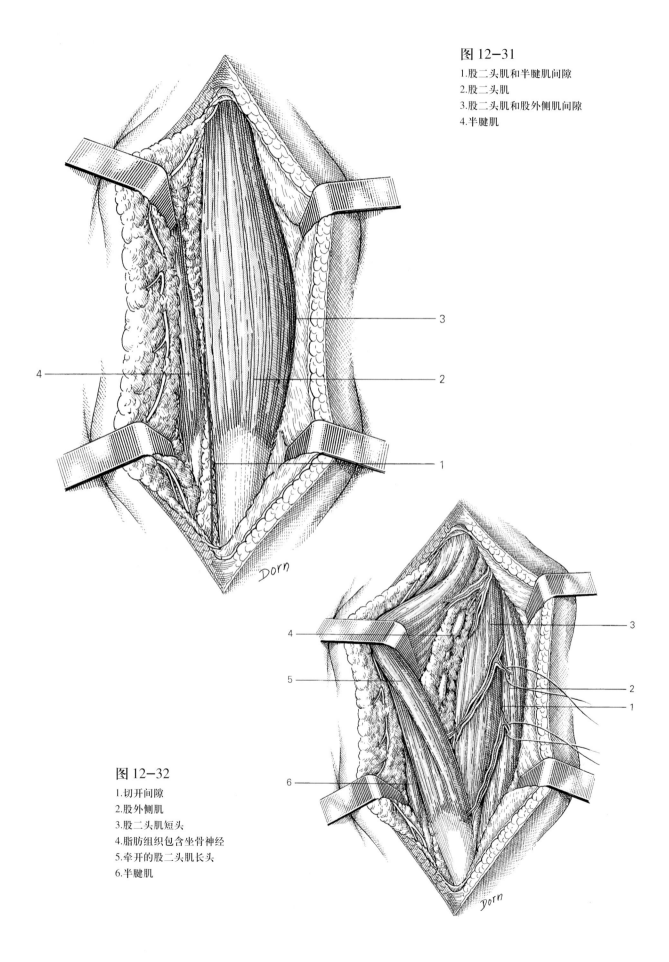

图 12-31
1.股二头肌和半腱肌间隙
2.股二头肌
3.股二头肌和股外侧肌间隙
4.半腱肌

图 12-32
1.切开间隙
2.股外侧肌
3.股二头肌短头
4.脂肪组织包含坐骨神经
5.牵开的股二头肌长头
6.半腱肌

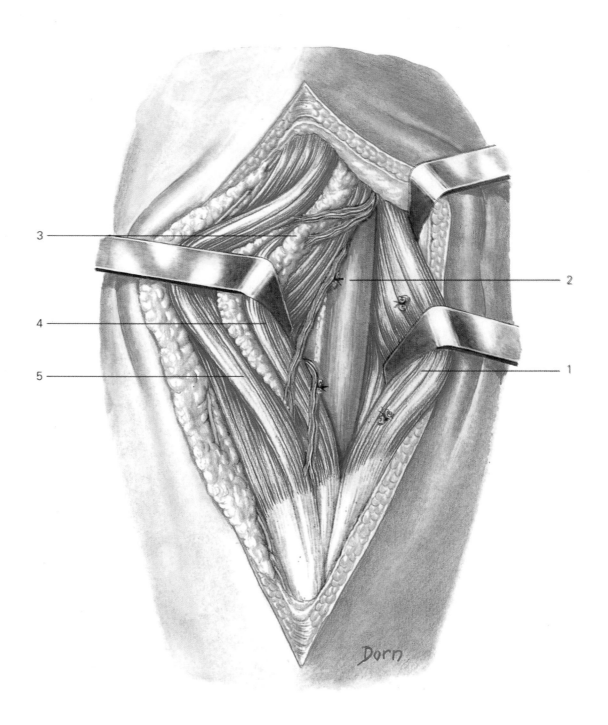

图 12-33
1.股外侧肌
2.股骨干
3.脂肪组织包含坐骨神经
4.股二头肌短头
5.股二头肌长头

图 12-34 通过股骨近端 1/3 的横截面可显示股二头肌和股外侧肌之间的股骨后侧入路(病人俯卧位)。

图 12-35 假如需要暴露股骨干远端,则需沿股二头肌长头内侧缘切开,在此肌和半腱肌、半膜肌之间暴露坐骨神经 (见图 12-31)。

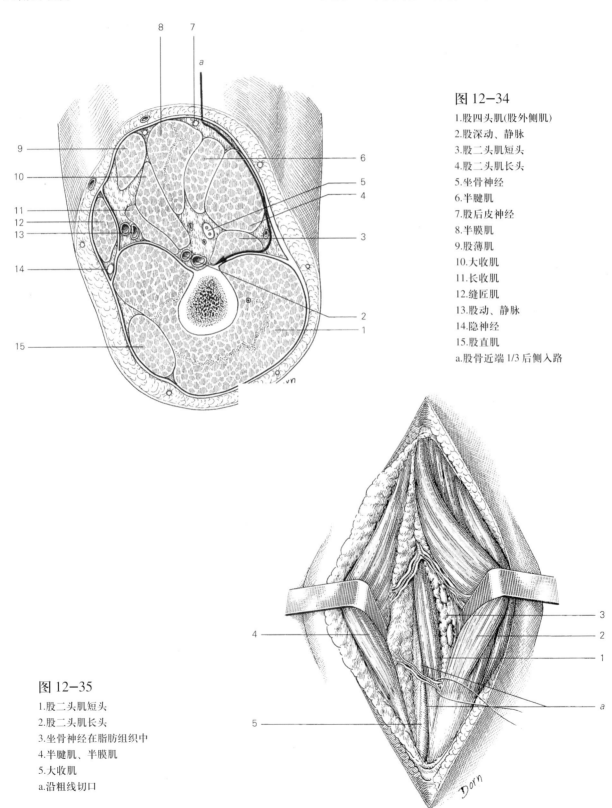

图 12-34

1.股四头肌(股外侧肌)
2.股深动、静脉
3.股二头肌短头
4.股二头肌长头
5.坐骨神经
6.半腱肌
7.股后皮神经
8.半膜肌
9.股薄肌
10.大收肌
11.长收肌
12.缝匠肌
13.股动、静脉
14.隐神经
15.股直肌
a.股骨近端 1/3 后侧入路

图 12-35

1.股二头肌短头
2.股二头肌长头
3.坐骨神经在脂肪组织中
4.半腱肌、半膜肌
5.大收肌
a.沿粗线切口

图 12-36　将股二头长头和坐骨神经牵向外侧，易接近粗线。切开骨膜显露股骨，向内侧剥离大收肌，向外侧剥离股二头肌的短头，有时需要分开股二头肌的长头，以获得全股骨干中段的广泛显露。

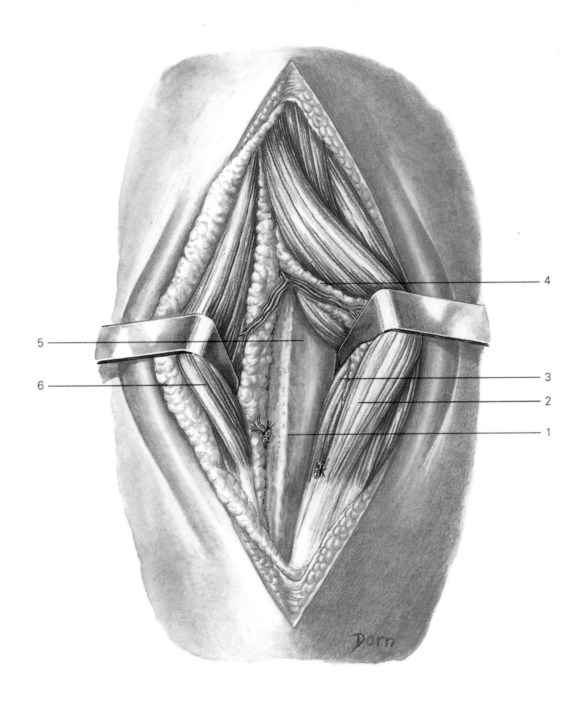

图 12-36

1. 粗线
2. 向外侧牵开股二头肌长头
3. 向外侧牵开股二头肌短头
4. 坐骨神经位于脂肪中
5. 股骨干
6. 向内侧牵开半腱肌、半膜肌

图 **12-37** 通过股骨远端1/2横断面显示位于股二头肌和半膜肌之间的股骨后侧入路（病人俯卧位）。

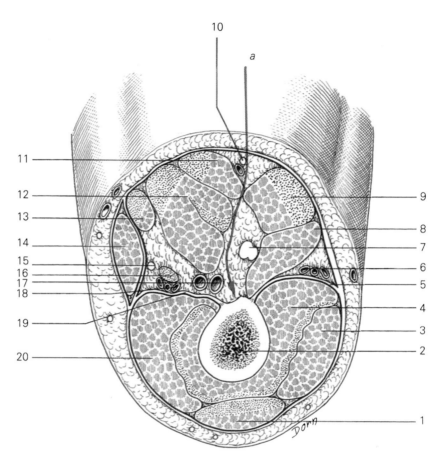

图 12-37

1.股直肌

2.股骨

3.股外侧肌

4.股中间肌

5.外侧肌间隔

6.旋股外侧动、静脉降支

7.坐骨神经

8.股二头肌短头

9.股二头肌长头

10.股后侧皮神经

11.半腱肌

12.半膜肌

13.股薄肌

14.缝匠肌

15.隐神经

16.大收肌腱

17.股动、静脉

18.膝降动脉

19.内侧肌间隔

20.股内侧肌

a.股骨远端1/2后侧入路

第十三章

膝

Knee

一、髌旁内侧入路

【简介】

髌旁内侧入路是最常用的前方手术入路。如果向近端和远端延伸，可以充分显露膝关节内外侧的结构，还可显露前交叉韧带。将髌骨向外侧脱位并翻转后，可充分显露髌骨的关节面。在这一入路中，后侧结构显露不佳，但它适用于关节假体置入术和后交叉韧带切除术等。

较局限的前侧入路通常始于股骨内侧髁的内侧，可显露关节的前部。适用于切除软组织、脂肪垫的手术和关节骨与软骨骨折片的钻孔。当施行前侧滑膜切除术或前交叉韧带修复术时，则需要更广泛的显露。

在这些过程中，任何内侧结构修复不良都会导致术后股四头肌内侧扩张部的过度紧张，继发髌骨的半脱位甚至脱位。该切口还可损伤隐神经的髌下支形成神经瘤。在老年病人，因为在这一切口的中段血运较差，应避免翻起较大的皮瓣。注意保护皮下脂肪组织的血运，以免皮肤坏死。同样，皮肤的连续缝合也应避免。

【体位】

仰卧位，必要时膝下垫小沙袋。

【切口】

图13-1 切口的长度依照显露的要求而定。如果要充分显露膝关节，切口应起于股四头肌内侧、髌骨上6～8cm，弧形绕过髌骨内侧缘，止于胫骨粗隆的下缘。同样切开皮下脂肪组织，应注意隐神经，尽可能保留其皮下支。较局限的切口以关节间隙为中心，适用于内侧半月板切除术。

【显露】

图13-2 外侧皮瓣应尽量少游离，以避免影响其血供。腱膜和关节囊弧形切开，避开股内侧肌纤维。

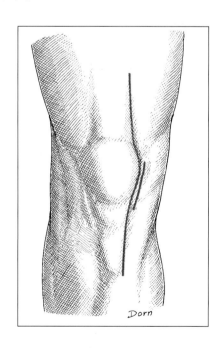

图 13-1

图 13-3 如果股内侧肌止点过低，可以将肌肉的下部牵开。关节囊和滑膜的切口在股四头肌腱和髌韧带的内侧，髌骨内侧应留软组织袖边，以利于关节囊的修复。

图 13-4 将髌骨向外侧牵开，显露关节的前部。如果要扩大显露，可以将髌韧带内侧及远端的骨膜掀起，保持髌韧带、骨膜和浅面的筋膜为完整的一层。这个切口向近端扩大是沿股内侧肌外缘切开股四头肌腱。

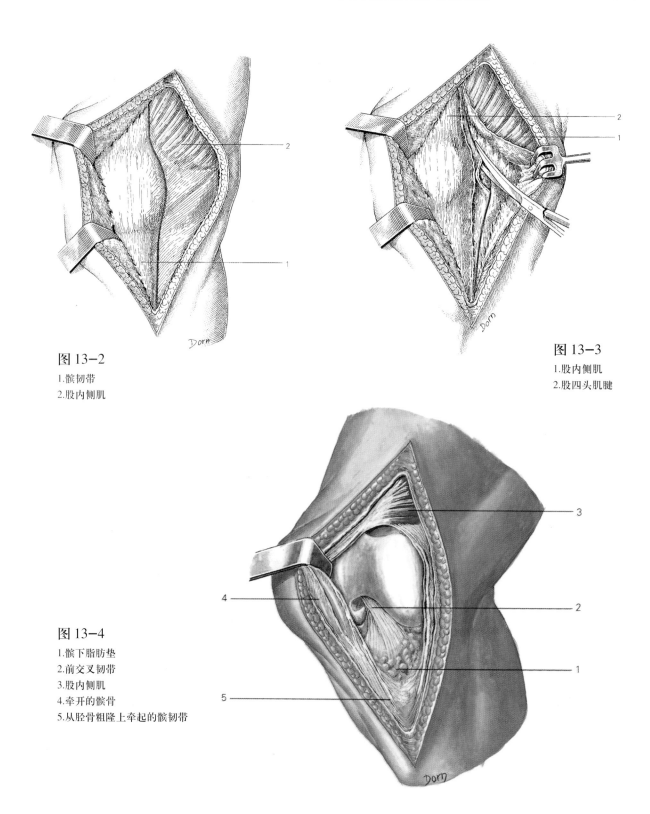

图 13-2
1.髌韧带
2.股内侧肌

图 13-3
1.股内侧肌
2.股四头肌腱

图 13-4
1.髌下脂肪垫
2.前交叉韧带
3.股内侧肌
4.牵开的髌骨
5.从胫骨粗隆上牵起的髌韧带

二、髌旁外侧入路

【适应证】

髌旁外侧入路对于膝关节的前部显露有限。它的用途局限于关节的前外侧显露，特别是半月板、软组织和小块关节内骨折的切除。

【体位】

仰卧位，膝关节轻度屈曲。

【切口】

图13-5 起于髌上2～3cm股外侧肌表面，呈弧形向远端，止于胫骨粗隆下缘。外侧半月板切除可使用切口的中1/3段。

【显露】

图13-6 切开皮下组织和深筋膜后，显露股外侧肌、深面的外侧关节囊和滑膜。切开关节囊和滑膜。通过纵行分开股外侧肌下部纤维可进一步显露股骨外侧髁。膝下动脉的旋支通常出现于切口的下部，可将其结扎。

图13-7 向内侧牵开髌骨可部分显露膝关节。

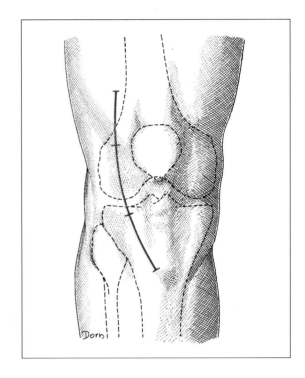

图13-5

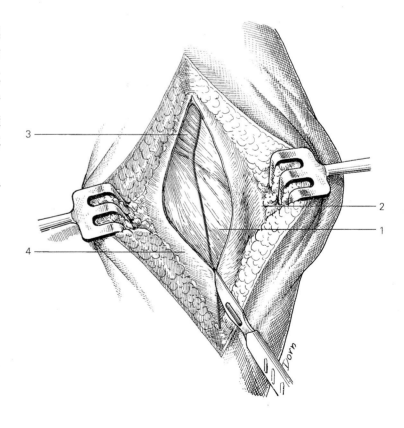

图13-6

1.关节囊和滑膜
2.髌骨
3.股外侧肌
4.筋膜

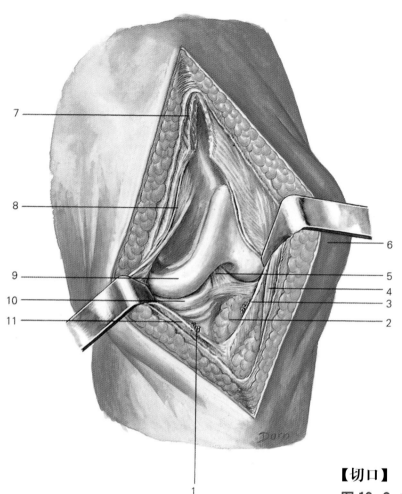

图 13-7
1.已结扎的膝外侧动脉
2.髌下脂肪垫
3.关节囊
4.髌韧带
5.前交叉韧带
6.髌骨
7.股外侧肌
8.滑膜和关节囊
9.股骨外侧髁
10.外侧半月板
11.关节囊

三、膝内侧入路

【简介】

　　膝内侧入路对于膝关节的显露比较局限，髌骨及关节侧方的结构显露不佳。此切口的愈合良好，即使连续缝合皮下组织，也不会影响这一区域皮肤的血液供应。

【适应证】

1.内侧副韧带的修复。

2.内侧胫骨平台或股骨内侧髁骨折的内固定。

【体位】

　　仰卧位，髋关节外旋，膝关节屈曲30°。

【切口】

　　图 13-8 起于股骨内侧髁上缘，轻度弧形向下越过膝关节的内侧面，止于胫骨粗隆下缘。如果显露的范围较小，隐神经的髌下支较易保留。

【显露】

　　图 13-9 在切口深达腱膜处，很容辨认出股内侧肌边缘。首先在肌纤维的内侧切开腱膜和关节囊，顺肌纤维的方向弧形向下，后呈直线止于胫骨结粗隆的内侧。如果仅需要显露侧副韧带，则分离腱膜并牵开，而不需要切开关节囊。

　　图 13-10 纵行切开滑膜。

　　图 13-11 向前侧牵开髌骨，显露关节的前内侧部分。需牵开脂肪垫和股内侧肌。如果内侧副韧带阻碍进入，可将其在股骨上的止点在骨膜下或连同小片骨质掀起。术后石膏固定适当的时间。

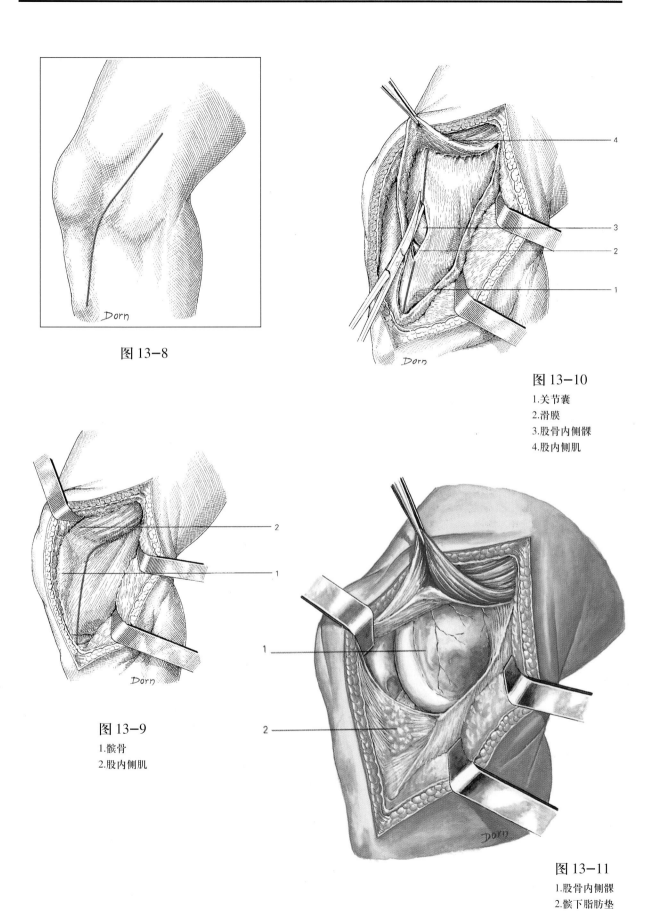

图 13-8

图 13-9
1.髌骨
2.股内侧肌

图 13-10
1.关节囊
2.滑膜
3.股骨内侧髁
4.股内侧肌

图 13-11
1.股骨内侧髁
2.髌下脂肪垫

四、膝关节后内侧入路

【适应证】

适合软组织和内侧半月板后角残留物的切除。关节囊后内侧的修复则需更广泛的显露。皮瓣的广泛游离会损害皮肤的血液供应，导致切口的延迟愈合。关节后内侧因交叉韧带和滑膜而显露不清。

【体位】

仰卧位，髋关节屈曲90°并外旋。膝关节屈曲约30°。

【切口】

图 13-12 起于股骨收肌结节水平，弧形向下行于胫骨后缘。在缝匠肌的前缘，止于胫骨平台下缘。

【显露】

图 13-13 确认缝匠肌前缘后，将其从腱膜中游离，并向后牵开，注意保护隐神经。显露深面的内侧副韧带，沿内侧副韧带后面的斜行纤

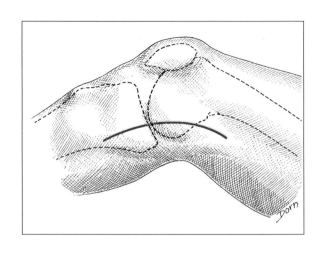

图 13-12

维切开关节囊。

图 13-14 将松弛的腘绳肌腱牵向后，侧副韧带牵向前即可进入关节的后内侧部分，显露股骨内侧髁和内侧半月板。除非移开半月板，很难清楚看到胫骨的关节面。闭合切口时，连续缝合滑膜，间断缝合关节囊。

图 13-13

1.半腱肌
2.半膜肌
3.股薄肌
4.缝匠肌
5.腓肠肌内侧头
6.内侧副韧带
7.隐神经的髌下支

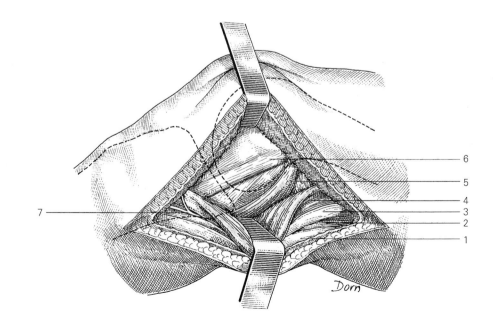

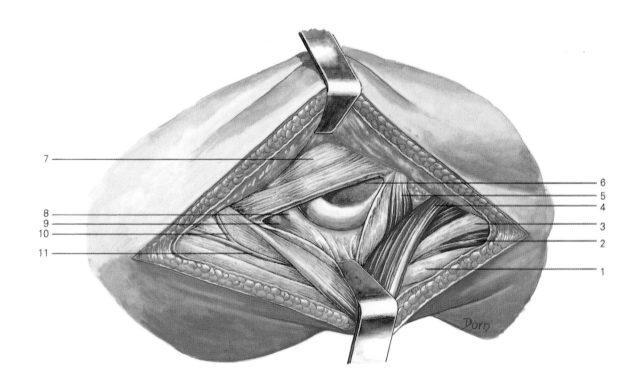

图 13-14

1.半腱肌
2.半膜肌
3.股薄肌
4.缝匠肌
5.腓肠肌内侧头
6.股骨内侧髁

7.切开的关节囊
8.内侧半月板
9.胫骨
10.隐神经髌下支
11.隐神经

五、膝关节和胫骨近端外侧入路

【简介】

经修改的外侧入路可从髂胫束的任何一侧进入。可以广泛地显露胫骨髁、股骨的外侧和关节侧方的组织。沿关节间隙切开可以完整切除外侧半月板囊肿，但术终时应仔细缝合关节囊。将切口下部延长至胫骨平台下缘水平，切开深筋膜，并将胫骨前肌的近端抬起，可清楚地显露并做胫骨高位外翻截骨术。但是，如在腓骨颈水平将拉钩放在腓骨和胫骨之间，有可能伤及跨过骨间膜的胫前动脉，导致前筋膜室血供受损。所以，在做胫骨高位截骨时，放置引流以防止出现筋膜前室综合征。

【适应证】

1.外侧胫骨平台或股骨外侧髁骨折内固定。
2.外侧副韧带和关节囊后外侧损伤的修复。

【体位】

仰卧位，用沙袋垫高同侧臀部，膝关节屈曲。

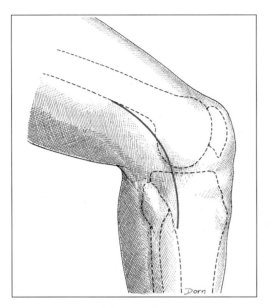

图 13-15

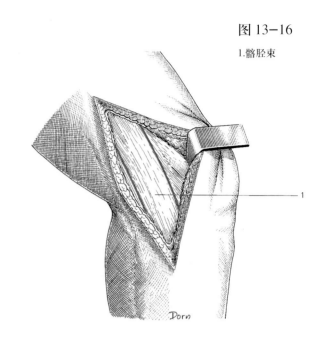

图 13-16
1.髂胫束

【切口】

图 13-15 摸清股二头肌肌腱。切口起于股骨外侧髁上缘水平，沿股二头肌肌腱前缘弧形向下，止于腓骨颈的前内侧。进一步的解剖可沿髂胫束的前缘或后缘进行。

【显露】

图 13-16 如果沿髂胫束的后缘解剖，会进入关节囊的后外侧。阔筋膜的后缘与外侧肌间隔相连续，将其纵向锐性分离，并将外侧肌间隔向后侧牵开。

如要显露外侧副韧带，则从髂胫束的前缘进入，并将其向后牵开。

图 13-17 在外侧副韧带起点处，可见膝上动脉越过股骨外侧髁。膝下动脉行于该韧带深面走向关节的远侧。在外侧半月板切除术中，很容易损伤该动脉。滑膜应在侧副韧带的前缘切开。这个切口还应分离股外侧肌的下部纤维。

图 13-18 向后牵开髂胫束，向前牵开关节囊的前部、髌骨和髌下脂肪垫。

图 13-19 如果髂胫束太紧张妨碍进入，可将其连同骨膜或一小块 Gerdy 结节的骨质掀起。

图 13-17
1.外侧副韧带
2.牵开的髂胫束

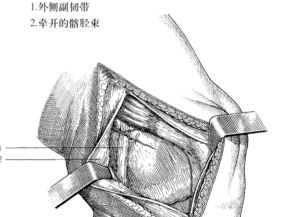

图 13-20 将胫骨前肌从胫骨外侧游离，可以到达胫骨外侧髁，注意保护胫骨前血管。

通过纵行切开腓骨前侧的肌肉和骨膜可显露腓骨头和腓骨颈。将牵开器放在腓骨头上，在胫骨截骨术时可切除部分腓骨头和腓骨颈，操作前，必须先探明腓总神经，并加以保护。

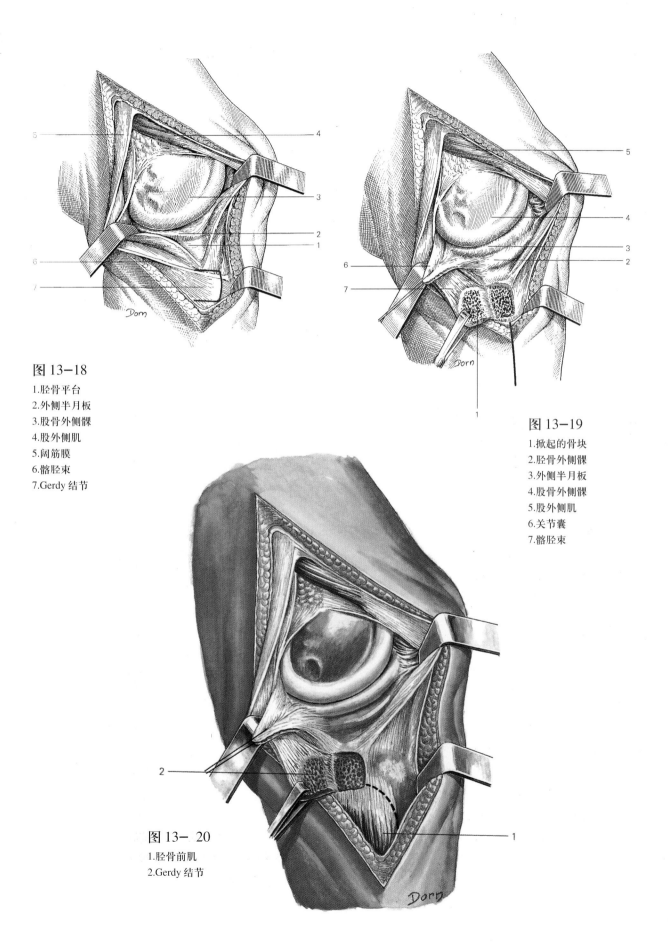

图 13－18

1.胫骨平台
2.外侧半月板
3.股骨外侧髁
4.股外侧肌
5.阔筋膜
6.髂胫束
7.Gerdy 结节

图 13－19

1.掀起的骨块
2.胫骨外侧髁
3.外侧半月板
4.股骨外侧髁
5.股外侧肌
6.关节囊
7.髂胫束

图 13－ 20

1.胫骨前肌
2.Gerdy 结节

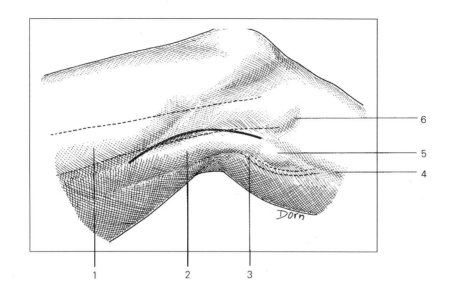

图 13-21
1.髂胫束
2.股二头肌
3.腓总神经
4.腓骨肌
5.腓骨小头
6.Gerdy 结节

图 13-21 沿髂胫束的后缘进入，显露关节囊的后外侧。

图 13-22 位于髂胫束后面的切口稍向后，并与腓总神经相邻。所以，在切开深筋膜前首先要确认腓总神经。深筋膜在髂胫束和股二头肌之间切开，并将上述结构牵开。位于深面腘部的脂肪中经常含有血管，需将其结扎。确认外侧副韧带。关节囊位于韧带和腓肠肌外侧头之间，纵行切开。

图 13-23 腘肌腱紧邻关节囊切口深面，切开关节囊时应加以注意。向后牵开关节囊和腓肠肌外侧头，即可显露关节后外侧部和外侧半月板。

图 13-22
1.腘部的脂肪
2.股二头肌
3.腓肠肌外侧头
4.外侧副韧带
5.髂胫束

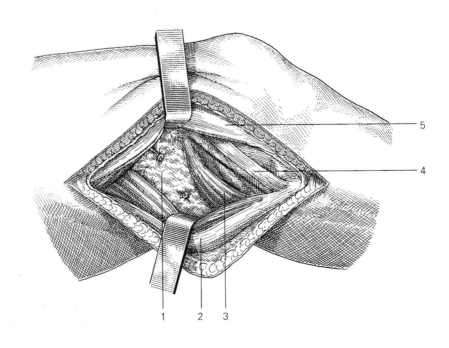

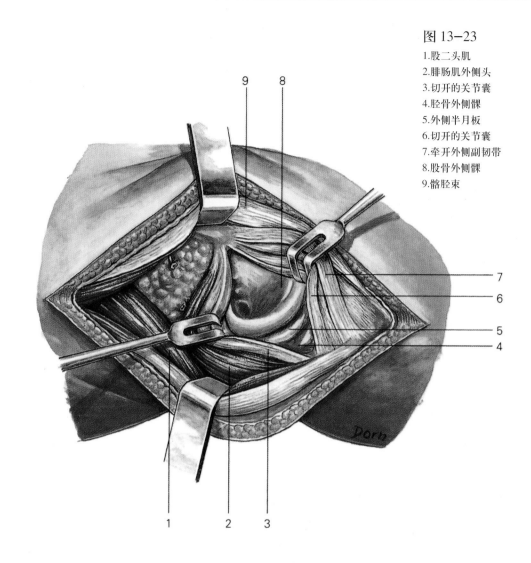

图 13-23
1. 股二头肌
2. 腓肠肌外侧头
3. 切开的关节囊
4. 胫骨外侧髁
5. 外侧半月板
6. 切开的关节囊
7. 牵开外侧副韧带
8. 股骨外侧髁
9. 髂胫束

六、后侧入路

【简介】

膝关节后侧入路适用于后交叉韧带的外科手术，特别是后交叉韧带急性断裂或连同小块骨质撕脱的修复。也适用于切除 Baker 囊肿，需要加强和修复后侧关节囊以及血管、神经的手术和膝关节屈曲挛缩的矫正。较小的切口可用于半膜肌囊肿的摘除。后侧切口偶尔用于膝关节后部疏松组织的切除。

后侧入路也需要广泛的软组织解剖，偶尔也需要切断腓肠肌内侧头，但在术终必须修复，此种情况下，术后需要一定时间的制动。

保护后部的感觉神经是重要的，特别是大腿后侧远端的皮神经、腓肠神经及其分支。

切口呈大"S"形，较纵行切开有更广泛的显露，且不易引起腘窝的瘢痕挛缩。呈角度切开时，皮瓣尖端血运循环障碍很少见到。

【体位】

俯卧于枕上，膝部轻度屈曲于松弛位。

【切口】

图 13-24 呈大"S"形，全长约 10cm。起于关节近端内侧，平行于半膜肌向远侧走行，在关节中部横行后转向远端跨过腓肠肌外侧头。

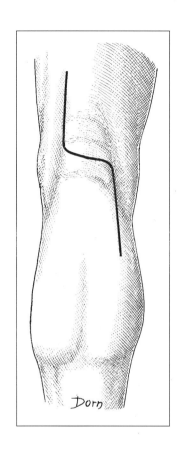

图 13-24

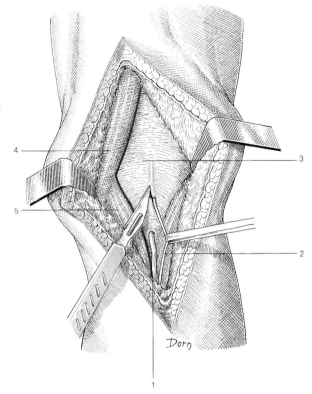

图 13-25
1.小段隐静脉
2.腓肠神经
3.腘筋膜
4.半膜肌
5.腓肠肌内侧头

【显露】

图 13-25 在腓肠肌两个头之间可以见到腓肠神经，在腘筋膜深面游离至其胫神经起始处。纵行切开腘筋膜。

图 13-26 将胫神经、腓总神经及其分支游离。可以看到腘血管位于神经的内侧。向内牵开半膜肌，可以见到腓肠肌内侧头及其附着处。靠近股骨切断腓肠肌内侧头，将胫神经和腘血管牵向外侧，并加以保护。进入腓肠肌内侧头的血管神经束必须加以保护。

图 13-27 显露腘窝底部，显露半膜肌附着点、筋膜的扩张部及腘斜韧带。可以见到膝上及膝中动脉，将其结扎。

图 13-28 在关节中线纵行切开关节囊，将腘斜韧带牵引缝合，即可显露后交叉韧带在胫骨上的附着点。

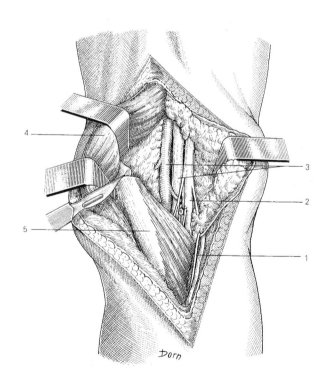

图 13-26
1.腓肠神经
2.胫神经
3.腘动、静脉
4.半膜肌
5.腓肠肌内侧头

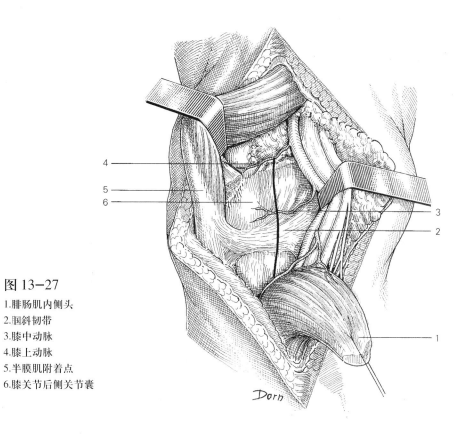

图 13-27
1.腓肠肌内侧头
2.腘斜韧带
3.膝中动脉
4.膝上动脉
5.半膜肌附着点
6.膝关节后侧关节囊

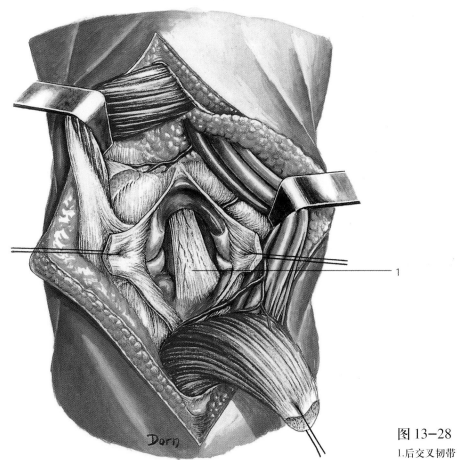

图 13-28
1.后交叉韧带

第十四章

胫骨和腓骨

Tibia and fibula

一、胫骨近侧 1/3：前外侧入路

【适应证】

1.胫骨外侧髁骨折复位术。

2.胫骨截骨术。

【体位】

1.骨折复位术：侧卧位，使外侧半月板和胫骨边缘之间的间隙张开。

2.胫骨截骨术：仰卧位，患侧臀部垫沙袋。无菌区范围应包括整个下肢，以便观察下肢力线。

【切口】

图 14-1 起于 Gerdy 结节，沿外侧髁弧形向下走行，止于胫骨嵴。如果有必要可向远侧延伸。另外还可沿皮肤皱褶作横行切口，起于腓骨头后上方，在髌骨下极和胫骨粗隆之间向内侧延伸。后一切口适用于胫骨截骨术，不适于行骨折内固定。

【显露】

图 14-2 将皮肤边缘游离并牵开。沿胫骨髁和胫骨嵴切开腱膜和骨膜。

图 14-3 将胫骨前肌在骨膜下剥离后牵开，显露胫骨髁前侧、外侧面及相邻的胫骨干。阔筋膜近端的附着点可从 Gerdy 结节剥离。横行切开关节囊。闭合切口时，不应缝合腱膜，以避免出现筋膜室综合征。在儿童行胫骨截骨时，皮下筋膜的切开应达到小腿的远侧 1/3。

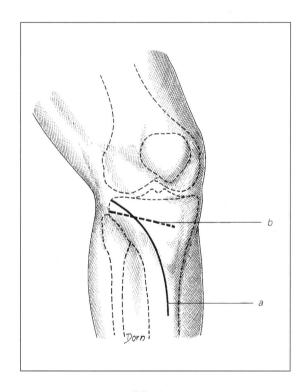

图 14-1

1.切口

2.横斜切口

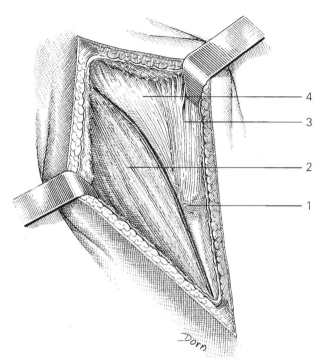

图 14-2
1.胫骨粗隆
2.胫骨前肌
3.髌韧带
4.胫骨嵴

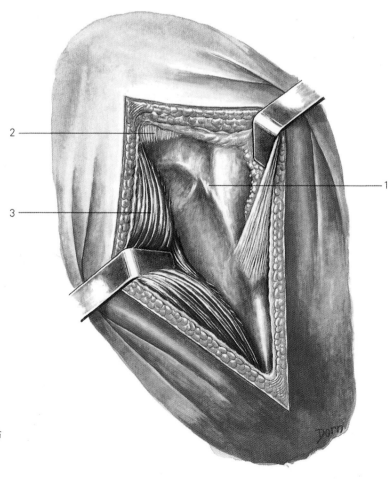

图 14-3
1.胫骨近端
2.阔筋膜，附着于 Gerdy 结节
3.牵开的胫骨前肌

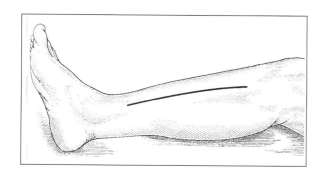

图 14-4

二、胫骨中段：前内侧入路

【适应证】

1.胫骨骨折切开复位钢板内固定；有时也用前外侧入路，以避免钢板直接位于皮下。

2.骨切除术。

3.胫骨截骨术。

【体位】

仰卧位，下肢外旋。

【切口】

图 14-4　在胫骨内侧做弧形切口。

【显露】

图 14-5　在切口的下部必须注意保护隐神经和大隐静脉。不应从筋膜和肌肉上游离皮缘。

图 14-6　沿胫骨内侧面中线切开骨膜，保持其与皮肤和皮下组织连续。在骨膜下显露胫骨。此切口可显露胫骨的任何一段。在小腿近侧 1/3，解剖缝匠肌、股薄肌和半膜肌的止点，牵向内侧，可进入胫骨干骺端。在胫骨远侧 1/3，因皮肤血运较差，切开时应加以注意。弧形切口可以避免皮缘张力过大。切口应较所需显露的胫骨长。

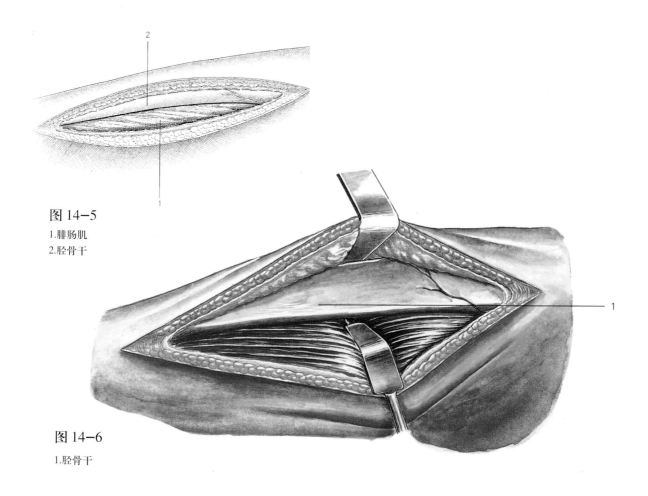

图 14-5
1.腓肠肌
2.胫骨干

图 14-6
1.胫骨干

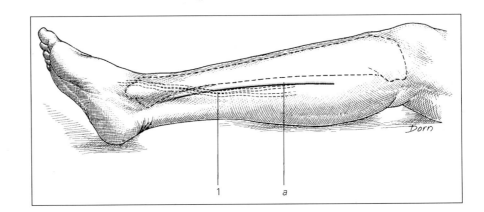

图 14-7
1.隐静脉和神经
a.切口

三、胫骨中段：后内侧入路

【适应证】

骨折不愈合的植骨术。

【体位】

仰卧位，下肢外旋。

【切口】

图 14-7 沿胫骨内后侧缘做切口。

【显露】

图 14-8 轻柔地牵开皮肤，确认胫骨的内后侧缘。切开筋膜，沿胫骨后内侧缘剥离骨膜。

图 14-9 在骨膜下显露胫骨后表面。这一过程中，不显露胫骨的前内侧面。将深部屈肌连同骨膜一起从胫骨剥离。

图 14-10 通过小腿中部横断面显示后内侧入路。

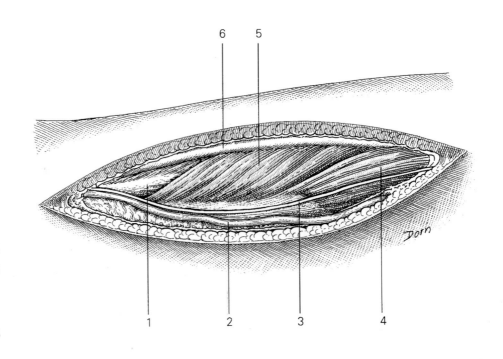

图 14-8
1.趾长屈肌
2.隐静脉
3.隐神经
4.腓肠肌
5.比目鱼肌
6.胫骨

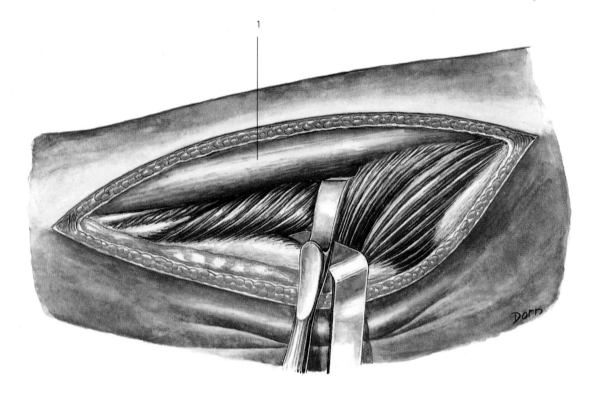

图 14-9

1.胫骨干

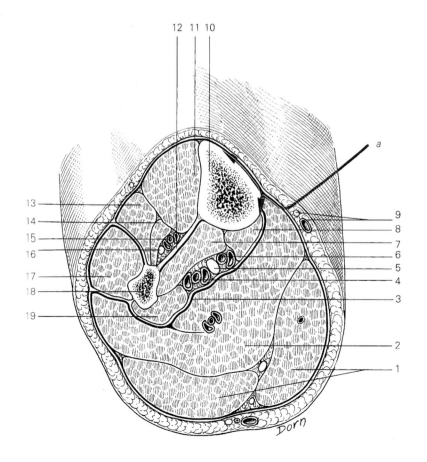

图 14-10

1.腓肠肌内侧和外侧头

2.比目鱼肌

3.后浅、深筋膜室之间的筋膜

4.腓动、静脉

5.胫神经

6.胫后动、静脉

7.胫骨后肌

8.趾长屈肌

9.隐神经和静脉

10.胫骨

11.胫骨前肌

12.骨间膜

13.趾长伸肌

14.踇长伸肌

15.胫前动、静脉

16.腓深神经

17.腓骨肌

18.腓骨

19.踇长屈肌

a.胫骨后内侧入路

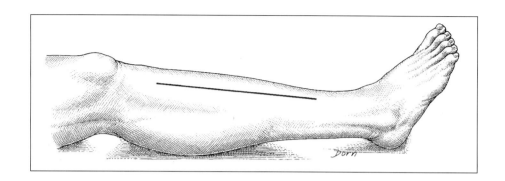

图 14-11

四、胫骨中段：前外侧入路

【简介】

前外侧入路适用于内侧皮肤活力较差时。也适用于胫骨钢板内固定术，钢板置于骨的外侧有肌肉覆盖。

【适应证】

胫骨骨折切开复位内固定。

【体位】

仰卧位，患侧臀部垫沙袋。

【切口】

图 14-11 胫骨前嵴外侧 1cm 处纵行直切口，长度依需要而定。

【显露】

图 14-12 在胫骨嵴上切开筋膜和骨膜，并将之从胫骨前内侧面剥离。

图 14-13 在外侧，将骨膜连同胫骨前肌从胫骨的前外侧面剥离。

图 14-14 通过小腿中部横断面显示前外侧入路。

术终不应缝合筋膜，以避免筋膜室综合征的发生。

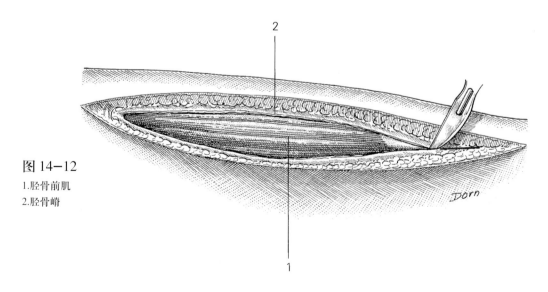

图 14-12
1.胫骨前肌
2.胫骨嵴

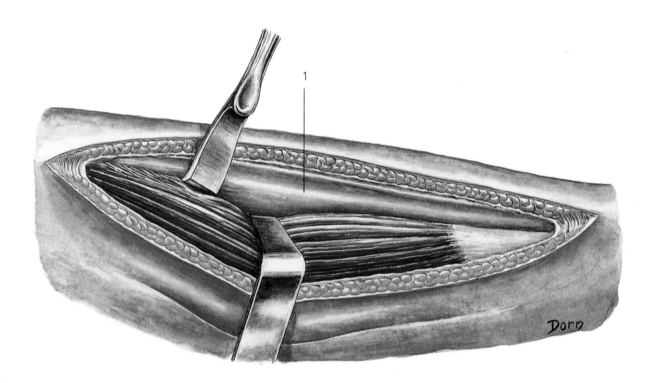

图 14-13

1.胫骨干

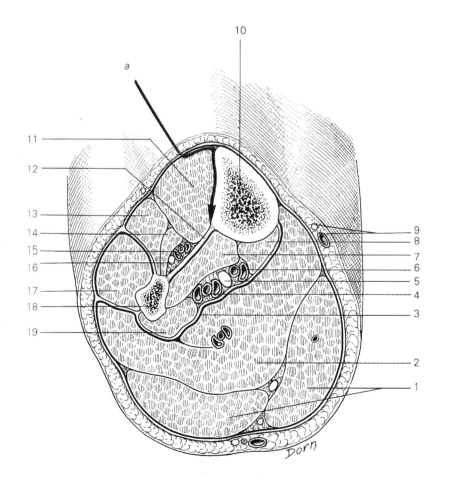

图 14-14

1.腓肠肌内侧和外侧头

2.比目鱼肌

3.后浅、深室之间的筋膜

4.腓动、静脉

5.胫神经

6.胫后动、静脉

7.胫骨后肌

8.趾长屈肌

9.隐神经和静脉

10.胫骨

11.胫骨前肌

12.骨间膜

13.趾长伸肌

14.踇长伸肌

15.胫前动静脉

16.腓深神经

17.腓骨肌

18.腓骨

19.踇长屈肌

a.胫骨前内侧入路

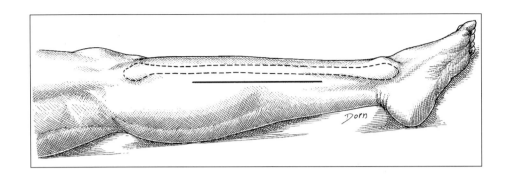

图 14-15

五、胫骨和腓骨：后外侧入路

【简介】

胫腓骨后外侧入路对于外科手术有重要的作用，因为该区域的皮肤通常健康完整。但解剖较复杂，有损伤胫后动脉、腓动脉及伴行静脉的危险。虽然如此，有两点有助于解剖：

1. 辨认清楚浅后室的比目鱼肌和外室腓骨肌之间的间隙。

2. 认识深部解剖的顺序，将深部屈肌从腓骨骨膜下、骨间膜和胫骨后表面游离。将未显露的血管神经束牵向内后侧。如果损伤胫后动脉及其伴行静脉，会发生严重的血液渗出。

【适应证】

1. 胫腓骨间骨移植治疗骨折不愈合。

2. 需显露胫骨，但因皮肤原因无法选择前侧入路时。

【体位】

俯卧位，或侧卧位患侧在上。

【切口】

图 14-15 沿腓肠肌外侧缘做纵行直切口。在小腿近端 1/3 注意保护外侧腓肠神经。

【显露】

图 14-16 沿皮肤切口线切开筋膜，通过分隔两室的肌间隔，确认腓骨肌和比目鱼肌之间的间隙。将比目鱼肌从肌间隔和腓骨上分离。在切口近侧，结扎供应腓骨短肌的腓动脉分支。

图 14-17 在切口深部，向内后牵开比目鱼肌和腓肠肌，显露腓骨后嵴。切开骨膜，自骨膜下剥离踇长屈肌。

图 14-18 向内牵开踇长屈肌，显露腓动、静脉，紧贴腓骨表面剥离胫骨后肌，显露骨间膜。

图 14-19 进一步将胫骨后肌从骨间膜上分离，和踇长屈肌一同牵向内后侧，注意保护胫、腓血管和胫神经。继续靠近骨间膜后面解剖，直到胫骨外侧缘。剥离骨膜，显露胫骨。

图 14-20 通过小腿中段横断面显示后外侧。

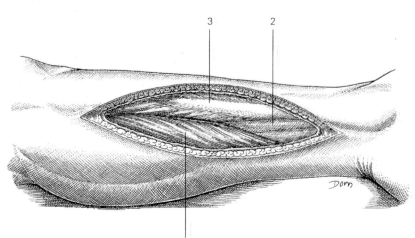

图 14-16
1. 比目鱼肌
2. 踇长屈肌
3. 腓骨肌

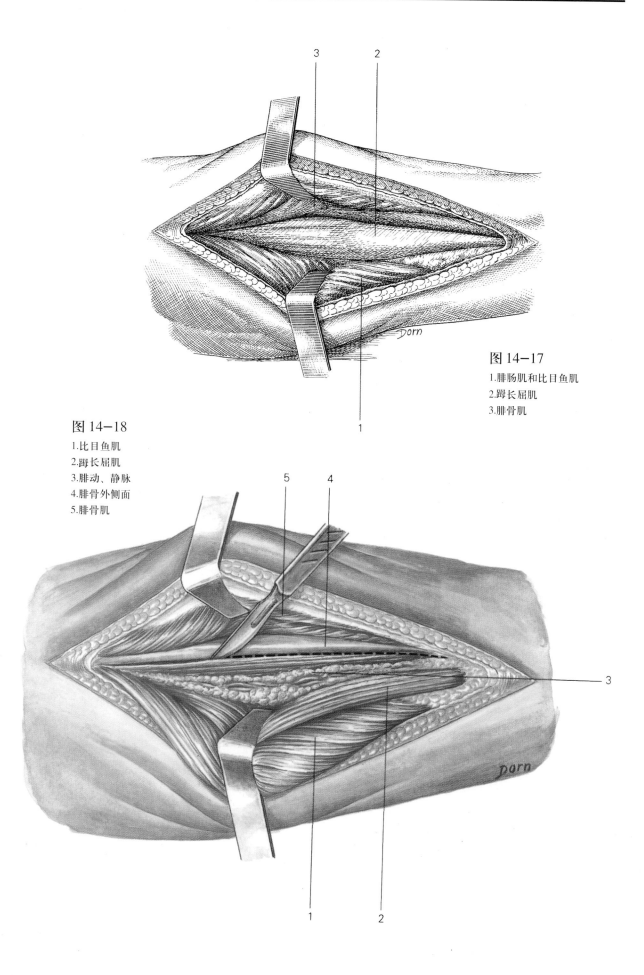

图 14-17
1.腓肠肌和比目鱼肌
2.蹈长屈肌
3.腓骨肌

图 14-18
1.比目鱼肌
2.蹈长屈肌
3.腓动、静脉
4.腓骨外侧面
5.腓骨肌

图 14-19
1.腓血管
2.胫骨后肌
3.骨间膜
4.腓骨外侧面
5.腓骨肌
6.胫骨外侧面

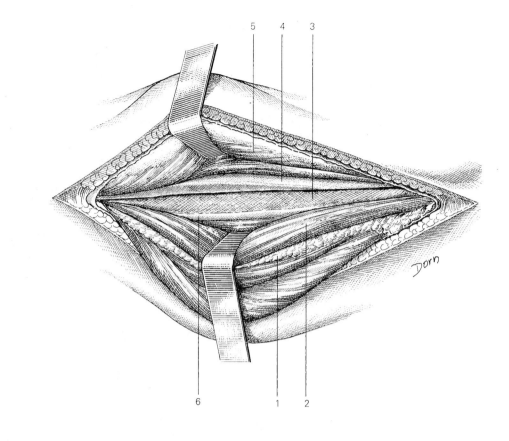

图 14-20
1.腓肠肌内侧和外侧头
2.比目鱼肌
3.腓动、静脉
4.胫神经
5.胫后动、静脉
6.趾长屈肌
7.胫骨后肌
8.骨间膜
9.胫骨
10.胫骨前肌
11.趾长伸肌
12.踇长伸肌
13.胫前动、静脉
14.腓深神经
15.腓骨短肌
16.腓骨长肌
17.腓骨
18.踇长屈肌
a.后外侧入路

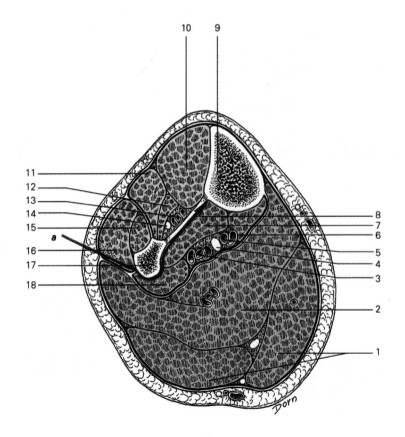

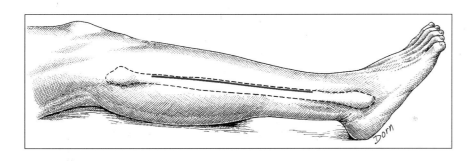

图 14-21

六、胫骨外侧入路：腓骨前侧

【简介】

此入路可替代前述的后外侧入路。只有在胫前血管已受损伤的情况下，才可以应用。在前室和侧室之间进入。胫骨显露不佳，且有损伤胫前血管和位于骨间膜上的腓深神经的危险。

【适应证】

胫腓间骨移植。

【切口】

图 14-21 腓骨嵴前方纵行直切口。

【显露】

图 14-22 轻柔牵开皮肤，显露前侧和外侧肌群之间的肌间隔。在趾长伸肌和腓骨肌之间可到达腓骨。

图 14-23 在腓骨骨膜下和骨间膜前面分离肌肉，注意保护胫前血管和位于骨间膜上的腓深神经。

图 14-24 将胫骨前肌从胫骨外侧面分离，牵向前内侧，显露腓骨内侧面、骨间膜和胫骨外侧面。如计划行胫腓骨间移植，应切除骨间膜。

图 14-25 通过小腿中部横断面显示外侧入路。

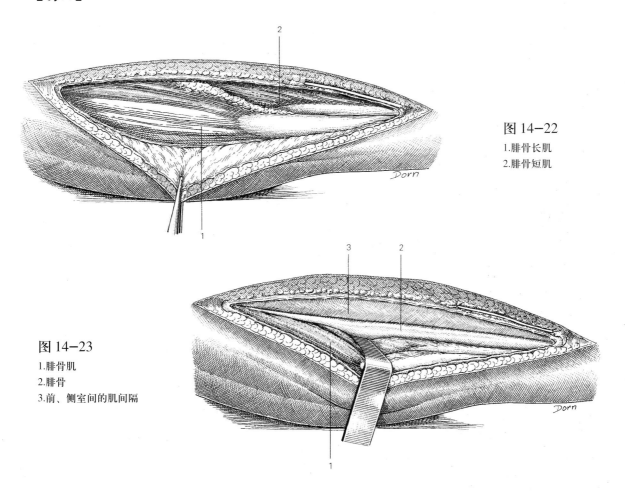

图 14-22
1.腓骨长肌
2.腓骨短肌

图 14-23
1.腓骨肌
2.腓骨
3.前、侧室间的肌间隔

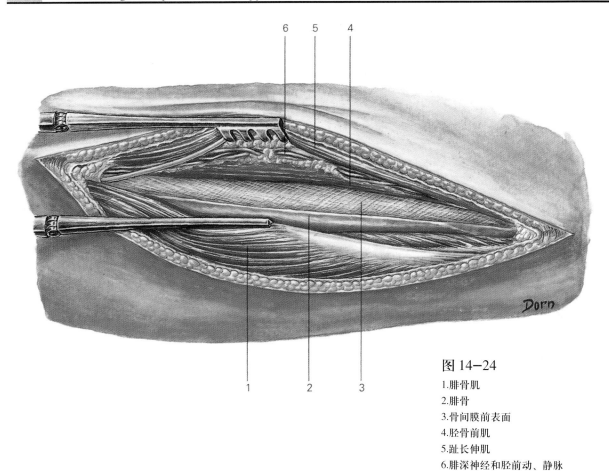

图 14—24

1.腓骨肌

2.腓骨

3.骨间膜前表面

4.胫骨前肌

5.趾长伸肌

6.腓深神经和胫前动、静脉

图 14—25

1.腓肠肌内侧和外侧头

2.比目鱼肌

3.腓动、静脉

4.胫神经

5.胫后动、静脉

6.趾长屈肌

7.胫骨后肌

8.骨间膜

9.胫骨

10.胫骨前肌

11.胫前动静脉

12.腓深神经

13.踇长伸肌

14.趾长伸肌

15.腓骨短肌

16.腓骨长肌

17.腓骨

18.踇长屈肌

a.腓骨前侧的胫骨外侧入路

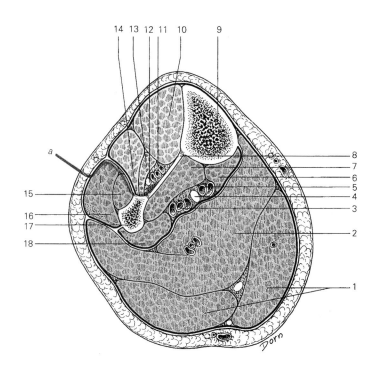

七、胫骨远端1/4：后外侧入路

【简介】

胫骨远端1/4后外侧入路是胫骨后外侧入路向远端的延伸。胫骨远端1/4进入较为困难。不提倡使用内侧入路，因为此处皮肤薄，易发生坏死。后外侧入路较理想，可以进入胫骨远端1/4的后面，适用于骨折复位和内固定。

【适应证】

1.胫骨远端后侧骨折的切开复位和固定。

2.胫骨后侧经关节骨折的切开复位。

【体位】

俯卧位，或侧卧位（患侧在上）。

【切口】

图14-26　跟腱外侧缘和腓骨后缘之间中线纵行切口。起于外踝尖，向近侧延伸至需要的长度。

【显露】

图14-27　在皮下组织中，注意游离并保护小隐静脉和腓肠神经。在切口的下部，神经和静脉位于切口的前方，跨过切口走行。如果向近侧延长切口，有必要游离长段血管神经束，以便向内后侧牵开。在切口近段，如果切口偏外侧，可将血管神经束连同内侧皮缘牵开，而不必游离。沿皮肤切口线切开筋膜。

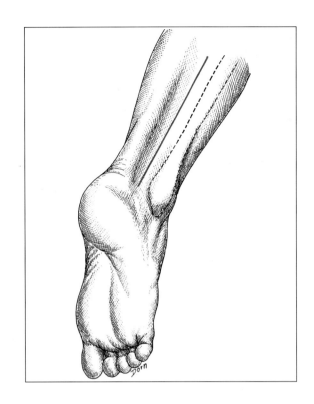

图14-26

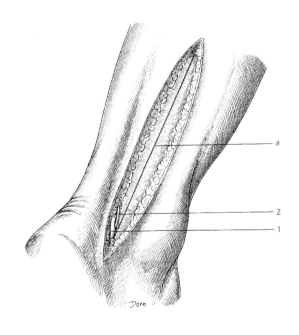

图14-27

1.小隐静脉

2.腓肠神经

a.腓骨肌支持带上的切口

图 **14-28** 切开腓骨肌支持带，将腓骨长肌腱和腓骨短肌肌腹牵向前外侧，显露踇长屈肌。在切口近侧，从腓骨上分离比目鱼肌。通过踇长屈肌纤维纵行切开腓骨骨膜，在骨膜下分离踇长屈肌，牵向后内侧。

图 **14-29** 继续向内侧显露胫骨后部。不解剖腓动脉。

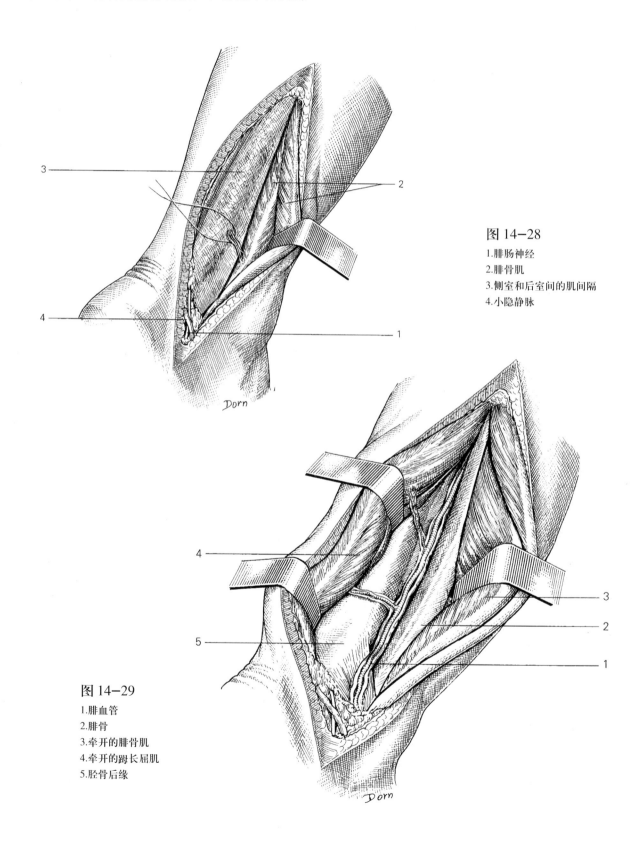

图 14-28

1.腓肠神经

2.腓骨肌

3.侧室和后室间的肌间隔

4.小隐静脉

图 14-29

1.腓血管

2.腓骨

3.牵开的腓骨肌

4.牵开的踇长屈肌

5.胫骨后缘

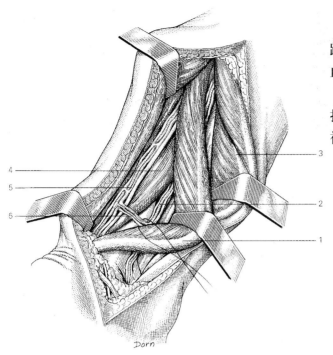

图 **14-30** 姆长屈肌也可以牵向外侧，显露趾长屈肌和胫后动静脉。结扎胫后动、静脉与腓血管的交通支。

图 **14-31** 将姆长屈肌牵向外侧，向内侧牵拉趾长屈肌时，注意保护腓血管、胫后血管和胫神经。

图 14-30
1.向外侧牵开的姆长屈肌
2.腓血管
3.牵开的腓骨肌
4.趾长屈肌
5.胫后血管和胫神经
6.交通血管

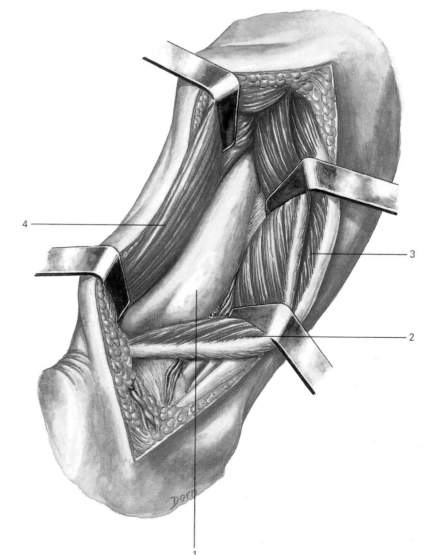

图 14-31
1.胫骨后缘
2.牵开的姆长屈肌
3.牵开的腓骨肌
4.牵开的趾长屈肌

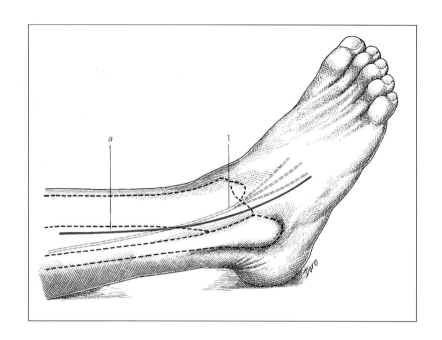

图 14-32
1.腓浅神经
a.切口

八、胫骨远侧 1/4：前外侧入路

【简介】

胫骨远端 1/4 的内侧位于皮下，如果皮肤坏死，骨质将外露。

前外侧入路和后外侧入路有同样的优点：皮肤通常是健康的，有多重血运支配，且骨质有前侧肌群保护。当处理含有大块前侧骨块的经关节骨折时，前外侧入路较后外侧入路容易。前外侧入路不必从胫骨上分离任何肌肉的止点。趾长伸肌和第三腓骨肌起于腓骨。姆长伸肌腱和胫骨前肌在此骨没有附着点。

【适应证】

1.胫腓骨远端骨折复位内固定。

2.胫骨经关节骨折的复位。

【体位】

仰卧位，患侧臀部垫沙袋，保持下肢中立位。

【切口】

图 14-32 腓骨外缘前侧纵行切口。

【显露】

图 14-33 按皮肤切口线切开筋膜。将前侧皮缘连同腓浅神经牵向前方。有时需将其外踝分支切断。

图 14-34 将趾长伸肌和第三腓骨肌自腓骨前内侧骨膜外和骨间膜分离。结扎外踝动脉和腓动脉穿支之间的吻合支。

图 14-35 将前室所有肌肉连同胫前血管和腓深神经牵向前内侧，显露胫骨远侧 1/4 的前外侧。

图 14-36 通过胫骨远侧 1/4 的横断面显示前外侧入路。

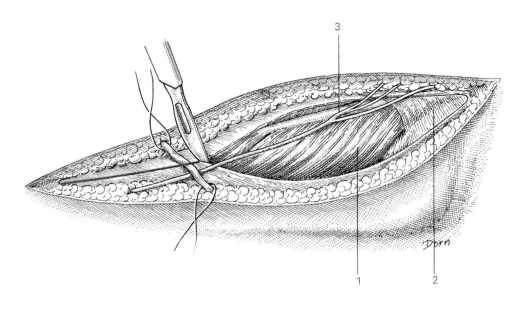

图 14-33

1.趾长伸肌

2.伸肌支持带

3.腓浅神经

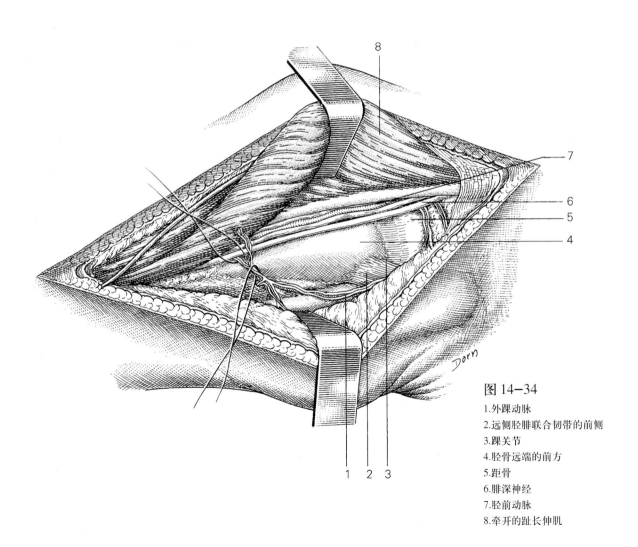

图 14-34

1.外踝动脉

2.远侧胫腓联合韧带的前侧

3.踝关节

4.胫骨远端的前方

5.距骨

6.腓深神经

7.胫前动脉

8.牵开的趾长伸肌

图 14-35

1.胫骨远侧 1/4

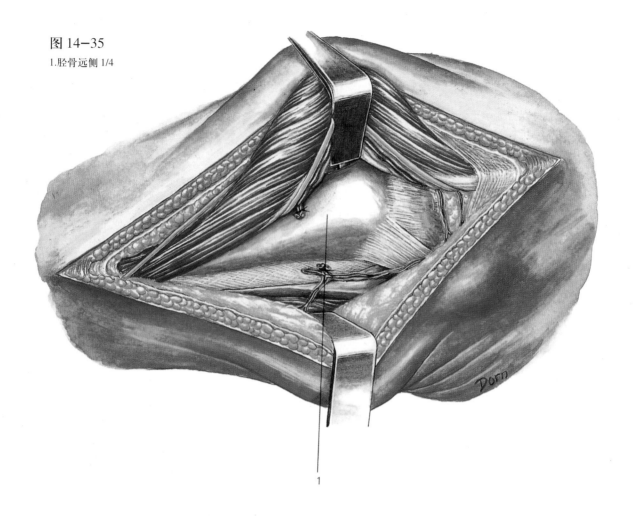

图 14-36

1.踇长屈肌

2.腓肠肌和比目鱼肌

3.胫后动、静脉

4.趾长屈肌

5.胫神经

6.胫骨后肌

7.腓动、静脉

8.大隐静脉

9.骨间膜

10.胫骨

11.胫骨前肌

12.踇长伸肌

13.胫前动、静脉

14.腓深神经

15.趾总伸肌

16.腓骨

17.腓骨长肌

18.腓骨短肌

a.胫骨的前外侧入路

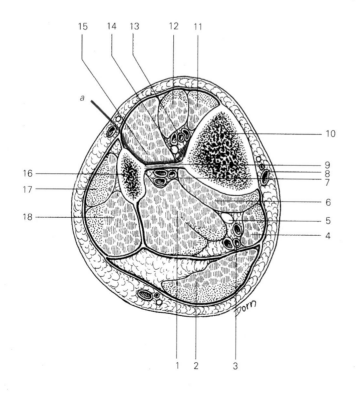

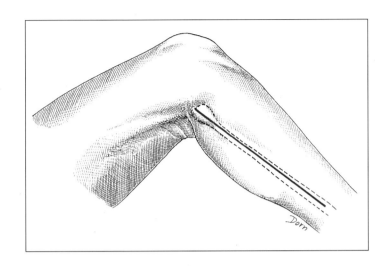

图14-37

九、腓骨近、中1/3段：外侧入路和进入腓骨远端1/3的扩大外侧入路

【简介】

腓骨在横断面上呈三角形。内侧面对胫骨，前外侧面和后外侧面以腓骨嵴为界。腓骨头及其远段动脉位于皮下，易触及。腓骨干为肌肉包裹，只有骨嵴可被触到，通过分开侧室的腓骨肌可以同时到达其前外侧面和后外侧面。也可以从前室和外侧室的肌间隙进入前外侧面，但有损伤腓浅神经的可能。

通过牵开腓骨肌而保护腓浅神经，可以容易、安全地从侧室和后室的肌间隙进入腓骨近、中1/3。

腓总神经绕腓骨颈处由腓骨长肌纤维覆盖，易被损伤。将腓骨肌肌腱和肌腹牵向后侧，可由外侧入路显露腓骨远端1/3。

接骨术、带血管或不带血管骨移植术，可通过同样显露进行。

【适应证】

1.胫骨截骨术的同时进行腓骨截骨术。

2.腓骨切除。

3.骨折切开复位内固定。

4.骨移植术。

【体位】

仰卧位，患侧臀部垫沙袋。或侧卧于健侧。

【切口】

图14-37　紧靠腓骨嵴后面作纵行切口，近端延长至腓骨头股二头肌腱处。

【显露】

图14-38　首先显露腓总神经。将皮肤轻柔牵开后，小心切开近侧筋膜。腓总神经位于股二头肌腱后侧，将其游离直至腓骨颈处，分开腓骨长肌浅层纤维，进一步显露之。将腓总神经轻柔牵至腓骨头上方。继而切开腓骨嵴上的筋膜，确认侧室和后室间的间隙。

图14-39　骨膜下分离比目鱼肌和腓骨肌，并牵开。在中段，需将蹞长屈肌从其腓骨后面止点分离。

图14-40　需将腓骨肌牵向后侧，显露腓骨远端1/3。

图14-41　横断面显示外侧入路进入腓骨近端2/3。

图14-42　横断面显示外侧入路进入腓骨远端1/3。

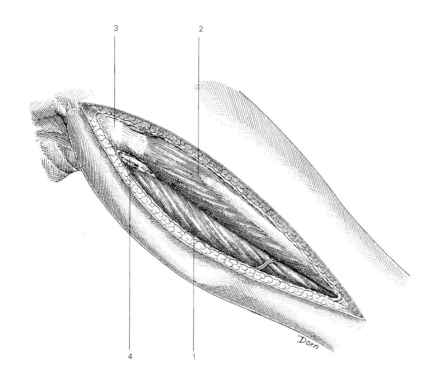

图 14-38

1.腓肠肌和比目鱼肌

2.腓骨长肌

3.腓骨头

4.腓总神经

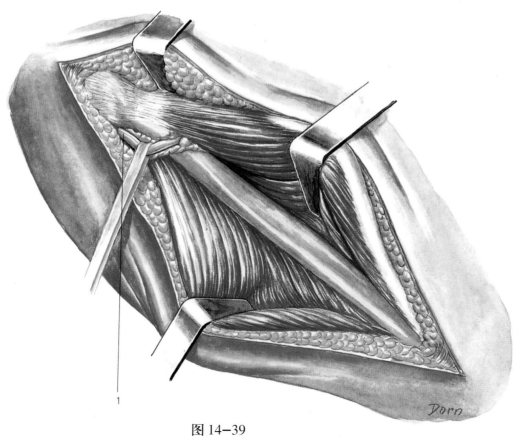

图 14-39

1.腓总神经

图 14-40

1.腓骨长肌
2.腓骨远端 1/3
3.腓浅神经
4.腓骨短肌

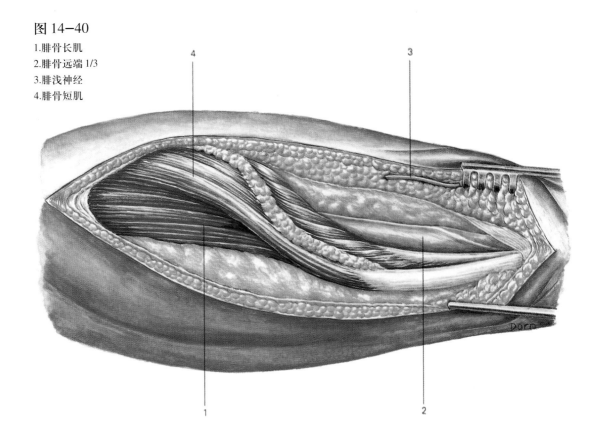

图 14-41

1.腓肠肌内侧头和外侧头
2.比目鱼肌
3.腓动、静脉
4.胫神经
5.胫后动、静脉
6.趾长屈肌
7.胫骨后肌
8.骨间膜
9.胫骨
10.胫骨前肌
11.胫前动、静脉
12.腓深神经
13.踇长伸肌
14.趾长伸肌
15.腓骨短肌
16.腓骨长肌
17.腓骨
18.踇长屈肌
a.腓骨外侧入路（近、中 1/3）

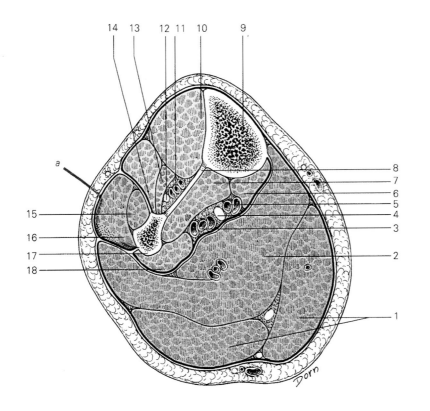

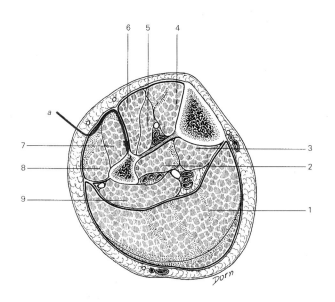

图 14-42
1.比目鱼肌
2.胫骨后肌
3.趾长屈肌
4.胫骨前肌
5.踇长伸肌
6.趾长伸肌
7.腓骨短肌
8.腓骨长肌
9.踇长屈肌
a.外侧入路到达腓骨中、远 1/3

十、小腿筋膜切开术

【简介】

小腿筋膜室综合征经常发生，可继发于涉及动脉的手术、严重创伤或肢体长时间受压后。筋膜室早期切开减压是预防继发性缺血挛缩的唯一有效方法。

临床检查和压力测定可以证明某一室发生筋膜室综合征，但病情发展可使小腿所有4个室都发生筋膜室综合征。所以，有必要做两个切口，将4个室全部减压。

图 14-43 筋膜室、肌肉、血管神经束以及浅表感觉神经的解剖知识非常重要。前室和侧室由前外侧皮肤切口进入。后侧两个室由后内侧切口进入。

图 14-43
1.腓肠肌内侧头和外侧头
2.比目鱼肌
3.腓动、静脉
4.胫神经
5.胫后动、静脉
6.趾长屈肌
7.胫骨后肌
8.骨间膜
9.胫骨
10.胫骨前肌
11.胫前动、静脉
12.腓深神经
13.踇长伸肌
14.趾长伸肌
15.腓骨短肌
16.腓骨长肌
17.腓骨
18.踇长屈肌
a.后侧浅室
b.后侧深室
c.前室
d.侧室

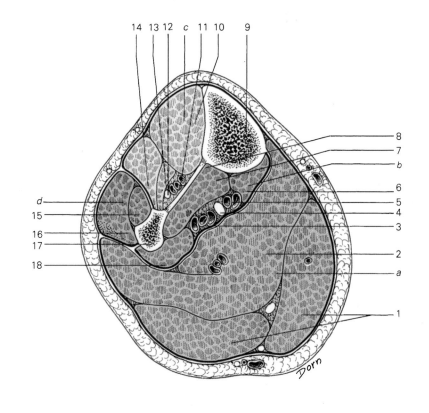

十一、小腿筋膜切开术：前外侧切口

图 14-44 腓骨前 2cm 处纵行直切口。

图 14-45 皮下组织潜行游离后显露腱膜和

前室及侧室间的前侧肌间隔。在腱膜上做横行切口确认肌间隔后，在胫骨嵴和肌间隔中线打开前室，向近侧和远侧延伸。打开外侧室时，切口朝向外踝，以保护腓浅神经。

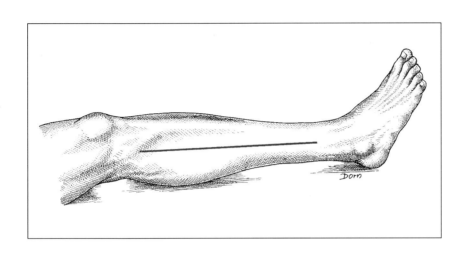

图 14-44

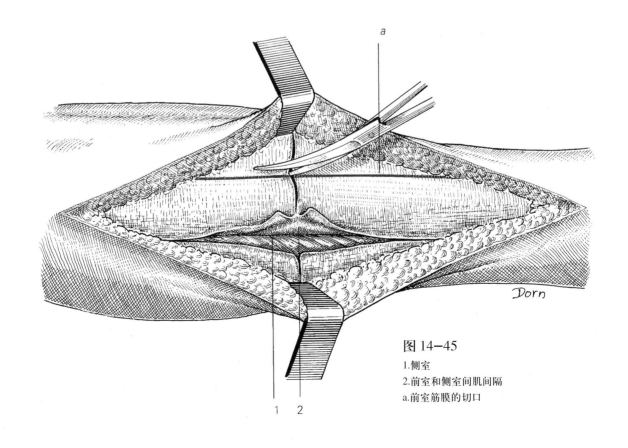

图 14-45
1.侧室
2.前室和侧室间肌间隔
a.前室筋膜的切口

十二、小腿筋膜切开术：后内侧切口

图 14-46 胫骨后缘后方 2cm 纵行直切口。注意保护不要损伤隐静脉和隐神经。

图 14-47 打开后侧骨筋膜浅室筋膜，显露腓肠肌和比目鱼肌。在比目鱼肌肌腹远端处切开后侧深室筋膜。如果足底神经有受压征象，应作跗管减压。后侧深室筋膜的切口近端要求将比目鱼肌从胫骨上分离。

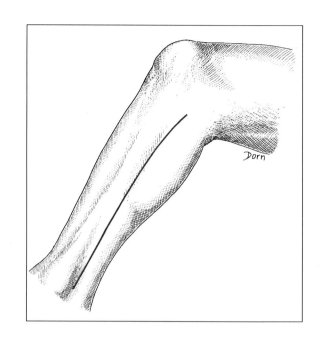

图 14-46

图 14-47
1.腓肠肌
2.比目鱼肌
a.从胫骨上分离比目鱼肌的切口，以显露深室筋膜
b.深室筋膜的切口

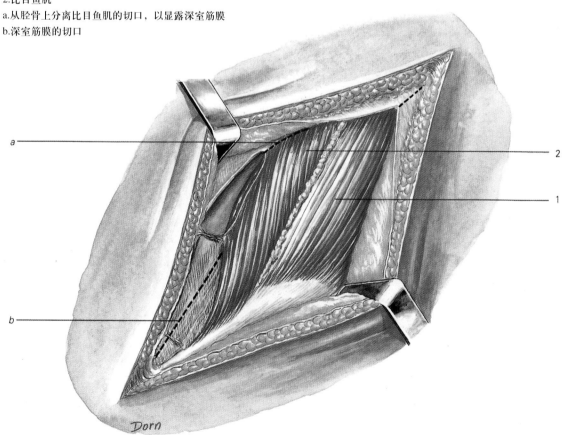

第十五章

踝 和 足

Ankle and foot

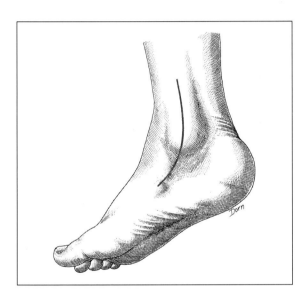

图 15-1

一、踝关节前内侧入路

【适应证】

1.内踝骨折手术。

2.显露距骨骨关节面。

【切口】

图 15-1　切口始于内踝尖近侧 5cm，经过关节弧形向前止于内踝下 1～2cm。

【显露】

图 15-2　不要损伤行于切口前上部的隐神经及血管，沿三角韧带前侧界纵行切开，将关节囊向外侧牵开显露踝关节前内侧部。

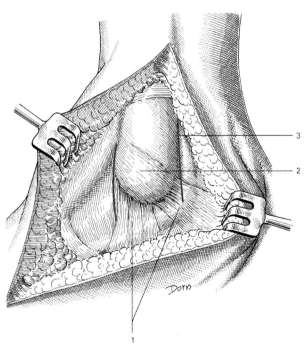

图 15-2

1.三角韧带

2.内踝

3.松解内踝的后侧切口

图 15-3 有时需要更好的显露入路，施行内踝截骨术，最好使用锯斜形截骨，应小心保留截骨块上的三角韧带的连接。为了使骨块容易再复位，在截骨前最好先钻一孔，以便术终前拧入螺钉。

图 15-4 将内踝向下牵开可显露内侧距骨穹窿。

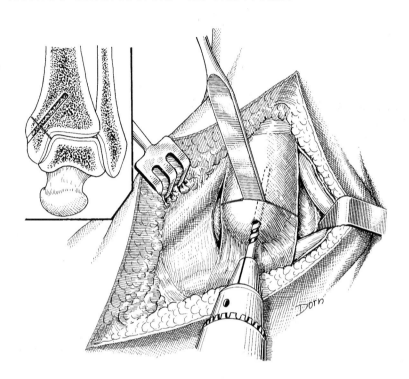

图 15-3

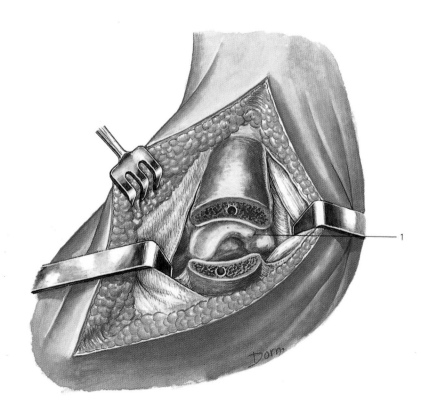

图 15-4
1.距骨

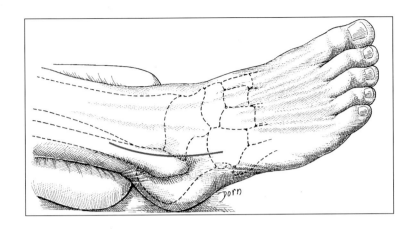

图 15-5

二、踝关节前外侧入路

【适应证】

1. 外踝内固定术。
2. 前胫腓关节的探查。
3. 显露踝关节外侧面。
4. 显露外侧副韧带的前、中部。

【体位】

仰卧，患侧臀下垫沙袋。

【切口】

图 15-5　外踝上一微曲的纵行切口长约 10cm，并向远端延长过踝关节。

【显露】

图15-6　不要损伤在切口前部皮下软组织内的腓浅神经，游离后方皮瓣可显露外踝，切开伸肌上支持带。

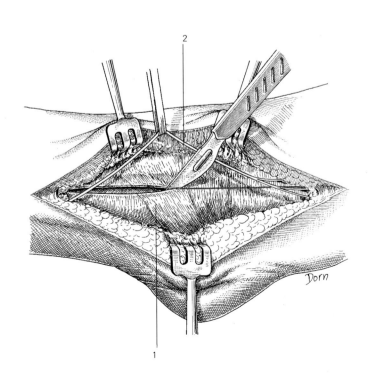

图 15-6
1. 伸肌上支持带
2. 腓浅神经

图 **15-7** 松解趾长伸肌外侧腱并向内侧牵开，腓动脉穿支在踝关节囊的外侧。

图 **15-8** 踝关节前侧关节囊清晰可见，按皮肤切口线切开关节囊后，可显露距骨的前外侧和外踝的内侧面。

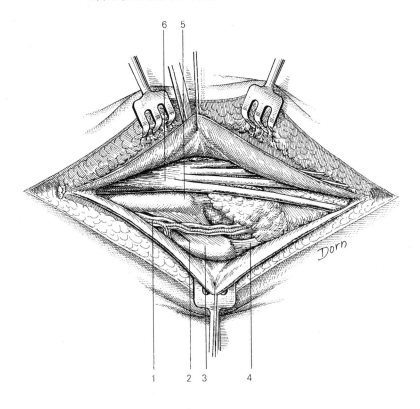

图 15-7
1.腓动脉的穿支
2.胫腓前韧带
3.外踝
4.跟腓韧带
5.胫骨
6.趾长伸肌腱

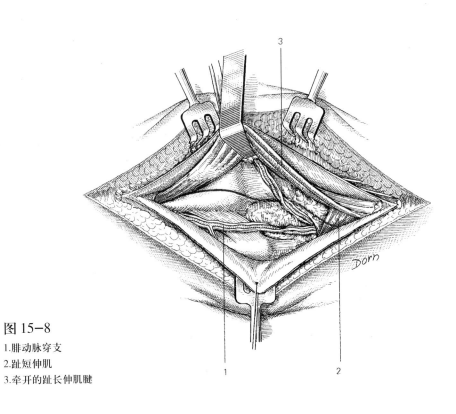

图 15-8
1.腓动脉穿支
2.趾短伸肌
3.牵开的趾长伸肌腱

图 15-9 切开腓骨肌下支持带，显露踝关节跟腓韧带，牵开腓肌腱。切开关节囊，显露踝关节外侧面。行踝关节融合术，腓骨远端截骨，能更好地显露踝关节外侧面。切口可向远端延长至趾短伸肌平面，将趾短伸肌的骰骨的起点游离，显露距跟关节和跟骰关节。

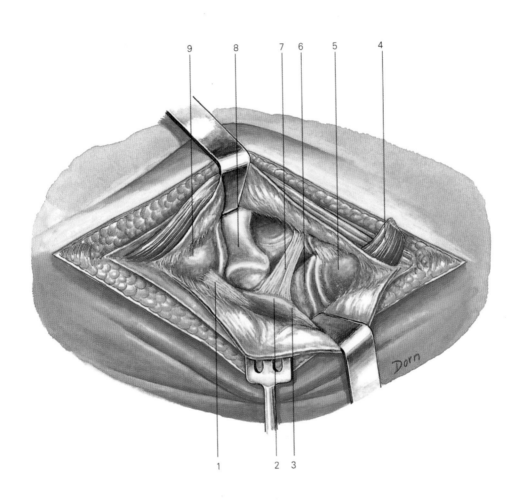

图 15-9

1. 胫腓前韧带
2. 外踝
3. 跟腓韧带
4. 趾短伸肌（向近侧游离并牵开）
5. 骰骨
6. 跟骨
7. 距腓前韧带
8. 距骨穹窿
9. 胫骨

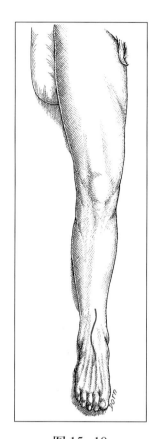

图 15—10

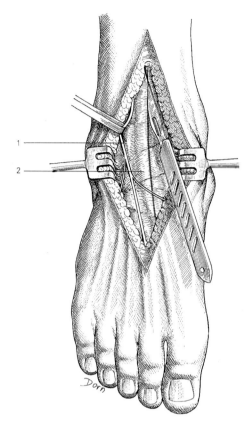

图 15—11
1.腓浅神经
2.伸肌下支持带

图 15—12
1.踇长伸肌腱
2.腓深神经
3.足背动脉
4.胫前肌
5.踝前动脉
6.牵开的趾长伸肌腱
7.腓浅神经
8.跗外侧动脉

三、踝关节的前侧入路

【适应证】
1.踝关节融合术。
2.踝关节成形术。

【体位】
仰卧位。

【切口】
图 15—10 切口位于内、外踝之间中线上，起于关节面近端10cm，止于关节面远端5cm。切口经过踝关节前方，在踝关节上下呈微曲的"S"形。

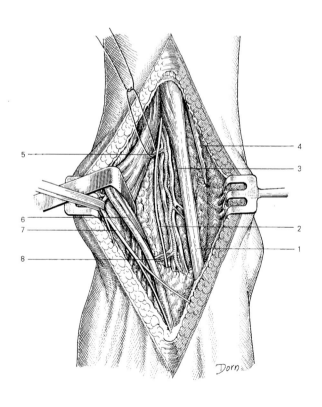

【显露】

图15-11　深筋膜是由上、下支持带加强的，按皮肤切口线切开上、下支持带，游离腓浅神经并牵开。

图15-12　向外侧牵开趾长伸肌腱显露腓深神经和足背动、静脉，结扎踝前动脉和跗外侧动脉，游离足背血管，向内侧牵开腓深神经和足背动、静脉。

图15-13、图15-14　将踝关节前面关节囊横行切开，可清晰显露胫距关节前侧。

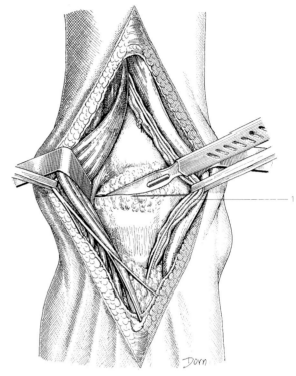

图 15-13

1.足背动脉和腓深神经（已牵开）

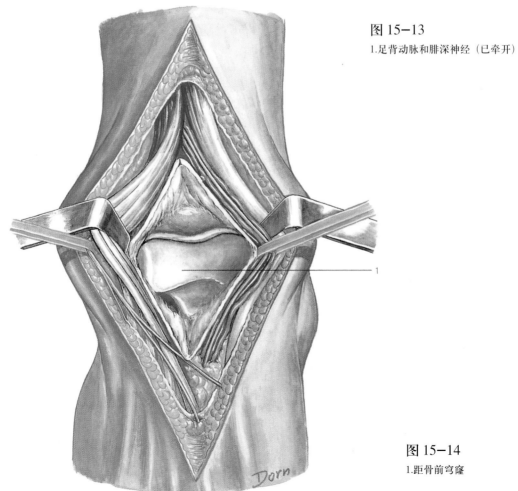

图 15-14

1.距骨前穹窿

四、踝关节后内侧入路

【适应证】

1.Club 畸形足矫形术。

2.三角韧带探查术。

3.显露跟骨内侧面。

4.距跟关节和距下关节切开术。

【体位】

仰卧位。

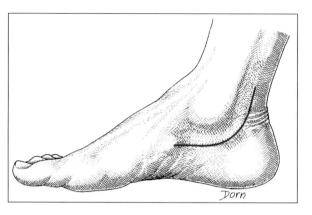

图 15-15

【切口】

图 15-15 始于内踝上 5cm，沿跟腱与胫骨内侧界之间下行，绕内踝向前，指向舟状骨粗隆。

【显露】

图 15-16 纵行切开深筋膜和屈肌支持带，辨认血管神经束，包括胫后动脉和胫神经，尽早用橡皮条保护并牵开。

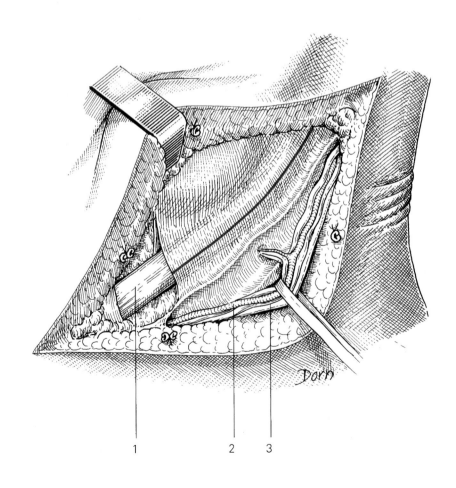

图 15-16

1.胫骨后肌腱

2.胫后动脉

3.胫神经

1　　2　3

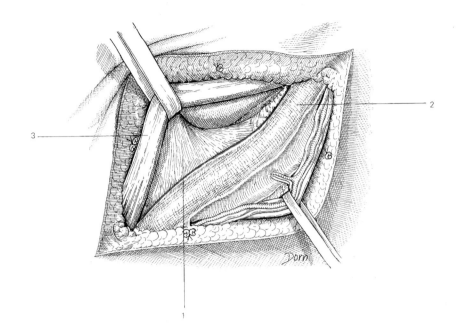

图 15—17
1.三角韧带（胫跟韧带）
2.趾长屈肌腱位于其腱鞘
3.牵开的胫骨后肌腱

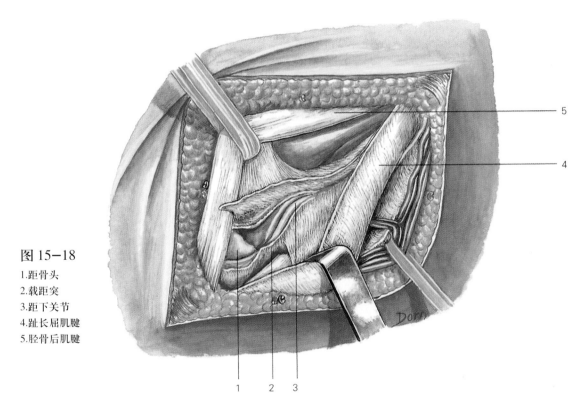

图 15—18
1.距骨头
2.载距突
3.距下关节
4.趾长屈肌腱
5.胫骨后肌腱

图 15—17　切开胫骨后肌腱鞘，并将肌腱向前牵拉即可显露三角韧带。

图 15—18　在畸形足矫形术中，当跟腱被牵开后，关节囊后侧和跟距关节更易显露。为显露距跟关节，可于胫后与趾长屈肌间隙打开。向前牵开趾长屈肌腱、血管神经束和𧿹长屈肌腱，可显露跟骨内侧面；同时可以在𧿹短展肌筋膜的上缘切开，将肌腹移向距面以达到充分暴露。

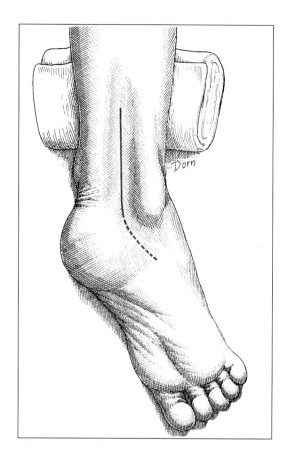

图 15-19

五、踝关节后外侧入路

【适应证】

可很好地显露踝关节和距跟关节后面，这对松解 Club 足的外侧束带非常有用。在行踝关节骨折内固定时，此入路可显露胫、腓骨远端后侧面。

【体位】

俯卧位，足跟向上置于手术台。

图 15-19 皮肤切口平行于跟腱的外侧缘，在腓肠神经、小隐静脉的后侧，向远端外踝下延伸至跟骰关节。

【显露】

图 15-20 小心避免损伤毗邻于小隐静脉的腓肠神经，将血管、神经牵向外侧。继续向深层解剖至跟腱。切开姆长屈肌和腓骨肌腱间隙，可显露胫骨远端和踝关节、跟距关节后面。

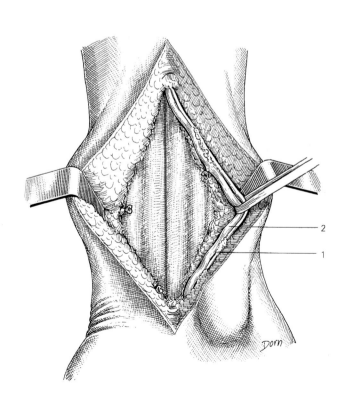

图 15-20
1.腓肠神经
2.小隐静脉

图 15-21　将跛长屈肌向外侧牵开，将腓骨肌腱向内侧牵开。在跛长屈肌外侧操作可避免损伤经过内踝后方的血管神经束。

图 15-22　切开腓骨肌腱鞘，将肌腱向前牵开，可见腓骨远端。踝关节可通过后侧纵行切口显露。

图 15-23　向远侧仔细解剖可显露距跟关节、跟骰关节的外侧面。

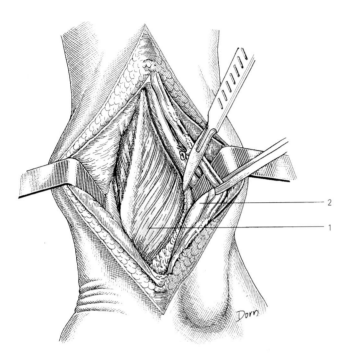

图 15-21

1.跛长屈肌

2.腓骨短肌

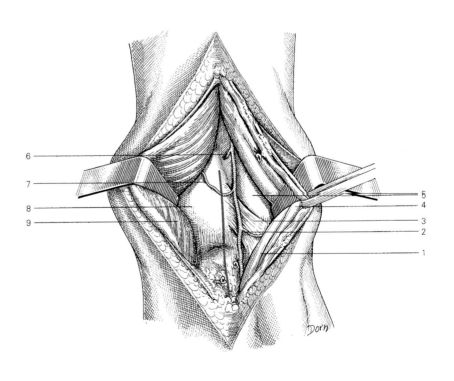

图 15-22

1.腓骨短肌

2.腓动脉外踝后支

3.胫腓后韧带

4.腓骨长肌

5.腓骨

6.腓动脉的穿支

7.腓动脉的交通支

8.胫骨

9.跛长屈肌（牵开）

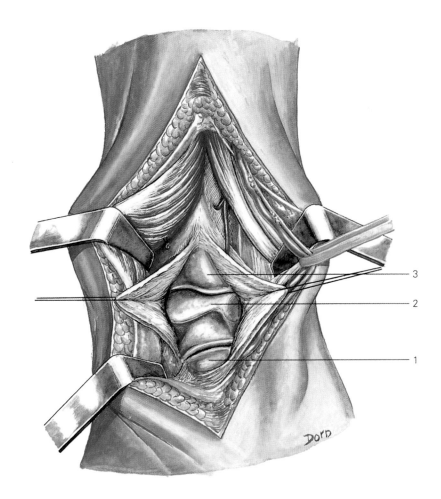

图 15−23
1.跟骨
2.距骨
3.胫骨

六、经腓骨的踝关节入路

【适应证】

用于踝关节融合术和外踝骨折内固定术。可以清晰显露关节的外侧部,若需显露内踝,可另做内侧切口。

【体位】

仰卧位。

【切口】

图 15−24 切口从腓骨下 1/3 沿踝关节外侧

缘至趾短伸肌肌腹。

【显露】

图 15−25 纵行切开深筋膜,腓骨被显露,并于踝关节近侧端行截骨术,将远侧骨块向后、远侧牵开。如果腓骨下 1/3 有骨折,应沿远折端向远侧跟部方向仔细解剖游离,腓骨下 1/3 骨折块借 3 个外侧韧带:前方的距腓、跟腓韧带以及后方的距腓韧带与跟骨和距骨相连接。

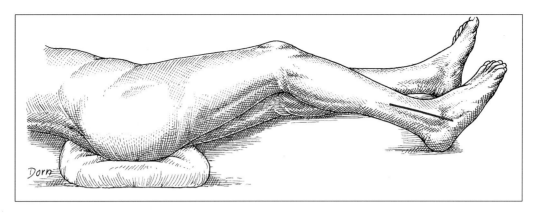

图 15-24

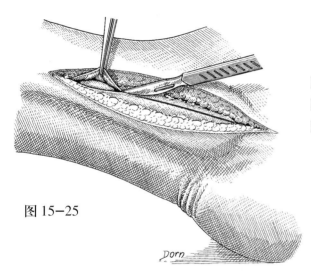

图 15-25

图15-26 在游离远侧腓骨时应预先选好内固定用的钢板，并预钻螺钉的骨孔。后踝行内固定术后，腓骨复位并将准备好的钢板用螺钉固定。

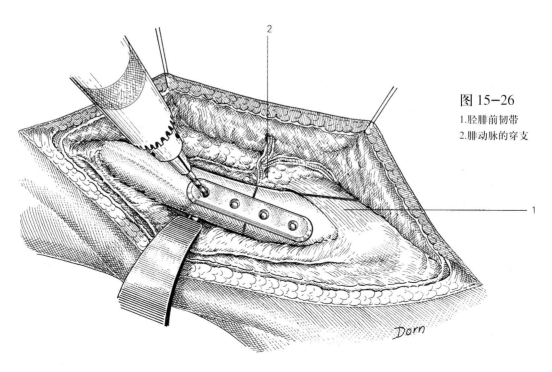

图 15-26

1. 胫腓前韧带
2. 腓动脉的穿支

图**15-27** 切断胫腓骨前韧带，远端腓骨才能旋转，胫腓后韧带和维持远腓骨段的后侧肌肉应保持完整。

图**15-28** 显露踝关节外侧面。如行踝关节融合术，关节软骨面很容易被剥脱。可不必将腓骨复位，因为在踝关节融合术时腓骨能否增强稳定性令人怀疑。

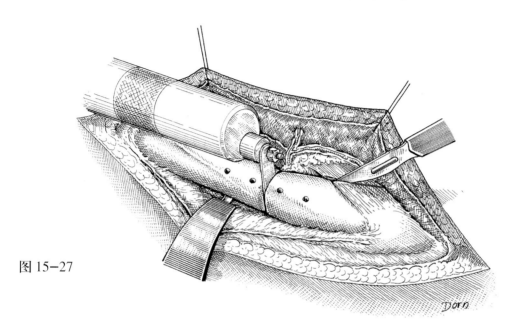

图 15-27

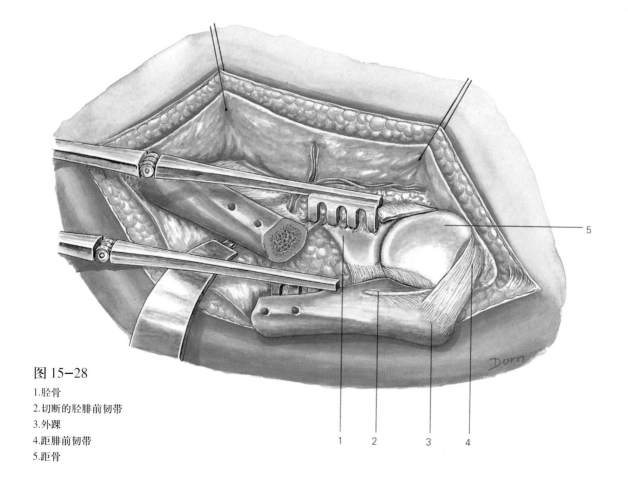

图 15-28

1.胫骨

2.切断的胫腓前韧带

3.外踝

4.距腓前韧带

5.距骨

七、距跟关节和跗骨间关节外侧入路

【适应证】

用于跟骨骨折后距跟关节融合，三关节融合术、距跟关节（Grice 关节）外融合术或跟舟关节嵴切除术。

【体位】

臀后垫沙袋以对抗下肢引发的髋关节外旋。

【切口】

图 15-29 起自外踝尖远侧 3～4cm，在外踝下转弯，止于距舟关节表面足背内侧，约在第一跖骨基底近侧 1cm。

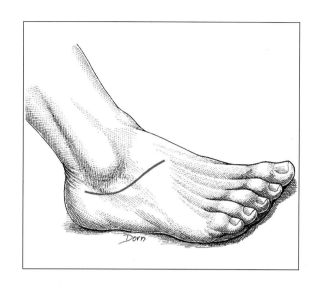

图 15-29

【显露】

图 15-30 向内侧显露第三腓骨肌和趾长伸肌腱，腓骨肌腱与切口后侧皮瓣平行。

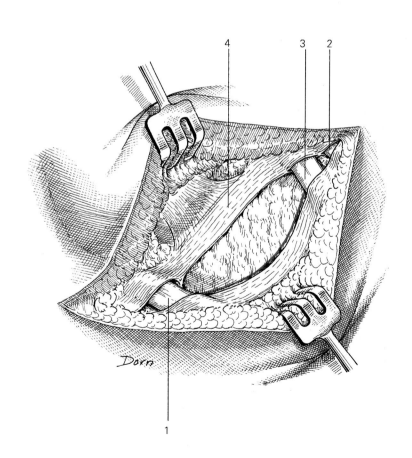

图 15-30

1.腓骨短、长肌腱
2.趾长伸肌腱
3.第三腓骨肌
4.伸肌下支持带

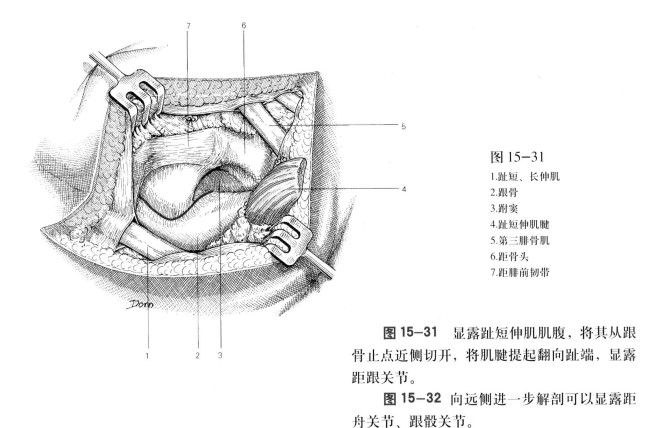

图 15-31
1.趾短、长伸肌
2.跟骨
3.跗窦
4.趾短伸肌腱
5.第三腓骨肌
6.距骨头
7.距腓前韧带

图 15-31 显露趾短伸肌肌腹，将其从跟骨止点近侧切开，将肌腱提起翻向趾端，显露距跟关节。

图 15-32 向远侧进一步解剖可以显露距舟关节、跟骰关节。

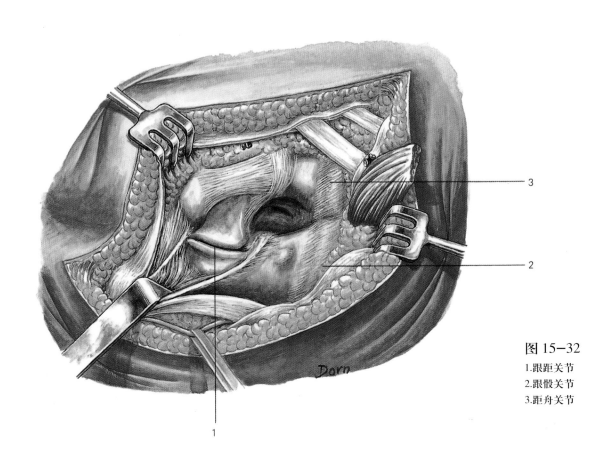

图 15-32
1.跟距关节
2.跟骰关节
3.距舟关节

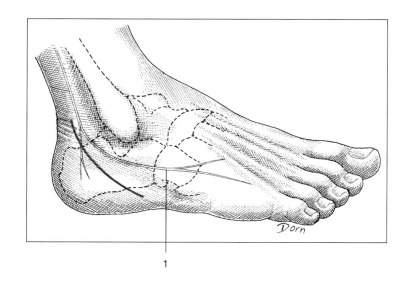

图 15-33

1.腓肠神经

八、跟骨外侧入路

【适应证】

该入路用于跟骨截骨术或跟骨骨折后显露跟骨外侧面。如果是后一种情况，可将切口近端延伸以利于显露。

【体位】

仰卧位，患侧臀下垫沙袋。

【切口】

图 15-33 弧形切口经过外踝尖近侧2～3cm，与腓骨肌腱平行，止于近第五跖骨基底。切口垂直部为腓骨后界与跟腱后界之间的中线，切口水平部为外踝尖和足跟底之间的中线。

【显露】

图 15-34 避免损伤行走于伤口前部并与小隐静脉伴行的腓肠神经，仔细分开跟骨外侧面的皮下脂肪显露跟骨。

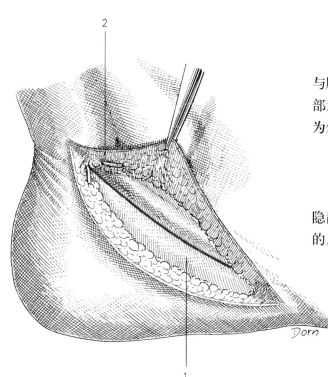

图 15-34

1.腓骨肌腱
2.腓肠神经

图 15-35 跟骨截骨术时，应在跟腱与距骨后部之间放置骨撬以保护跟腱，骨撬的弯曲末端放置于跟骨的内侧面，以标识截骨术的起始部位。另一个骨撬应插于跖面骨膜下，引导向跖底的截骨，截骨线应平行于腓骨肌腱。

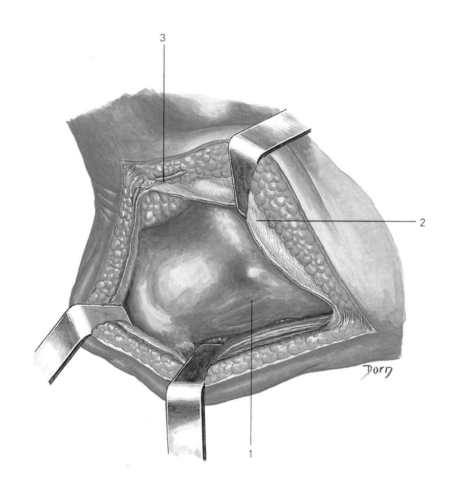

图 15-35

1.跟骨

2.腓骨长肌腱鞘

3.腓肠神经

九、足的背外侧入路

【适应证】

1.Club 畸形足矫形术中跟骰关节的显露。

2.第五跖骨基底的创伤。

【体位】

仰卧位，患侧臀下垫沙袋。

【切口】

图 15-36 切口经外踝尖至第五跖骨基底。

【显露】

图 15-37 提起皮瓣时，小心勿损伤与小隐静脉伴行的腓肠神经，可清晰看到连接于骰骨上的腓骨短肌，止于第五跖骨基底。

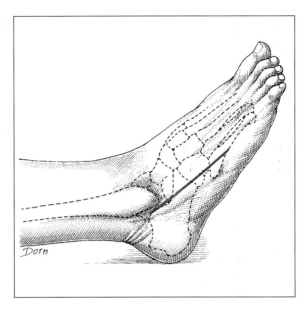

图 15-36

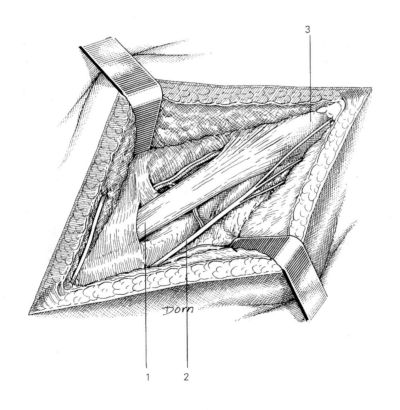

图 15-37

1.腓骨短肌腱

2.腓肠神经

3.第五跖骨粗隆

图 **15-38** 松解牵开趾短伸肌。

图 **15-39** 显露跟骰关节、第五跖骨基底和
骰骨关节。

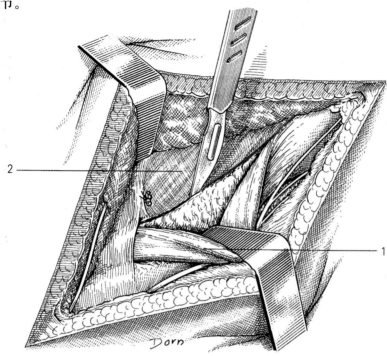

图 15-38

1.牵开腓骨短肌腱
2.趾短伸肌

图 15-39

1.腓骨短肌腱
2.跟骨
3.腓骨长肌腱
4.第五跖骨基底
5.骰骨
6.牵开趾短伸肌腱

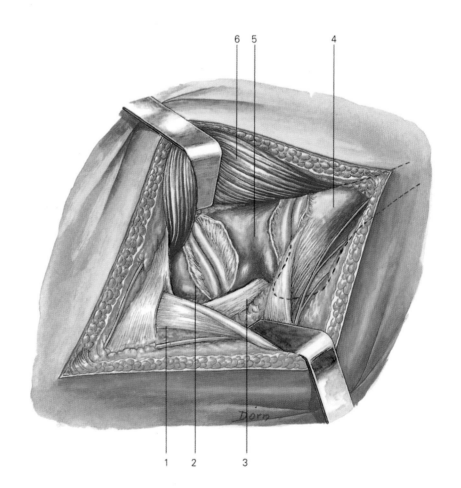

十、足的背内侧入路

【适应证】

显露足内侧的关节,平足的骨性矫形术,弓状足的软组织松解,切口后1/3部可显露跟骨内侧面,用于骨折内固定。

【体位】

仰卧位。

【切口】

图15-40 切口从踇趾基底至足跟,切口线前部经过舟状骨结节。如果需要,切口线前后可进一步显露直至跟骨跖面。

【显露】

图15-41 皮瓣向跖侧牵开,踇展肌肌腱在第一跖骨内侧面。

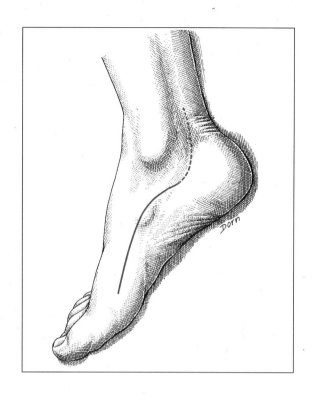

图 15-40

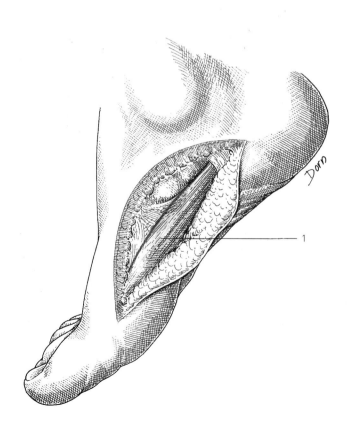

图 15-41

1.踇展肌

图 **15-42** 将踇展肌肌腱向踇侧止点牵开显露足内侧结构。

图 **15-43** 如果跟骨骨折切开复位需显露内侧面，切口应向后侧延伸。分离切开伸肌支持带，将血管神经束向前牵拉，钝性解剖显露跟骨内侧面。

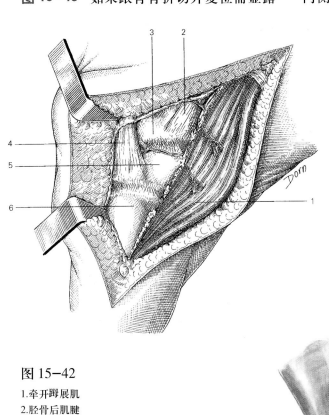

图 15-42

1.牵开踇展肌

2.胫骨后肌腱

3.舟状骨

4.胫骨前肌腱

5.内侧楔骨

6.第一跖骨

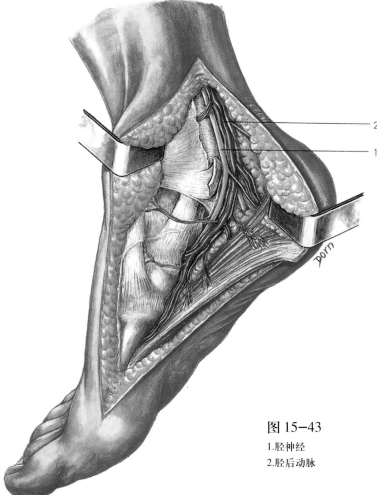

图 15-43

1.胫神经

2.胫后动脉

十一、第一跖骨：背侧入路

【适应证】

1. 第一跖骨基底切除术。
2. 楔跖关节外生骨疣的切除术。

【体位】

仰卧位。

【切口】

图 15-44　切口平行于姆长伸肌内侧，近侧起于舟骨粗隆，止于第一跖骨中段。

【显露】

图 15-45　牵开皮肤，胫骨前肌肌腱止于内侧楔骨和第一跖骨基底，姆长伸肌在外侧皮瓣下。

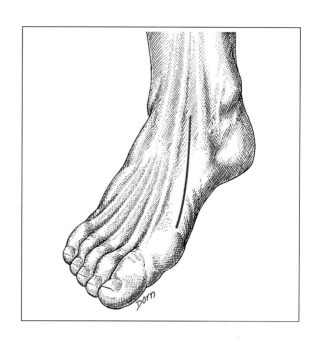

图 15-44

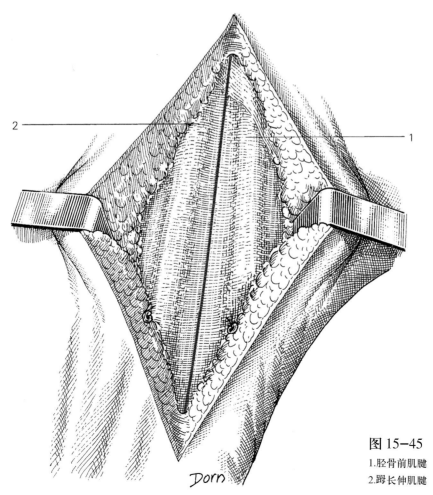

图 15-45
1. 胫骨前肌腱
2. 姆长伸肌腱

图15-46 如果显露舟状骨、内侧楔骨和第一跖骨基底，从踇长伸肌和胫骨前肌之间入路最安全。

图 15-46
1.第一跖骨
2.内侧楔骨
3.胫骨前肌腱
4.舟状骨
5.踇长伸肌腱

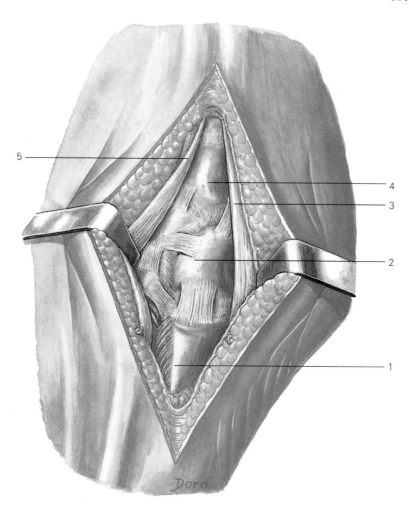

十二、第一跖趾关节的显露

【适应证】

1.跖骨远端骨切除术。

2.跖趾关节融合术。

【体位】

仰卧位。

【切口】

图15-47 以第一跖趾关节为中心，内侧纵行切口长约7.5cm。

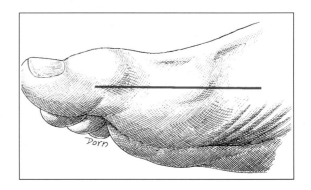

图 15-47

【显露】

图 15-48　当牵开皮瓣时，小心避免损伤背内侧的蹞指皮支。

图 15-49　沿皮肤切口切开，可迅速显露跖趾关节，蹞伸肌腱在外侧皮瓣下，必要时可延长切口。

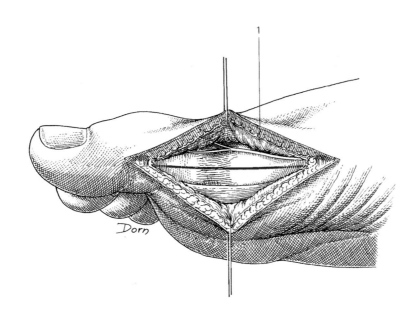

图 15-48
1.趾背神经

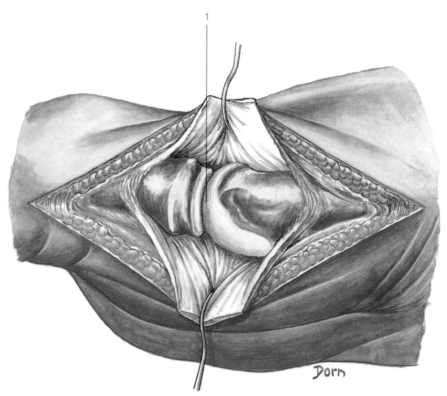

图 15-49
1.跖趾关节

十三、跖骨头切除术显露

【简介】

风湿性关节炎病人行足前部关节成形术，可缓解跖骨痛。足背侧切口较跖侧安全些，因为这种切口可减少损伤趾动、静脉和神经。

【适应证】

缓解跖痛。

【切口】

图 15-50　背侧入路需要 3 个切口，一个在踇指内侧，以上已描述过，另两个可分别位于第二、三跖骨头和第四、五跖骨头之间。

【显露】

图 15-51　切口经过两跖骨头间隙，小心保护伸肌腱，骨撬放于跖骨头两侧来显露骨质，跖骨背侧面的软组织清晰可见。若跖骨头向跖侧塌陷，与邻近的近侧趾骨基底重叠，则跖骨头不易被看到。

图 15-52　锯断跖骨颈部，跖骨头可被切除。

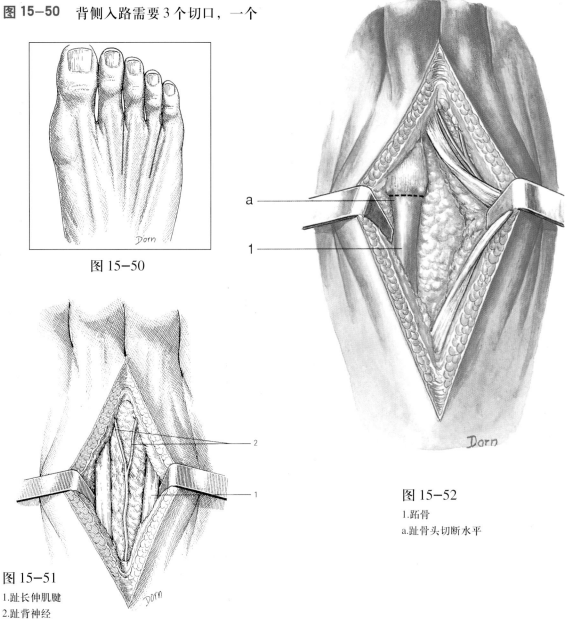

图 15-50

图 15-51
1.趾长伸肌腱
2.趾背神经

图 15-52
1.跖骨
a.趾骨头切断水平

十四、趾神经瘤切除术入路

【简介】

有两种方法切除趾神经瘤：从跖侧或背侧。跖侧入路的优点是可显露受累跖骨间的神经全长，缺点是瘢痕增生引起疼痛，而背侧入路显露受限，愈合快，可很快恢复活动。

• 跖侧入路

【切口】

图 15-53 在受累跖骨间做长 7.5cm 的纵行切口。

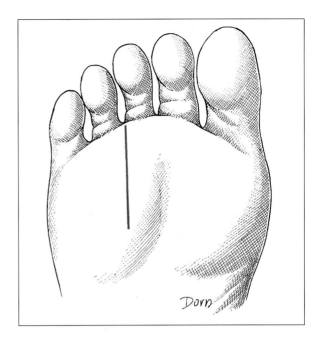

图 15-53

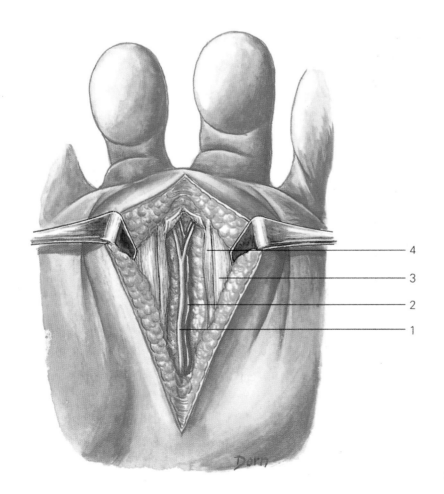

图 15-54

1.足趾总神经
2.足趾总动脉
3.趾长屈肌腱
4.趾短屈肌腱

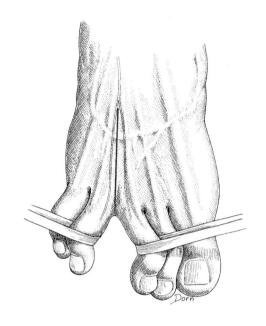

图 15-55

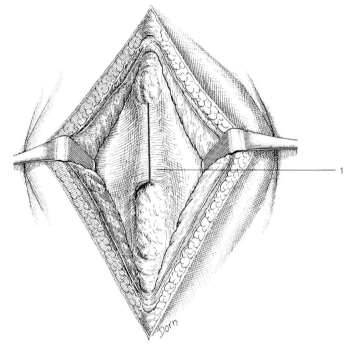

图 15-57
1.跖骨间韧带

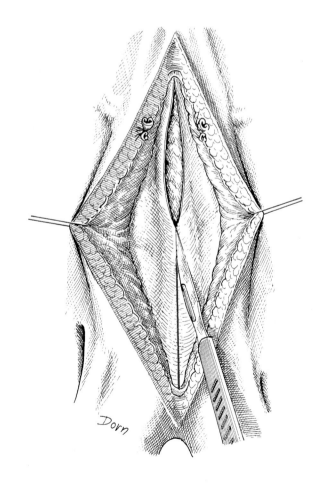

图 15-56

【显露】

图15-54 将临近的屈肌腱鞘间隙内的覆盖脂肪清除，显露受累跖骨间神经全长，神经远端为"Y"形分叉。

• 背侧入路

【切口】

图15-55 在受累间隙背侧面切口。

【显露】

图15-56 沿皮肤切口线切开深筋膜。

图15-57 跖骨间深在的横韧带，将其切开。

图15-58 切开跖骨横韧带，分开跖骨头，按压足跖底显露跖骨间神经和它的分叉点。

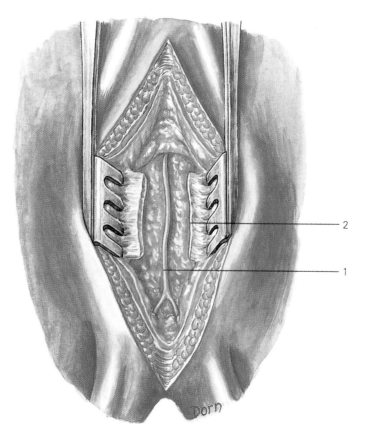

图 15-58
1.足趾总神经和分叉点
2.跖骨间韧带（切开）

十五、跟腱后内侧入路

【简介】

切口准确定位非常重要。因为切口若在肌腱的外侧，易损伤腓肠神经，而且外侧切口愈合也较差。

【适应证】

跟腱的延长和修复。

【体位】

俯卧位。

【切口】

图 15-59 切口沿下肢纵轴（中线稍向内侧）止于足跟横行皮肤皱褶水平。

图 15-60 牵开皮瓣，位于皮下的远侧1/3部跟腱易于显露，将腱鞘纵行切开。

图 15-61 解剖外侧界时，应小心避免损伤与小隐静脉伴行的腓肠神经。

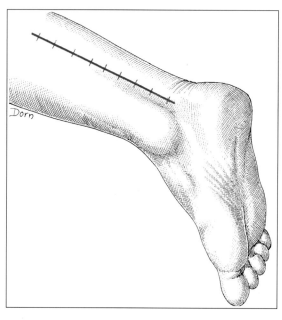

图 15-59

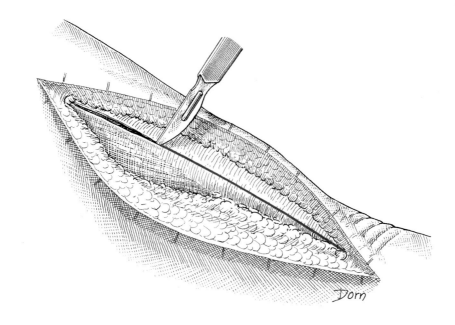

图 15-60

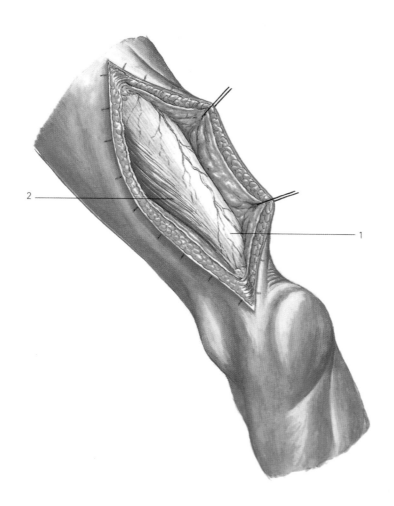

图 15-61
1.跟腱
2.比目鱼肌

第十六章

下肢动脉和静脉

Arteries and veins of the lower extremity

一、股动脉：Scarpa 三角（股三角）

【解剖】

股三角的上界为腹股沟韧带，内侧为耻骨肌和内收肌，外侧为缝匠肌内缘。股动脉在髂前上棘与耻骨联合的中点，由骨盆进入大腿。它被包绕在股鞘内，股鞘是腹膜外筋膜向远端的延续，达腹股沟韧带远端约2.5cm。该鞘被两个隔膜分为动、静脉腔隙和淋巴腔隙。

【适应证】

1.股动脉的控制。

2.股动脉血栓切除术。

3.外伤性动脉损伤的处理。

【体位】

仰卧位，大腿外展和轻度外旋。

【切口】

图16-1 切口在动脉搏动的上方。如果没有脉搏，切口从腹股沟韧带中点开始，朝向内收肌结节，越过腹股沟韧带，沿缝匠肌内缘向远端走行。

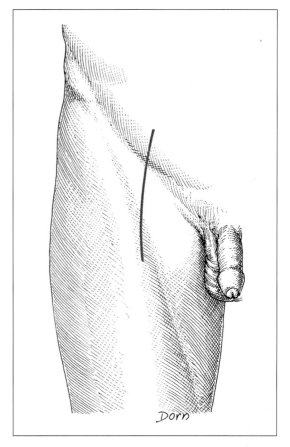

图 16-1

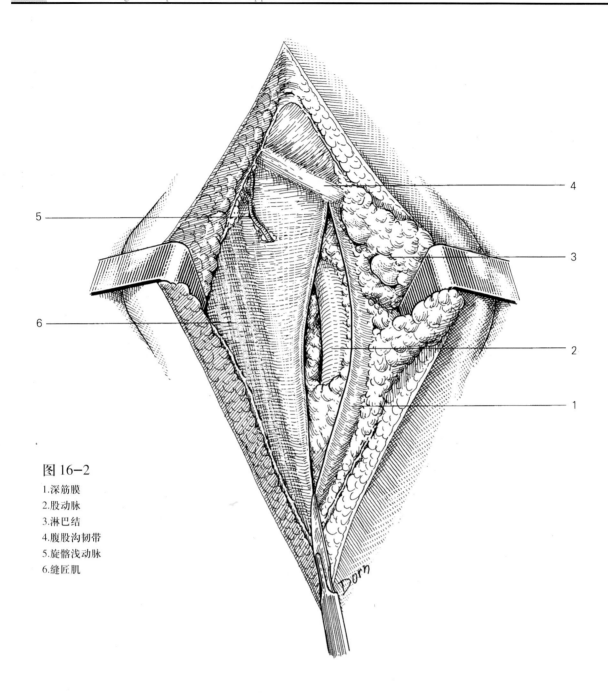

图 16-2

1.深筋膜
2.股动脉
3.淋巴结
4.腹股沟韧带
5.旋髂浅动脉
6.缝匠肌

【显露】

图 16-2　轻柔地牵开皮肤切缘，切开皮下组织时，应小心避免损伤腹股沟淋巴结，将其轻柔牵向内侧。在切开筋膜以前，通常需要分开外侧的静脉分支，尤其是旋髂浅静脉。在缝匠肌内侧缘切开深筋膜，股动脉鞘正好位于筋膜下。纵行切开股动脉鞘，使股动脉游离。近端应避免损伤腹壁浅动脉和旋髂浅动脉。

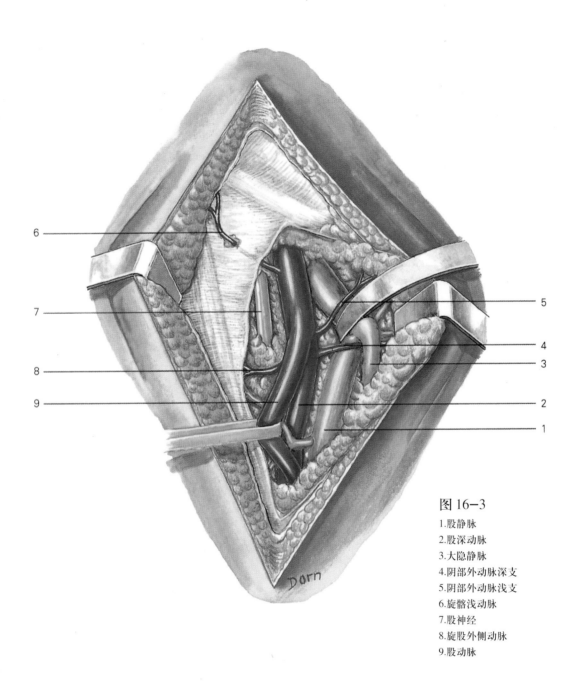

图 16-3

1. 股静脉
2. 股深动脉
3. 大隐静脉
4. 阴部外动脉深支
5. 阴部外动脉浅支
6. 旋髂浅动脉
7. 股神经
8. 旋股外侧动脉
9. 股动脉

图16-3　橡胶带围绕股动脉的近端放置，游离远端达股深动脉起点，另一橡胶带环绕股动脉远端。轻轻牵拉这两个条带，可以辨认位于后方的股深动脉起点。一定要分开其起点前方的纤维束。可以结扎股深静脉的一些分支。在任何外科操作之前，必须控制股动脉的其他分支。向内侧牵开淋巴组织，可解剖出大隐静脉。

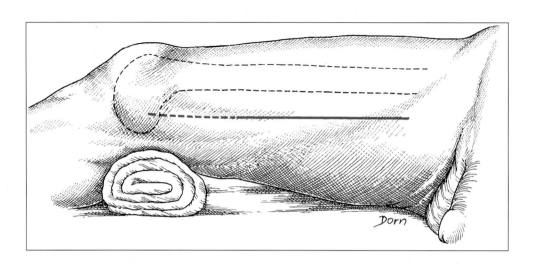

图 16-4

二、股动脉：Hunter 管（收肌管）

【解剖】

收肌管上起股三角顶点，下至收肌腱裂孔。它的边界是：外侧为股内侧肌，后方近端是长收肌，远端是大收肌。管的顶部是缝匠肌后方的深筋膜。肌管中包含有股动脉、股静脉和血管前方的隐神经。

【适应证】

1.股动脉重建手术。
2.股动脉损伤。

【体位】

仰卧位，膝关节屈曲，下肢外旋。

【切口】

图 16-4 切口位于大腿中 1/3，在腹股沟中点到内收肌结节之间的连线上。

【显露】

图 16-5 通过切开皮下组织和覆盖缝匠肌的浅筋膜，可进入深层。

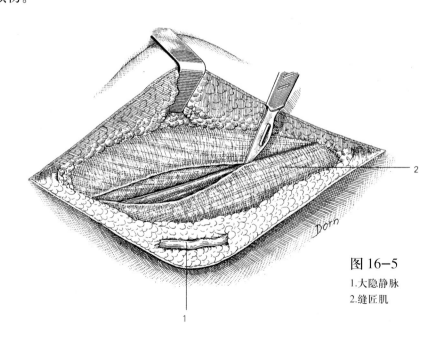

图 16-5
1.大隐静脉
2.缝匠肌

图 16-6　向内侧牵开大隐静脉，缝匠肌松解后牵向内后方。小心切开覆盖收肌管顶部的深筋膜。

图 16-7　显露股动、静脉，保护隐神经并用一橡皮条牵到内侧。

图 16-8　应小心保护位于切口远端的膝降动脉的起点。这个入路可以向近端和远端扩大，能显露全部股动脉和股动脉向腘动脉的延续处。

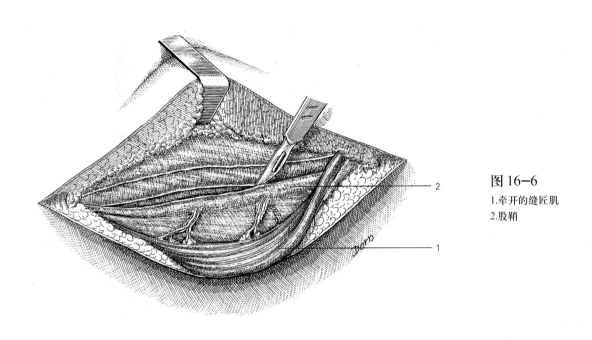

图 16-6
1.牵开的缝匠肌
2.股鞘

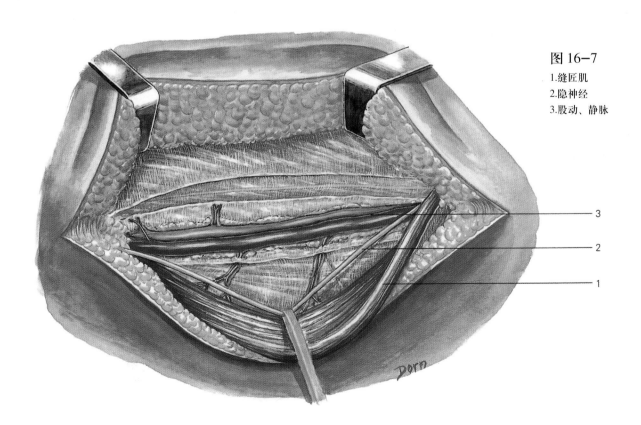

图 16-7
1.缝匠肌
2.隐神经
3.股动、静脉

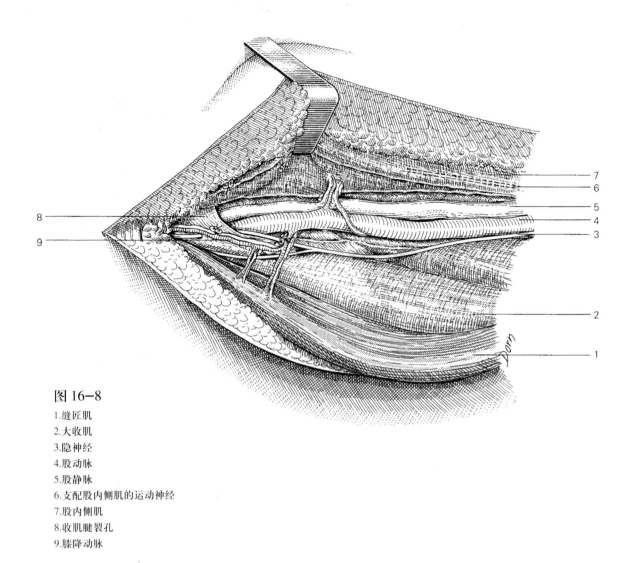

图 16-8
1. 缝匠肌
2. 大收肌
3. 隐神经
4. 股动脉
5. 股静脉
6. 支配股内侧肌的运动神经
7. 股内侧肌
8. 收肌腱裂孔
9. 膝降动脉

三、腘动脉

【解剖】

腘动脉是股动脉远端的延续，经收肌腱裂孔进入菱形的腘窝。动脉深在，并与膝后关节囊紧靠，垂直下行，止于腘肌远缘，分成胫前动脉和胫后动脉。在腘窝中，有 5 条膝动脉和一些到腘窝肌肉的肌支。最固定的两个肌支是到腓肠肌两个头的"Y"形血管。静脉邻近动脉，这可解释常出现动、静脉双重损伤或形成动静脉瘘的原因。在腘窝中，坐骨神经分成胫神经和腓总神经，胫神经伴随腘血管走行，腓总神经朝向前外侧的腓骨头走行。解剖皮下脂肪，能够辨别坐骨神经

及其分支，且相当表浅。神经的深处有一层厚的脂肪组织，要显露血管，必须将它解剖开。

腘动脉由两个主要的节段组成：近段位于股部，远段位于胫部。每一个节段都能单独显露或显露血管全部。依据所要显示动脉的节段，腘动脉有 4 种主要的显露方式：局限的内侧入路，可以显露股动脉腘动脉延续处；较远的局限的内侧入路，可显露位于胫骨后方的腘动脉；整个腘动脉可以经由扩大内侧入路或后入路而显露，然而后入路不能看到腘动脉延续处，因此也不能控制股动脉。两种扩大入路都可显露腘动脉分支。

四、股腘动脉连接处：局限的内侧入路

【适应证】

局部损伤的血管重建手术。

【体位】

仰卧位,下肢外旋,毛巾卷将膝关节支撑在屈曲30°位。

【切口】

图16-9　切口位于从腹股沟韧带中点到内收肌结节连线的远端1/3,在缝匠肌前缘稍偏前一点。

【显露】

图16-10　切开皮下组织,牵开后方皮瓣,

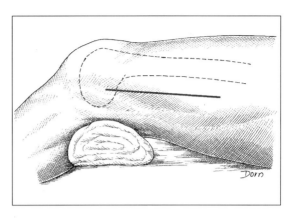

图16-9

小心保护大隐静脉。切开深筋膜,将缝匠肌牵向后方。应小心保护走行于缝匠肌深层的隐神经和隐动脉。

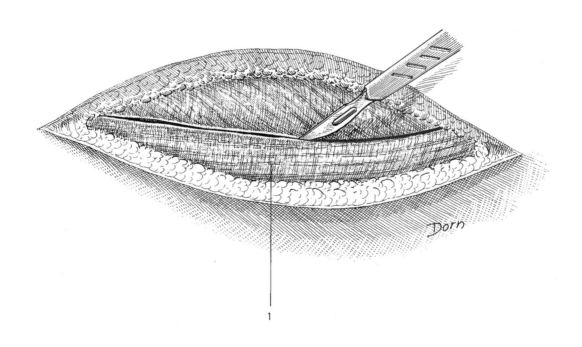

图16-10
1.缝匠肌

图 16-11 辨认股内侧肌后缘与大收肌腱，紧贴肌腱切开腱膜，从肌腱基底分离股内侧肌，并牵向前内侧，可显露股动脉末端、收肌腱裂孔和内收肌腱的股骨内髁止点。发自于股动脉的膝降动脉正好在收肌腱裂孔的近侧。

图 16-12 分开收肌腱裂孔，显示腘动脉起点，从内收肌结节处切断内收肌止点。关节支和到股内侧肌的分支必须结扎。将大收肌腱拉向前方可以显露腘血管。在血管周围的脂肪组织上覆盖着一薄层的筋膜，需解剖游离。

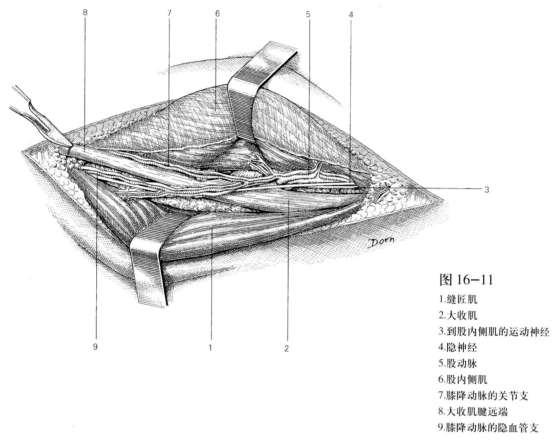

图 16-11

1.缝匠肌
2.大收肌
3.到股内侧肌的运动神经
4.隐神经
5.股动脉
6.股内侧肌
7.膝降动脉的关节支
8.大收肌腱远端
9.膝降动脉的隐血管支

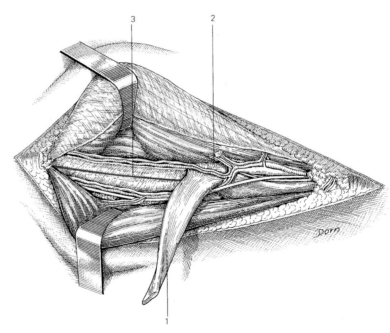

图 16-12

1.从内收肌结节分离的大收肌腱
2.收肌腱裂孔
3.血管鞘

图 16-13 打开血管鞘，结扎横过动脉的小静脉。切开收肌腱裂孔显示腘动脉起点。

图 16-14 紧贴在动脉和静脉上的致密组织，分离较困难。同时，内侧入路也是到达股动脉和大隐静脉的便捷途径。

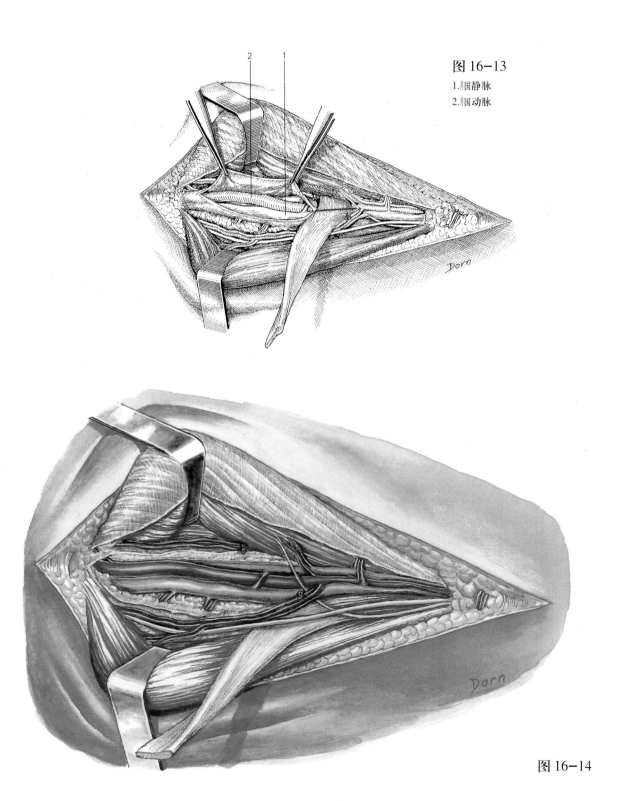

图 16-13

1.腘静脉
2.腘动脉

图 16-14

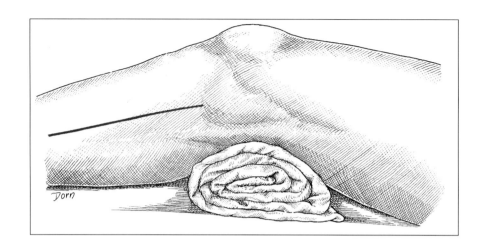

图 16-15

五、腘动脉远端：局限的内侧入路

【适应证】

局部损伤的血管重建手术。

【体位】

仰卧位，下肢轻度外旋，毛巾卷将膝关节支撑在屈曲30°位。

【切口】

图 16-15 直切口始于膝内侧关节间隙的远端，沿胫骨上 1/3 的后内缘延伸，长约8~10cm。切口可向近侧扩大，以显露整个腘血管。

【显露】

图 16-16 切开皮下组织，保护大隐静脉，将其连同皮瓣后缘一同牵向后方。结扎一些小静脉。沿切口线切开深筋膜，远端达股薄肌和半腱肌腱。

图 16-16
1.大隐静脉
2.隐神经

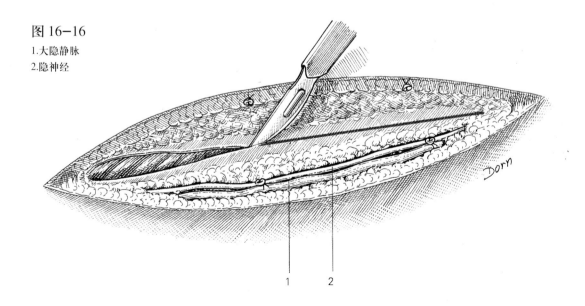

1   2

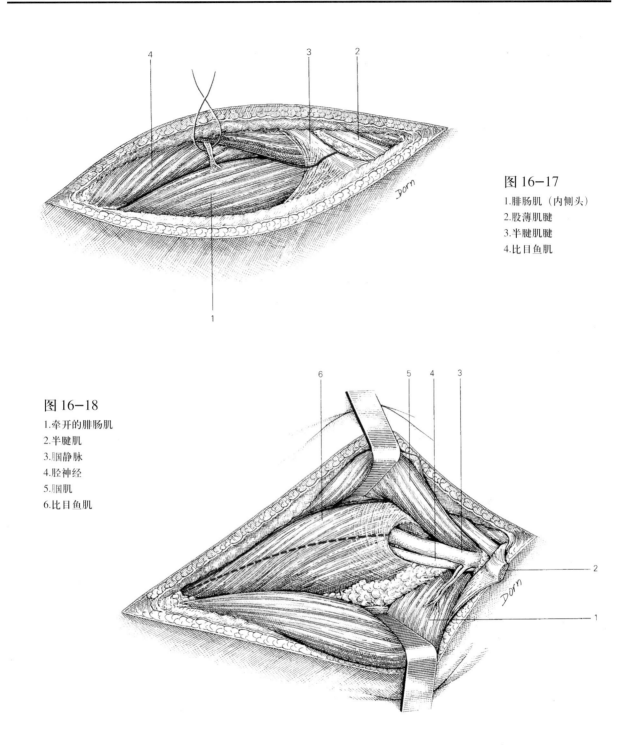

图 16-17
1.腓肠肌（内侧头）
2.股薄肌腱
3.半腱肌腱
4.比目鱼肌

图 16-18
1.牵开的腓肠肌
2.半腱肌
3.腘静脉
4.胫神经
5.腘肌
6.比目鱼肌

图 16-17　分开腓肠肌和比目鱼肌之间界面，半腱肌肌腱可以切断或"Z"形切断。

图 16-18　腓肠肌内侧头牵向后方，显露比目鱼肌和血管。血管神经束深在，并位于胫骨后面，在此平面被腘肌覆盖。分开并结扎横过动脉的静脉。保护沿血管后方走行的胫神经。通过切开比目鱼肌腱弓或将它从胫骨上剥离而使腘动脉及腘静脉远端游离，切开比目鱼肌纤维。

图 16-19　在此入路部位，通常没有重要的分支发自腘动脉、胫后和胫前动脉。

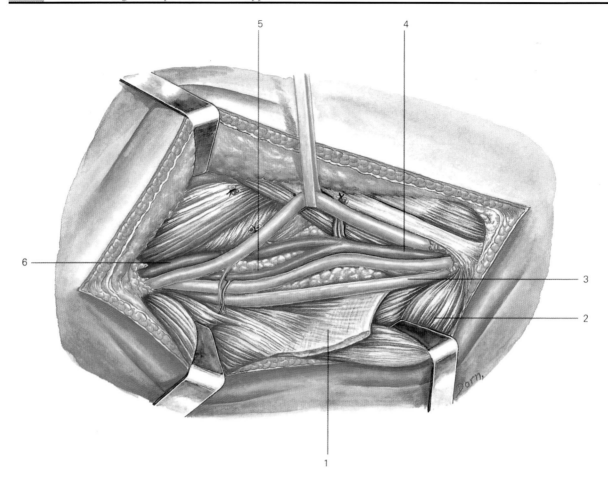

图 16-19

1.切开的比目鱼肌

2.腓肠肌（内侧头）

3.胫神经

4.腘动脉

5.腓动脉

6.胫后动脉

六、腘动脉：扩大的内侧入路

【简介】

此入路可显露腘动脉的全长，对由膝关节周围骨折或关节脱位所造成的动脉损伤，尤其有价值。在这种情况下，腘动脉远端可被比目鱼肌腱弓压迫。扩大的内侧入路，能够控制腘动脉分支。相关的膝关节周围骨折或关节脱位也可能通过此入路治疗。

【适应证】

1.血管重建手术。

2.外伤性血管损伤的治疗。

【体位】

仰卧位，下肢外旋，毛巾卷将膝关节支撑在屈曲30°位。

【切口】

图 **16-20** 始于大腿远端 1/3 缝匠肌前方，达膝关节后内侧缘，继续沿胫骨内后缘向下。

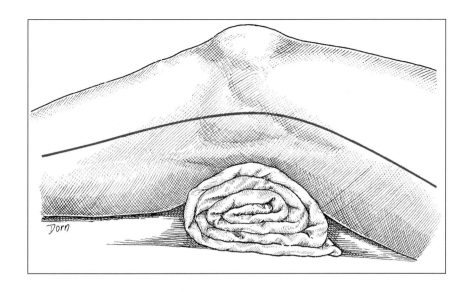

图 16-20

图 16-21

1. 切开的比目鱼肌
2. 腓肠肌
3. 半腱肌
4. 股薄肌
5. 缝匠肌
6. 胫神经
7. 腘静脉
8. 腘动脉
9. 半膜肌
10. 胫神经
11. 腘肌

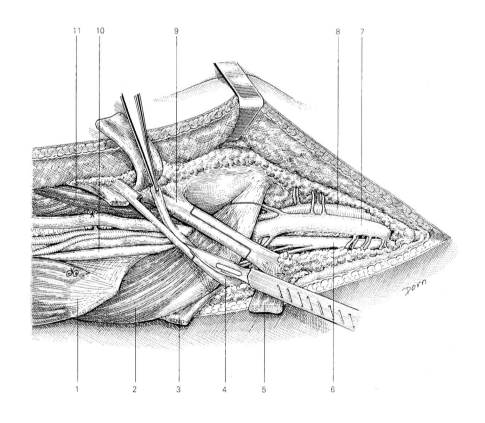

【显露】

图 16-21　切开皮下组织，保护大隐静脉并牵向后方。切开深筋膜直到前方的缝匠肌，切断该肌腱末端，连同股内侧肌一起牵向前方，在肌腱下方进入腘窝。从胫骨上分开半膜肌止点，显露腓肠肌内侧头并从股骨远端切断。牵开此肌可以显露腘血管。保护走行于缝匠肌深面和其他肌腱表面的隐神经和隐动脉。远侧，腘动脉和腘静脉从比目鱼肌腱裂孔下方通过。切开比目鱼肌腱裂孔，显示腘动脉分成胫前和胫后动脉。

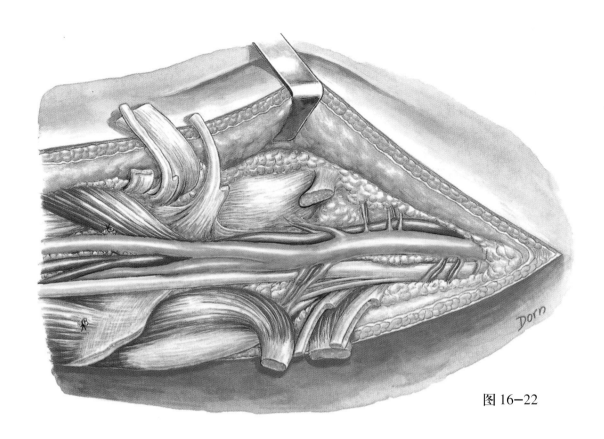

图 16—22

图 **16—22** 为了显露动脉，应将围绕动脉周围的脂肪组织和静脉丛解剖清楚。保护好走行于动脉表面的胫后神经。在手术结束时，必须恢复肌腱的连续性，腓肠肌可用不可吸收线修复。

七、腘动脉：后入路

【简介】

经后入路到腘动脉具有明显的优势，无须切开肌肉或肌腱，神经与血管的结构相对表浅。然而，此入路不容易控制腘动脉，难以接近大隐静脉。通过切开比目鱼肌和比目鱼肌腱弓能显露腘动脉分支。伴有其他骨科损伤时，不能通过这个入路得到治疗。

【适应证】

血管重建手术。

【体位】

俯卧位。

【切口】

图 **16—23** 切口是弯曲的，开始于大腿后方，邻近半腱肌腱和半膜肌腱。在腘窝皮肤横纹处成角并横过腘窝，然后沿着腓肠肌外侧头外侧向远端走行。如需显露比目鱼肌深面的动脉，切口向远端扩大到小腿中部。

【显露】

图 **16—24** 牵开皮瓣，辨认小隐静脉。在内侧伴行的是股后侧皮神经，神经支配小腿近端一半的皮肤。保护小隐静脉并向近端方向解剖，能够辨认出腘静脉。在静脉外侧的深筋膜做一垂直切口。在近端，将股二头肌和半腱肌、半膜肌分开。远端，牵开腓肠肌的两个头，由此可显露菱形的腘窝。

图 **16—25** 首先辨认腓肠神经和坐骨神经分支，它们相当表浅。

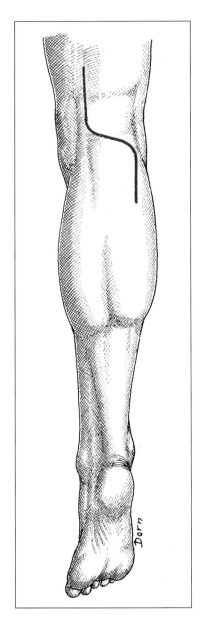

图 16-23

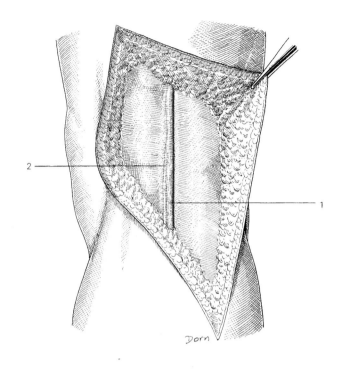

图 16-24
1.小隐静脉
2.股后侧皮神经

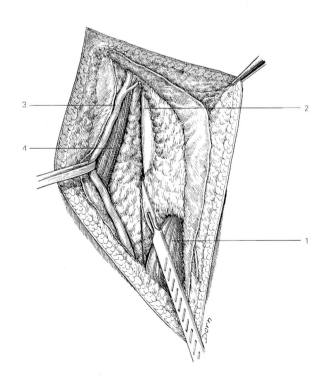

图 16-25
1.腓肠肌
2.坐骨神经
3.小隐静脉
4.半膜肌

图16-26 牵开神经，小心解剖脂肪，进一步显露腘静脉。将小隐静脉追溯到进入腘静脉处。

图16-27 打开鞘膜，看到腘动脉位于静脉深处的内侧。牵开腓肠肌两个头之后，切开比目鱼肌腱裂孔和此肌纤维，可以显露腘动脉的远端。辨认并保护腓肠神经。

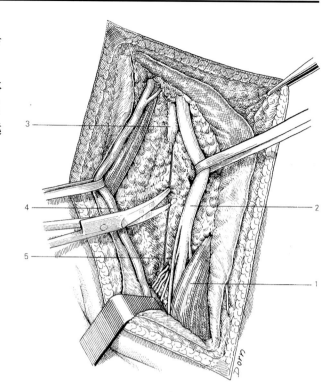

图 16-26

1.腓肠肌
2.胫神经
3.腘静脉
4.小隐静脉
5.腓肠神经

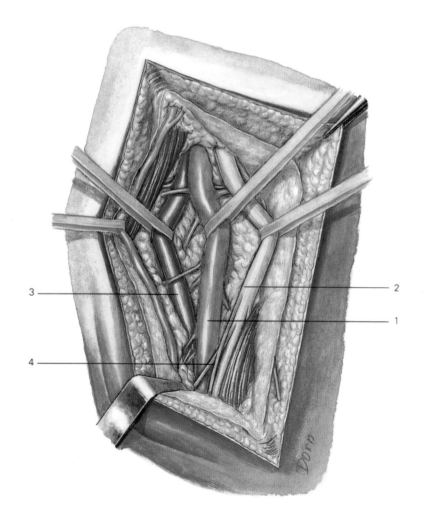

图 16-27

1.腘静脉
2.胫神经
3.腘动脉
4.腓肠神经

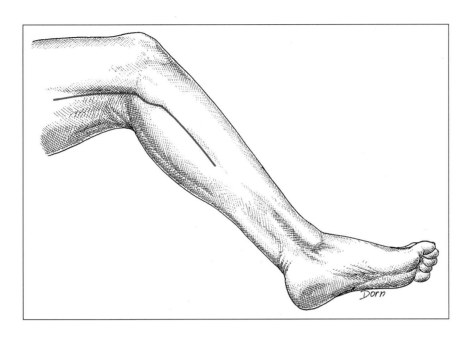

图 16-28

八、腘动脉和分支：外侧入路

【简介】

外侧入路很少使用，然而它是一个到胫前动脉弓的入路。能在直视下对腘动脉远端和它的 3 个分支行动脉内膜切除术。

【适应证】

1.直接控制腘动脉的分支。

2.确定的局部损害的血管重建手术。

【体位】

仰卧位，患侧臀下垫沙袋，下肢内收内旋，膝关节屈曲 30°。

【切口】

图 16-28　股二头肌腱和腓骨头易触诊，切口开始于腓骨头近端 6cm，越过股二头肌腱的下部，沿腓骨干向下 12～15cm。

【显露】

图 16-29　沿切口线切开皮下组织，沿股二头肌后缘小心切开深筋膜，辨认远到腓骨颈的腓总神经。分辨出腓肠肌外侧头、比目鱼肌外侧缘和腓骨长肌。

图 16-30　分离腓肠肌和比目鱼肌之间的间隙，从起点处切断腓肠肌外侧头。

图 16-31　从股骨髁切断腓肠肌外侧头，显露腘血管近端部分。在比目鱼肌和腓骨长肌间切开，从腓骨的止点处离断比目鱼肌。牵开比目鱼肌能显露胫后血管和胫神经。如果需要，腓骨近端头下切除可显露腘动脉远端及 3 个主要分支。

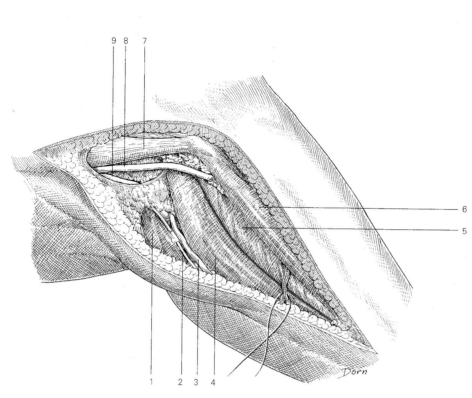

图 16-29
1.腓肠肌（内侧头）
2.腓肠神经
3.小隐静脉
4.腓肠肌（外侧头）
5.比目鱼肌
6.腓骨长肌
7.股二头肌
8.腓总神经
9.胫神经

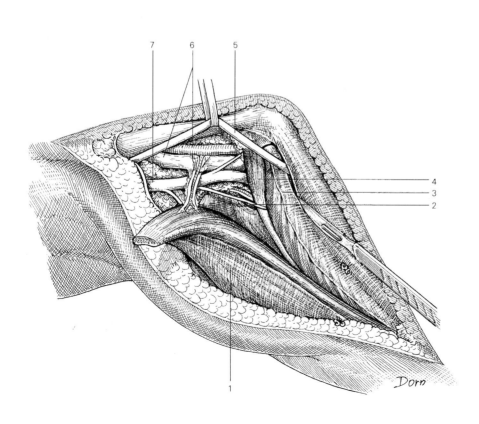

图 16-30
1.牵开的腓肠肌
2.比目鱼肌运动神经
3.比目鱼肌
4.跖肌
5.腓总神经
6.腘静脉和动脉
7.胫神经

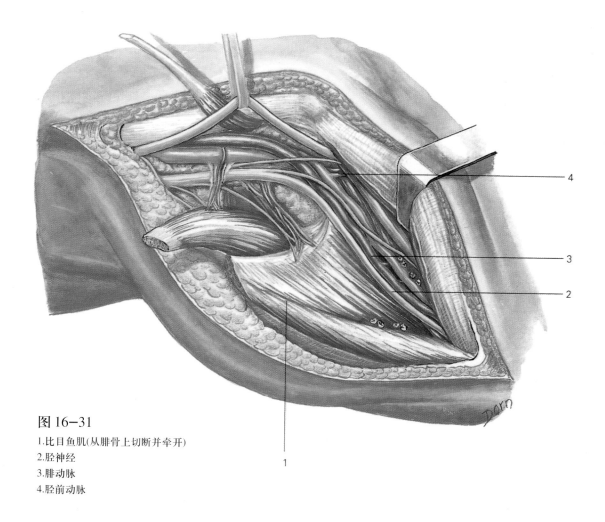

图 16-31
1.比目鱼肌(从腓骨上切断并牵开)
2.胫神经
3.腓动脉
4.胫前动脉

九、小腿的动脉

【简介】

图 16-32 小腿的血管神经束，走行于由深筋膜及其隔膜组成的小腿筋膜室中。小腿中 1/3 横断面能显示这 4 个筋膜室。

1.前或伸肌筋膜室：前方有筋膜，后方是骨间膜和胫骨前面，内侧是胫骨的外侧面，外侧有前方的肌间隔。它包含有胫骨前肌、趾长伸肌、踇长伸肌、第三腓骨肌、胫前血管和腓深神经。

2.外侧筋膜室（外翻肌）：位于两个附着于腓骨的肌间隔间。它包含有腓骨长、短肌和腓浅神经。

3.后筋膜室（包括后浅筋膜室和后深筋膜室二个室）：它的内侧是胫骨后面的内侧面，外侧是肌间隔和腓骨，前方是骨间膜，后方是深筋膜。后侧筋膜室被延伸于腓骨和胫骨内侧缘的筋膜间隔分成深、浅两个部分。浅筋膜室包含有比目鱼肌、腓肠肌、跖肌和腓肠神经。后深筋膜室包含有胫后肌、踇长屈肌、趾长屈肌、胫后动脉、腓动脉及伴行静脉和胫神经。

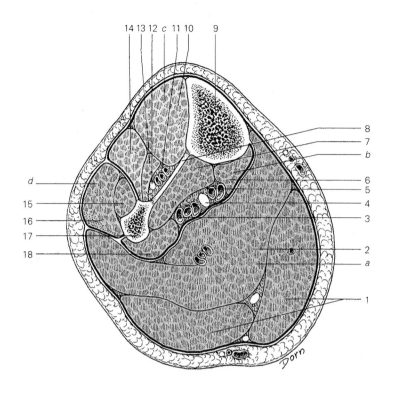

图 16—32
1.腓肠肌内、外侧头
2.比目鱼肌
3.腘动、静脉
4.胫神经
5.胫后动、静脉
6.趾长屈肌腱
7.胫后肌
8.骨间膜
9.胫骨
10.胫前肌
11.胫前动、静脉
12.腓深神经
13.踇长伸肌
14.趾长伸肌
15.腓骨短肌
16.腓骨长肌
17.腓骨
18.踇长屈肌
a.后浅筋膜室
b.后深筋膜室
c.前筋膜室
d.外侧筋膜室

十、胫后动脉

【简介】

胫后动脉是小腿最重要的动脉，常在膝关节脱臼和胫骨骨折时被损伤。腓动脉在起点处易受损，且位置深在，修复困难。由于以上原因，根据解剖特点，有两个入路可到达其主干的近端部分：内侧入路如同腘动脉远端的扩大内侧入路，后入路需要切开比目鱼肌而到达。在内踝后方的胫后动脉远端，由于位置表浅而易受损伤，也可由利器伤而割裂，在该平面，内侧入路容易显露。

十一、胫后动脉：近节段的内侧入路

此入路如同腘动脉远端的扩大内侧入路，常需控制腘动脉远端。

【适应证】

1.结扎动脉。
2.修补动脉。

【体位】

仰卧位，下肢外旋。

【切口】

切口在小腿的上 1/3，胫骨后内缘的后方。

【显露】

辨认大隐静脉，保护并牵向前方或后方，对隐神经也应注意保护。打开深筋膜，分开腓肠肌和比目鱼肌之间隙，牵开腓肠肌内侧头，可显露腘动脉远端部分，并用橡胶带控制它。从胫骨内侧缘分离比目鱼肌或沿腘血管直线切开以显露胫后血管。胫后静脉紧贴在动脉深面，胫神经在静脉外侧。

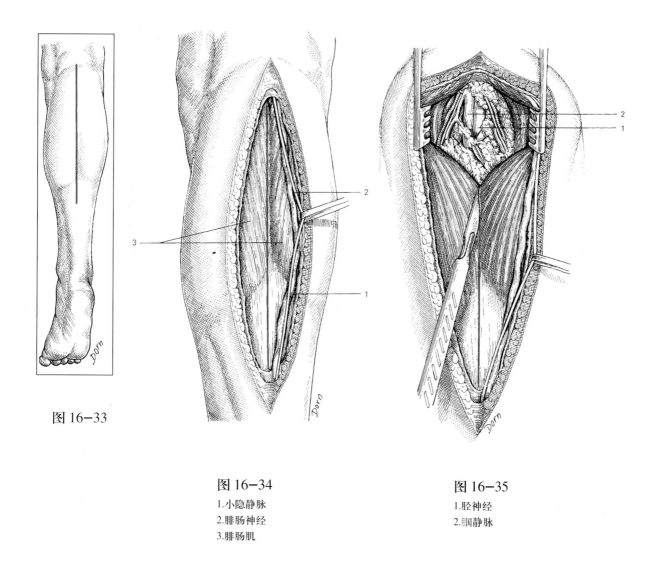

图 16-33

图 16-34
1.小隐静脉
2.腓肠神经
3.腓肠肌

图 16-35
1.胫神经
2.腘静脉

十二、胫后动脉和腓动脉：切开 比目鱼肌的后侧入路

【适应证】
修复胫后动脉和腓动脉的损伤。

【体位】
俯卧位。

【切口】
图 16-33 纵行切口，始于腘窝横纹处，沿小腿中线到达位于腓肠肌内外侧头之间的总腱膜。切口可向近端扩大而控制整个腘动脉。

【显露】
图 16-34 切开筋膜，小心辨认并分开小隐静脉和腓肠神经，用橡皮条将它们牵开，显露腓肠肌两个头。
图 16-35 在切口的上部打开腘窝，辨认血管神经束。胫神经位于腘静脉外侧的表面，腘动脉较深。切开腓肠肌中线筋膜，分开肌肉的两个头并牵开，使比目鱼肌表面广泛显露。

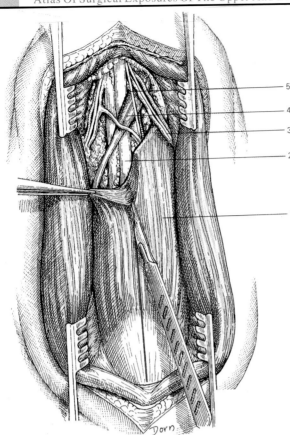

图16-36 从中线纵行切开比目鱼肌，小心保护其下面的神经血管结构。进一步慎重地切开肌肉，必须分开和结扎众多横行的吻合支。

图16-37 这个入路可完全显露腘动脉远端、胫前动脉起点、胫后动脉和它的分支及腓动脉的起点。应该小心分离到腓肠肌、比目鱼肌、踇长屈肌、胫后肌和趾总屈肌的神经血管蒂。

图 16-36
1.比目鱼肌
2.胫神经
3.到腓肠肌外侧头的血管神经束
4.跖肌
5.比目鱼肌运动神经

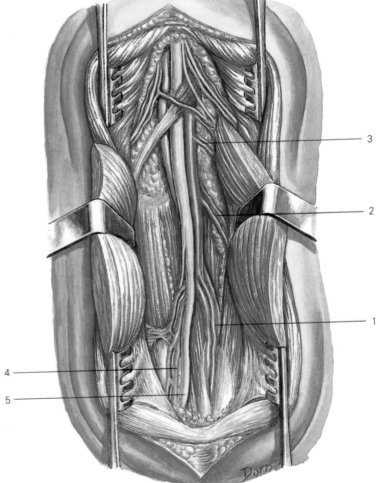

图 16-37
1.腓血管
2.胫前血管
3.到比目鱼肌血管蒂
4.胫后血管
5.胫神经

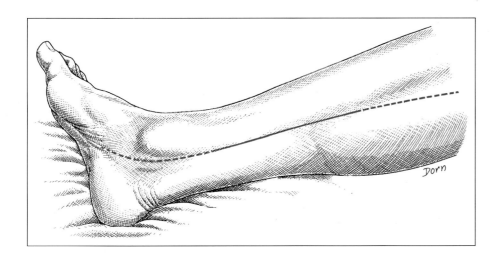

图 16-38

十三、胫后动脉：远端的内侧入路

【适应证】

1.结扎动脉。

2.修复动脉。

【体位】

仰卧位，下肢外旋。

【切口】

图 16-38　在小腿远段 2/3 部位做一纵行切口，刚好在胫骨后内缘后方。它能向近端和远端延伸。

【显露】

图 16-39　在结扎横过切口的小的皮下血管后，切开深筋膜。

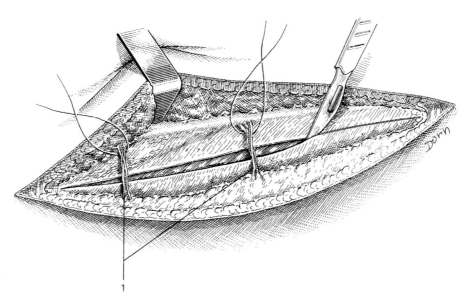

图 16-39

1.来自于胫后动脉的皮下血管

图 16-40　辨认比目鱼肌内侧边缘，在后深、后浅筋膜室之间分开，在切口远端，从深腱膜处游离比目鱼肌，在切口近端，从胫骨近端分离。

图 16-41　切开腱膜，牵开比目鱼肌，胫后血管正好位于腱膜深层。

图 16-40

1.比目鱼肌
2.深腱膜

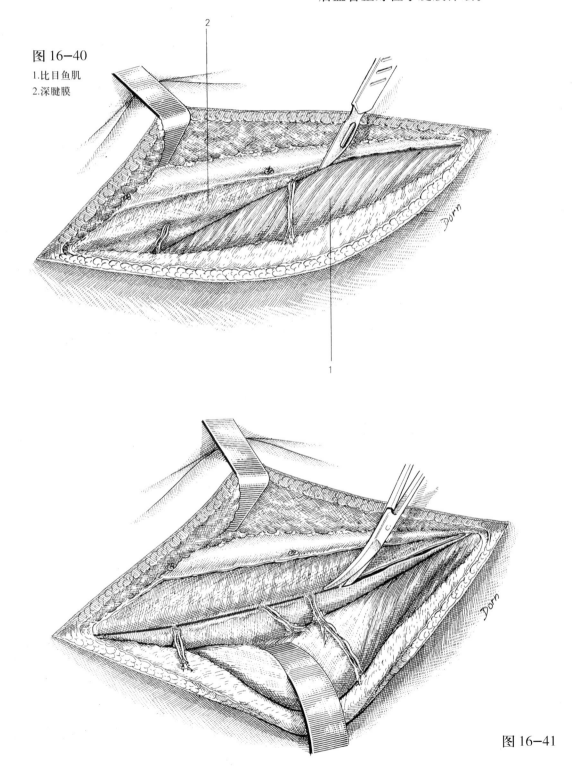

图 16-41

图 16-42　显露小腿深筋膜室肌肉表面的血管神经束。

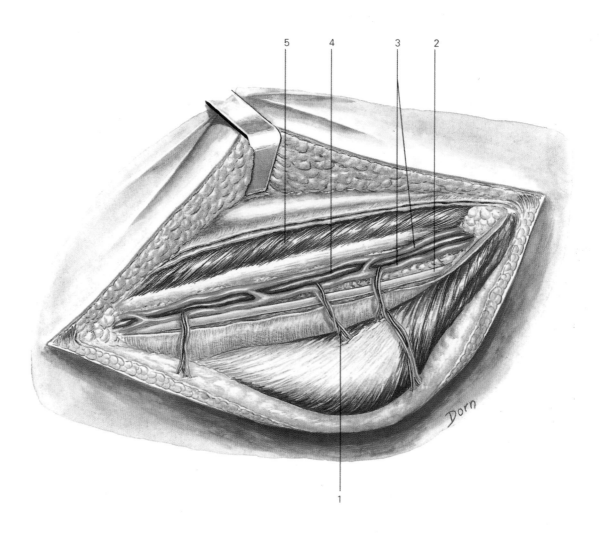

图 16-42

1.到比目鱼肌远端 1/3 的血管蒂
2.胫神经
3.胫后静脉
4.胫后动脉
5.趾长屈肌

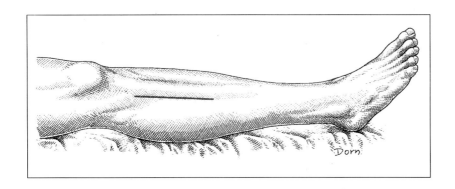

图 16-43

十四、胫前动脉：近段

【简介】

胫前动脉由两个段组成：上段包含它的起点和弓形部分，下段包含动脉的远端2/3。到起点和弓形部分最好的入路是由外侧经腓骨入路。这里描述的前方入路不能很好显示动脉的分支，对上1/3的显露也很有限。

【适应证】

1.结扎动脉。

2.修复动脉。

【体位】

仰卧位，沙袋置于患侧臀下，保持下肢轻度内旋。

【切口】

图 16-43 切口从腓骨头内侧面开始，到踝部胫前肌腱的外缘。

【显露】

图 16-44 在胫前肌和趾长伸肌之间沟切开深筋膜。

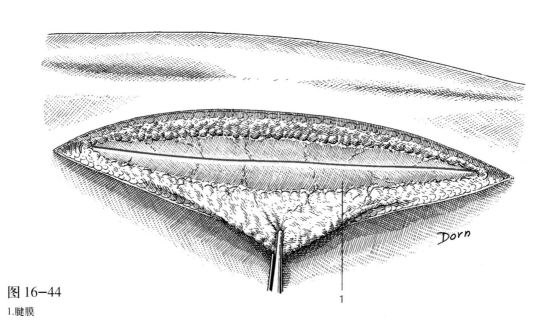

图 16-44

1.腱膜

图 **16-45** 分开两肌肉，显露位于前筋膜室基底的血管神经束。从静脉丛游离动脉，辨认并保护腓深神经。

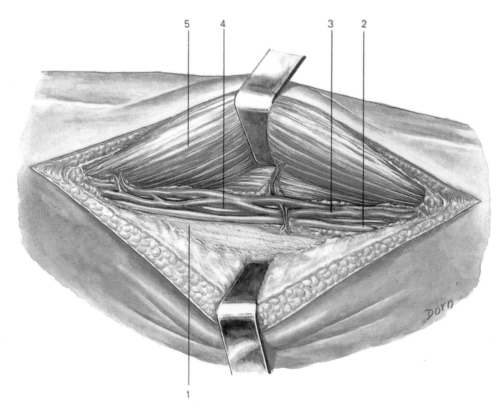

图 16-45
1.趾长伸肌
2.腓深神经
3.胫前静脉
4.胫前动脉
5.胫骨前肌

十五、胫前动脉：远段

【适应证】

手术适应证和病人的体位与胫前动脉近端入路相同。

【切口】

图 **16-46** 切口与胫前动脉近端的入路相同，但更远一些。

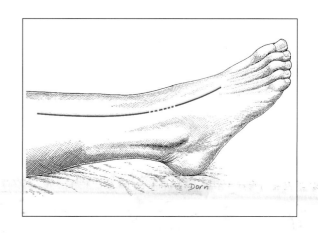

图 16-46

【显露】

图 16-47 切开深筋膜，在切口下部必须小心保护腓浅神经内侧支。辨认肌肉。

图 6-48 将胫前肌腱牵向内侧，姆长伸肌

牵向外侧，即可显露血管神经束。为了显露更远的动脉，需要切开伸肌上支持带。保护腓深神经分支。在这个平面动脉很深，位于横跨它的姆长伸肌之下。

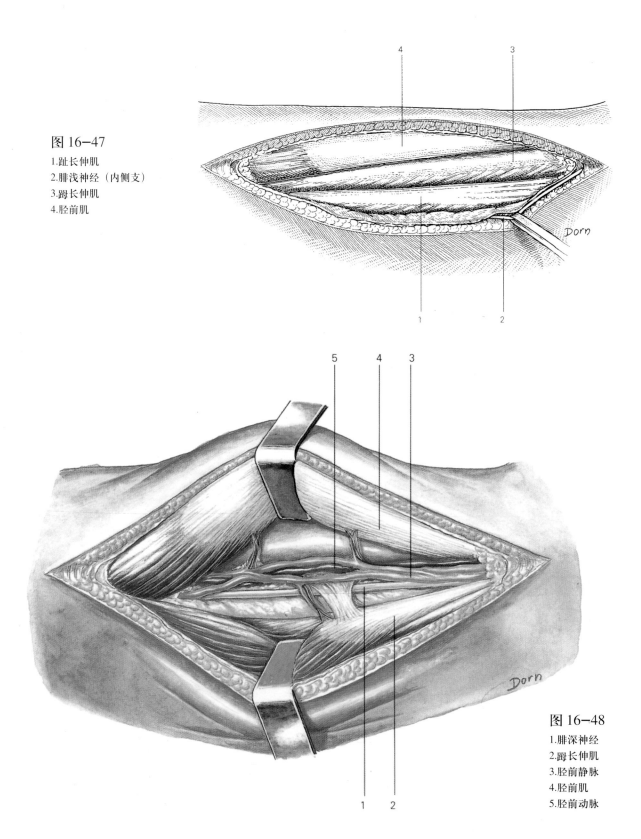

图 16-47
1.趾长伸肌
2.腓浅神经（内侧支）
3.姆长伸肌
4.胫前肌

图 16-48
1.腓深神经
2.姆长伸肌
3.胫前静脉
4.胫前肌
5.胫前动脉

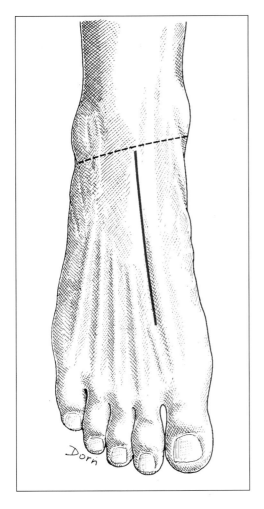

图 16-49

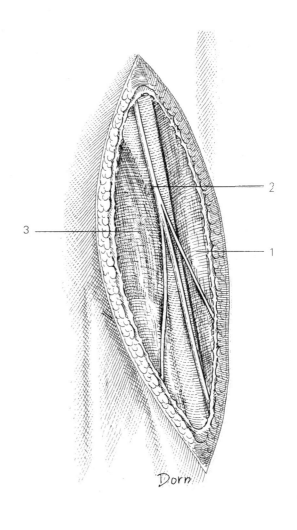

图 16-50

1.踇长伸肌

2.腓浅神经

3.趾短伸肌

十六、足背动脉

【解剖】

　　足背动脉是胫前动脉的延续。在踝关节囊、距骨、足舟骨和第二楔骨的上面。走行于内侧的踇长伸肌腱和外侧的趾长伸肌腱之间，终止于第一趾蹼的基底，再进入跖骨间加入足底外侧动脉，形成足底动脉弓。在其终止附近，趾短伸肌腱横过它的表面。这个动脉现在被认为是在足部进行显微血管组织移植的最重要动脉。

【适应证】

　　1.足背动脉结扎或修复。

　　2.足背复合组织移植。

【切口】

　　图 16-49 足背动脉的走行，可在外科手术前用触诊或多普勒检查标记。如果不能被触及，则切口位于踇长伸肌内侧，始于伸肌上支持带远端。

【显露】

　　图 16-50 注意腓浅神经。在踇长伸肌腱（内侧）与趾长、短伸肌腱（外侧）之间切开伸肌下支持带。将后者牵向外侧，前者牵向内侧，则可显露血管。

图16-51 足背动脉伴行有两条静脉和腓深神经，应分离并保护神经。动脉远端的显露，需要切开第一趾短伸肌腱。

图16-52 此入路可以通过切开伸肌上支持带而向近侧扩大。因而可显露胫前动脉远部。

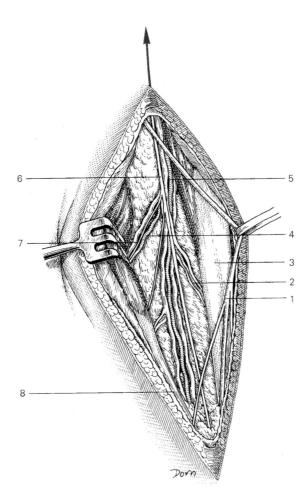

图 16-51

1.腓浅神经
2.跗内侧血管
3.跨长伸肌
4.跗外侧动脉
5.足背动脉
6.腓深神经
7.到趾短伸肌的运动神经
8.第一趾短伸肌腱

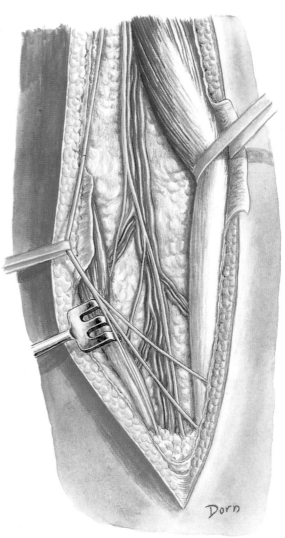

图 16-52

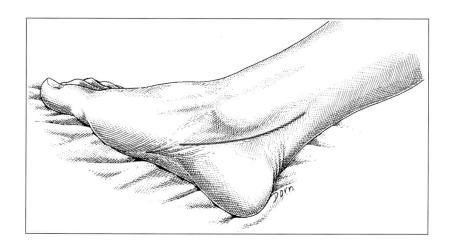

图 16-53

十七、胫后动脉和足底动脉

【适应证】

1.动脉的结扎或修复。

2.血管重建手术。

【体位】

仰卧位，下肢外旋。在对侧臀部下垫沙袋可增加旋转。

【切口】

图 16-53 纵行的切口位于小腿远端1/4，在胫骨后缘与跟腱中间。它走行于内踝后方朝向足弓。

【显露】

图 16-54 结扎小的浅静脉，牵开切口皮肤显露切口近端部分的屈肌腱支持带。远端，切开深筋膜，显露蹈展肌。谨慎地切开屈肌支持带，显露神经血管束。游离动脉需要分开周围的静脉丛。胫神经位于动脉的后方深处。

图 16-54

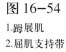

1.蹈展肌
2.屈肌支持带

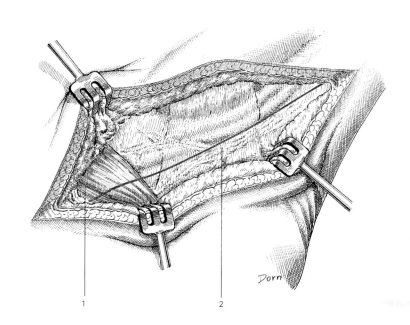

1　　　　2

图 16-55　胫后动脉分成足底内侧动脉和足底外侧动脉，正好位于姆展肌近缘的近侧。分开肌纤维和深腱膜以显露足底内侧和足底外侧动脉的近侧。切口可以向近端扩大。切开小腿深腱膜并延续到屈肌支持带，显露神经血管束。在小腿的下部，趾长屈肌和姆长屈肌在血管的前方。

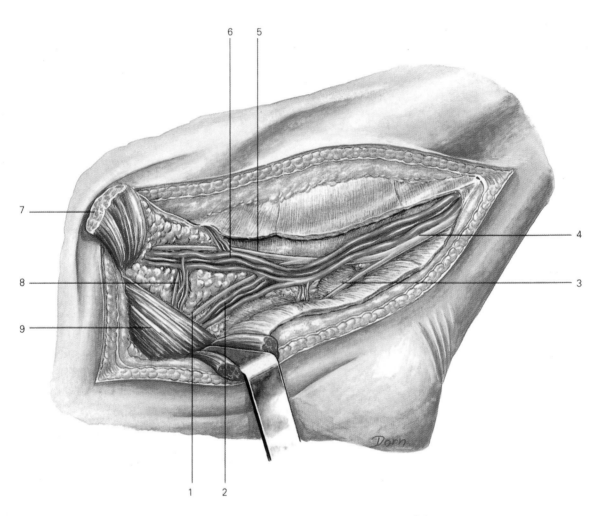

图 16-55

1.足底外侧神经
2.足底外侧动脉
3.跟骨分支
4.胫神经
5.足底内侧神经
6.足底内侧动脉
7.姆展肌，切断并牵开
8.到趾短屈肌的神经血管蒂
9.趾短屈肌

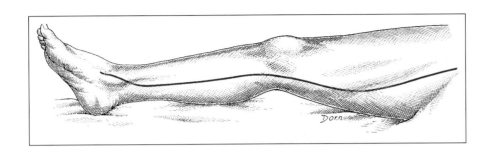

图 16-56

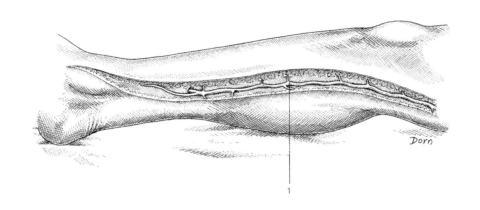

图 16-57

1.大隐静脉

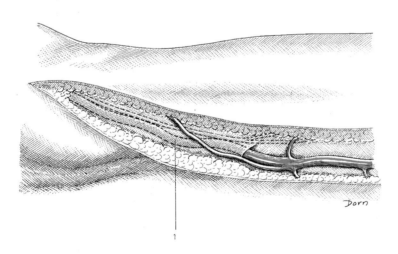

图 16-58

1.在腱膜下的大隐静脉

十八、大隐静脉的显露

【适应证】

1.血管重建手术。

2.切取大隐静脉提供血管移植。

【切口】

图 16-56 大隐静脉的行径可以在手术前通过止血带使之轻度胀大而定位。

切口在内踝前方开始，走行于胫骨后内缘，在股骨内侧髁弯曲绕行，向上朝着股内侧方向走行，达腹股沟韧带下几厘米处。

【显露】

图 16-57，图 16-58 在切口的远端部分，静脉在腱膜下，在那里有一条小的浅静脉，不要与大隐静脉混淆。

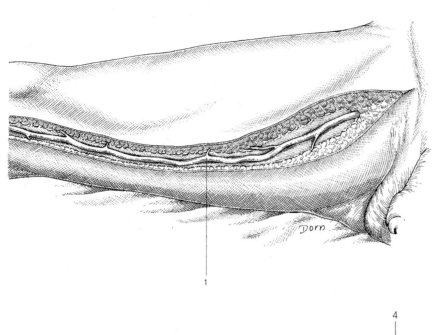

图 16-59

1.大隐静脉及其分支

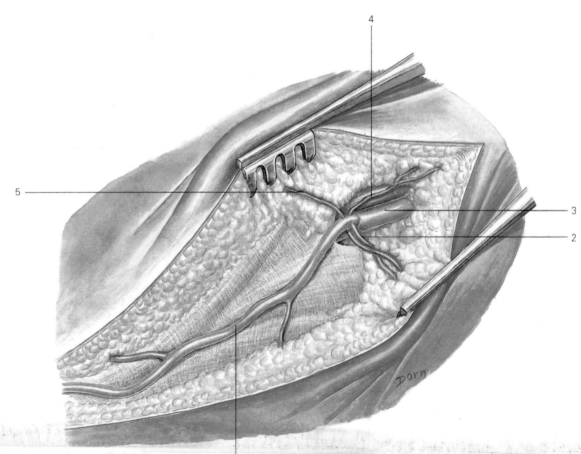

图 16-60

1.大隐静脉及其分支

2.阴部外静脉

3.股静脉

4.腹壁浅静脉

5.旋髂浅静脉

图 16-59 显露整个静脉，以达所需的长度。众多的侧支必须分开和结扎。

图 16-60 在腹股沟，大隐静脉的起点能够解剖和显露。除了小腿远端 1/4，大隐静脉位于深筋膜表面。

第十七章

下肢外周神经

Peripheral nerves of the lower extremity

一、股神经

【简介】

股神经损伤相对少见，其常见原因如下：

1. 腰大肌鞘血肿压迫，通常由于应用抗凝剂所致。

2. 髋关节置换术中，牵拉腿部造成损伤或者由于置于髋臼的关节前唇上方的牵开器，直接造成损伤。为了避免损伤股神经，必须把牵开器置于股直肌的返折头深面。

3. 戳伤也是常见原因。

【解剖】

股神经始于骨盆内腰大肌外缘，在腰大肌及髂肌之间下行，位于髂筋膜深面，在腹股沟韧带后方，股神经被部分腰肌隔开，股动脉位于其内侧，并将其与股静脉分开。要行有效的神经松解术，必须在骨盆和股部显露股神经。

【适应证】

1. 神经松解术。

2. 神经修补术。

【体位】

仰卧位。

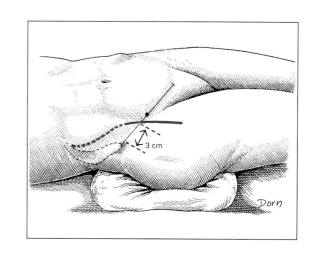

图 17-1

【切口】

图 17-1 始于髂前上棘内侧 3cm，腹股沟韧带上，分别向近侧和远侧延长。向近侧沿腹股沟韧带弧形延长至髂嵴内侧。向远侧，沿缝匠肌内缘向下延伸约 10cm。

【股区的显露】

图 17-2 沿皮肤切口切开筋膜，显露缝匠肌，在其内侧可见腰大肌及其筋膜。

图 17-3 向外牵开缝匠肌，显露股神经，股神经与股动脉由髂腰肌远侧部隔开。切口底部可见股神经分支，用橡皮带牵开股神经。

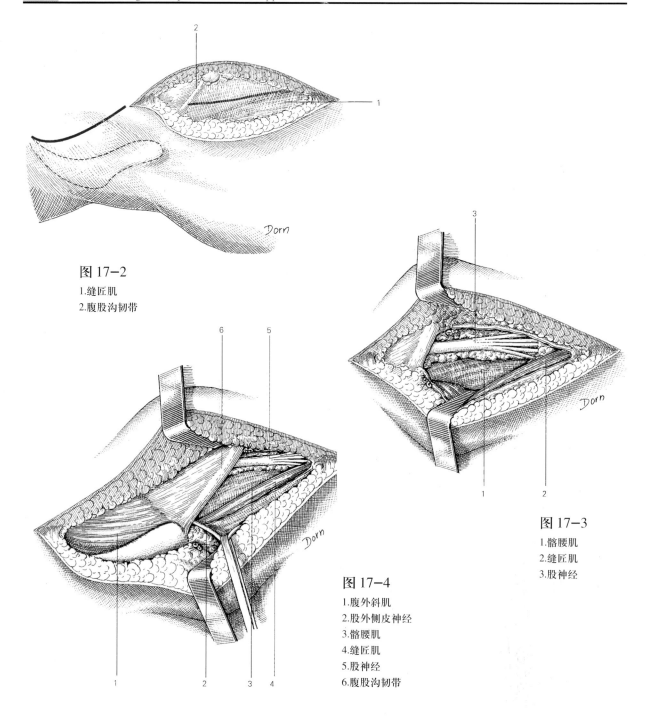

图 17-2
1.缝匠肌
2.腹股沟韧带

图 17-3
1.髂腰肌
2.缝匠肌
3.股神经

图 17-4
1.腹外斜肌
2.股外侧皮神经
3.髂腰肌
4.缝匠肌
5.股神经
6.腹股沟韧带

【骨盆内的显露】

图 17-4 切开皮下组织，显露腹股沟韧带的游离缘及腹外斜肌的腱膜，在髂前上棘的内侧，小心保护股外侧皮神经，识别股神经，然后从骨盆分离腹股沟韧带。接着，分离腹壁的 3 块肌肉（腹外斜肌、腹内斜肌和腹直肌），在髂嵴上保留部分肌肉，以利重新缝合这些肌肉。

图 17-5 向内侧牵开肌肉，显露腹膜外脂肪组织，骨膜下分离腰肌，避免损伤穿过腹膜后间隙的旋髂深血管，可结扎这些血管。切开深筋膜可见位于其下方的股神经。关闭切口时，需要仔细将肌肉和腹股沟韧带缝合在髂嵴和髂前上棘。

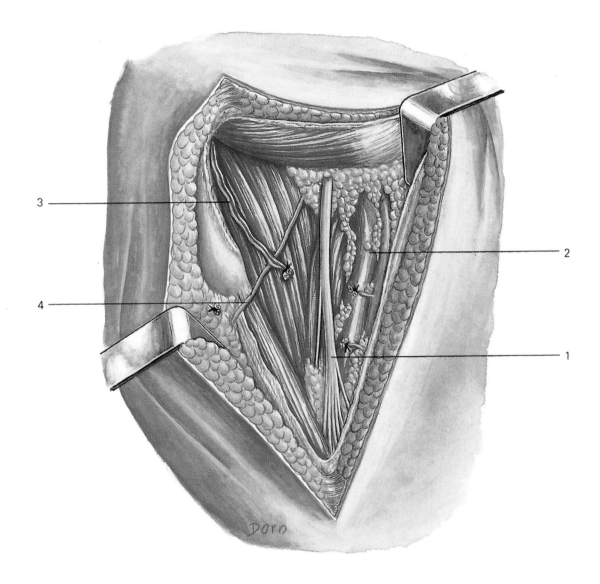

图 17-5
1.股神经
2.牵开股鞘
3.旋髂深静脉
4.股外侧皮神经

二、股外侧皮神经

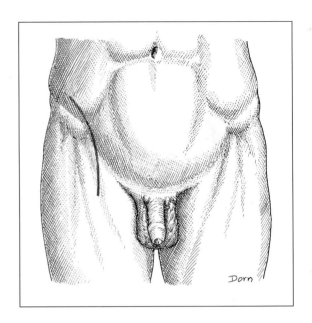

【简介】

股外侧皮神经可在腹股沟韧带内受到压迫，导致感觉障碍综合征。

【解剖】

股外侧皮神经在髂前上棘邻近处走行可有变异，它从后方绕过或者直接穿过腹股沟韧带，与髂嵴距离不定，通常在髂嵴内侧1cm。移行成浅表神经前，它行走在缝匠肌前方，通常靠内侧。所有髋关节前入路手术，都必须识别此神经，切断此神经可导致其支配的皮肤区域产生烧灼感。因为它的位置可有变异，术中应仔细探查。

图 17-6

【适应证】

神经松解术。

【体位】

仰卧位。

【切口】

图 17-6 始于髂前上棘内 1cm，沿股部近端向远端延长 4cm。此切口还可平行于髂嵴内缘，向近端延长。也可采用与皮纹平行的髂前上棘内侧 1cm 处为中心的横行切口。

【显露】

图 17-7 该神经可能就位于筋膜下方。因此，要小心切开筋膜，首先在阔筋膜张肌内侧，缝匠肌外侧寻找该神经，它走行于一个筋膜通道中，如果未见于此间隙，再向内侧寻找。有时它位于股神经浅面，并绕过一纤维束。

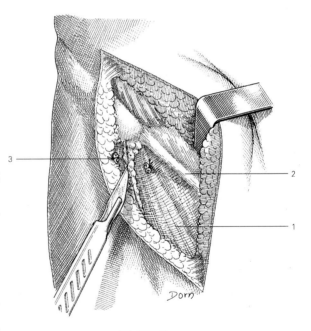

图 17-7

1.缝匠肌
2.腹股沟韧带
3.阔筋膜张肌

　　图17-8 骨盆内的显露需要从髂前上棘
分离腹股沟韧带，并从髂嵴上分离腹外斜肌。

　　图17-9 在骨盆内，应小心保护跨过其表
面的旋髂深血管。

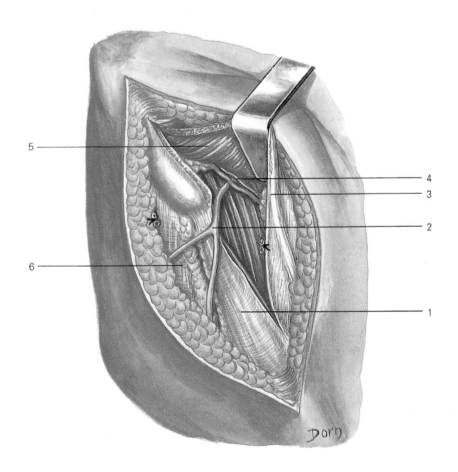

图 17-8
1.腹外斜肌
2.股外侧皮神经

图 17-9
1.缝匠肌
2.股外侧皮神经
3.牵开腹股沟韧带
4.旋髂深血管
5.腹外斜肌
6.阔筋膜张肌

三、闭孔神经

【解剖】

闭孔神经的前支行于短收肌前，耻骨肌及长收肌后面。显露该神经需在耻骨肌和长收肌间分离。闭孔神经后支位于短收肌深面，大收肌前表面上，并支配大收肌。

【适应证】

此显露适应于前支切断术，缓解痉挛性麻痹中的内收肌痉挛。行内收肌松解手术时，切断短收肌，使前支回缩。应小心切断短收肌，以免切断位于其深部的闭孔神经后支。

【体位】

仰卧位，手术侧肢体外旋，髋关节屈曲，外展。

【切口】

图 17-10 股近端内侧 5cm 做纵行切口。

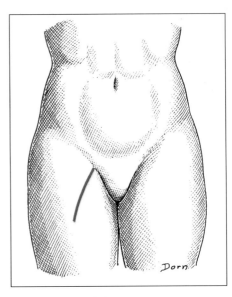

图 17-10

【显露】

图 17-11 沿皮肤切口切开筋膜，并在长收肌与耻骨肌之间分离。

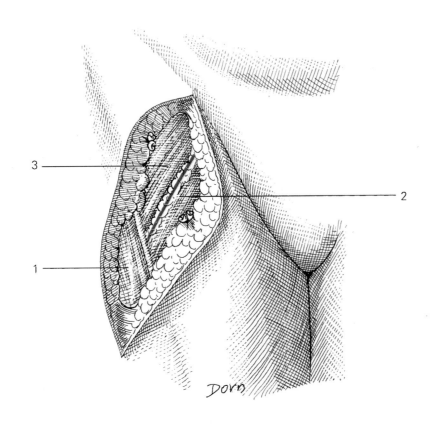

图 17-11

1.缝匠肌

2.长收肌

3.耻骨肌

图 **17-12** 向外牵拉耻骨肌，向内牵拉长收肌，显露位于短收肌上的闭孔神经前支。

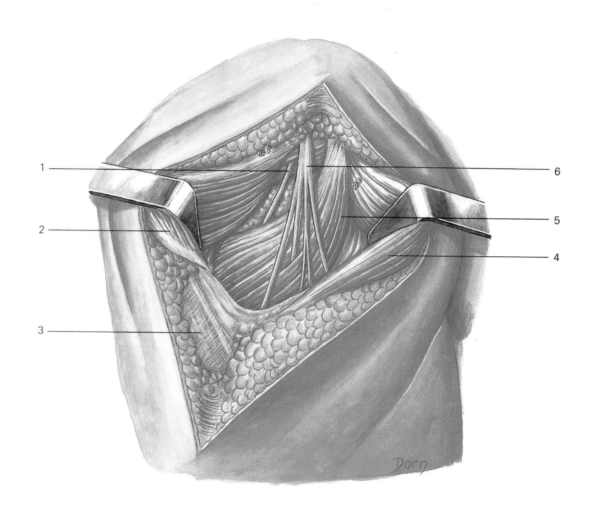

图 17-12

1.闭孔神经后支
2.耻骨肌
3.缝匠肌
4.长收肌
5.短收肌
6.闭孔神经前支

四、坐骨神经

【简介】

坐骨神经损伤的因素包括：

1. 枪伤或戳伤。
2. 髋关节脱位和髋臼骨折。
3. 髋关节置换术中神经牵拉或受到牵引器压迫。
4. 由抗凝剂或手术引发的血肿压迫。
5. 注射损伤。

【解剖】

坐骨神经的解剖应分两部分：臀部及股部。

在臀部，坐骨神经起于梨状肌深面，与股后侧皮神经伴行。它在大转子和坐骨结节之间下行，依次位于闭孔内肌，上、下孖肌及股方肌表面，位于臀大肌深面，被周围血管、脂肪组织包绕。

在股部，坐骨神经行于大转子和坐骨结节的中点至腘窝顶的连线上。在股四头肌远端，坐骨神经位于大收肌下方，股二头肌长头越过其表面。起于坐骨神经内侧面的神经支分布于半腱肌，半膜肌以及大收肌的坐骨区部分。从坐骨神经外侧仅发出一支神经支，支配股二头肌。

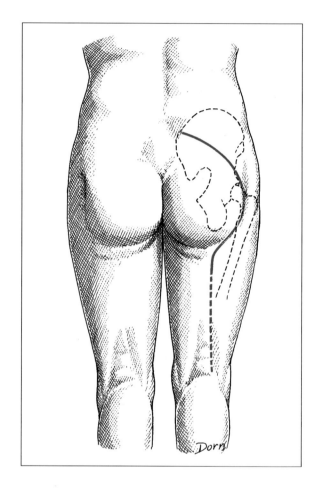

图 17-13

五、坐骨神经：臀部显露

【适应证】

1. 神经修补术。
2. 髋后侧入路手术识别坐骨神经。
3. 神经松解术。

【体位】

俯卧位，患侧肢体完全显露在手术野，如果行髋后侧入路，可取侧卧位。

【切口】

图17-13 切口始于髂后上棘，沿臀大肌外缘，向后至大转子，沿弧线行至臀皱褶。若需要再将切口沿股后部做反"S"形向远端延长。

【显露】

图17-14　翻开皮缘，切开深筋膜。在近侧，切开臀大肌前部纤维；在远侧，切开肌腱附着点。同时，结扎动脉血管分支，向内牵拉臀大肌，显露髋外展肌群附着点，即见位于其上的坐骨神经，周围有血管丰富的疏松蜂窝组织。

图17-15　在切口近端，可切开梨状肌腱的附着点，将其向内侧牵拉，显露坐骨大孔缘及坐骨神经骨盆区的穿出点。

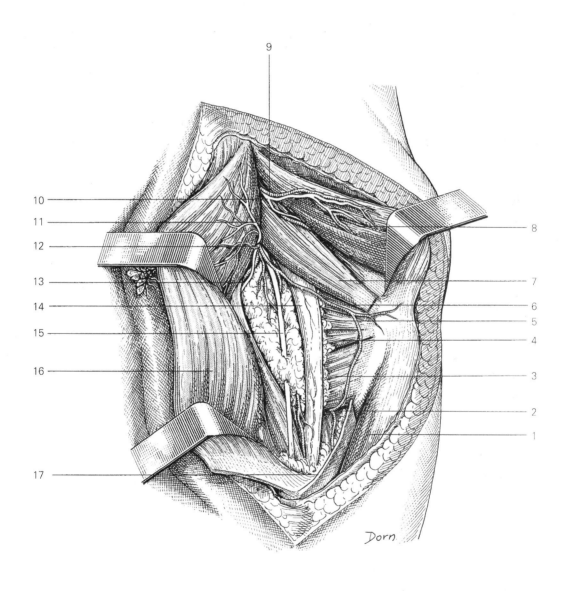

图 17-14

1.股外侧肌	9.臀上动脉
2.旋股外侧动脉	10.臀上神经
3.股方肌	11.臀下神经
4.下孖肌	12.臀下动脉
5.闭孔内肌	13.阴部神经
6.上孖肌	14.坐骨神经
7.梨状肌	15.股后侧皮神经
8.臀中肌	16.臀大肌
	17.切开的臀大肌止点

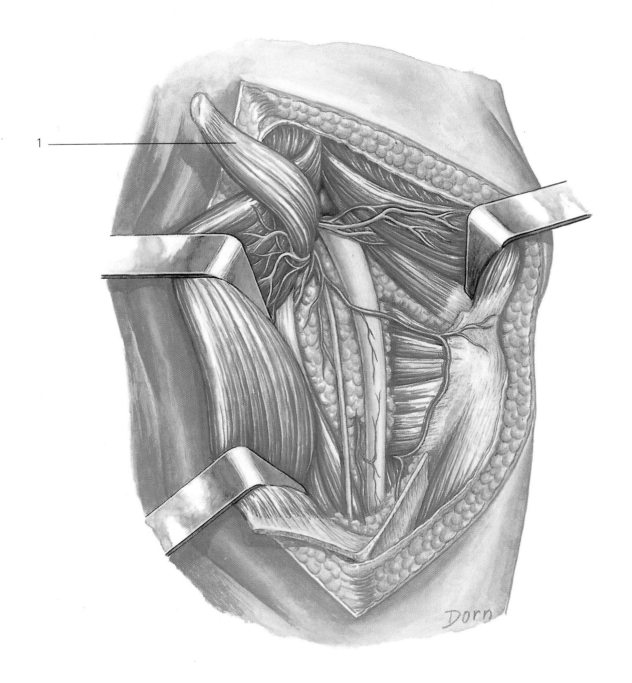

图 17—15
1.梨状肌止点游离牵开

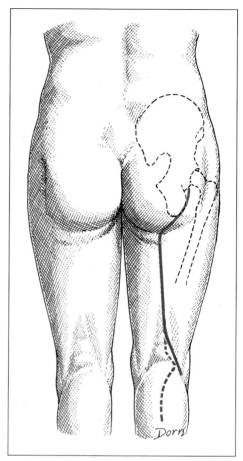

图 17-16

六、坐骨神经：股部显露

【适应证】

1. 神经修补术。
2. 神经松解术。

【体位】

俯卧位。

【切口】

图 17-16 切口始于臀皱褶，向下延至腘窝呈反 "S" 形。

【显露】

图 17-17 小心切开筋膜，避免损伤位于股二头长头表面的股后侧皮神经。在股后侧皮神经内侧，沿半膜肌和股二头肌之间扩展，并进一步切开显露。

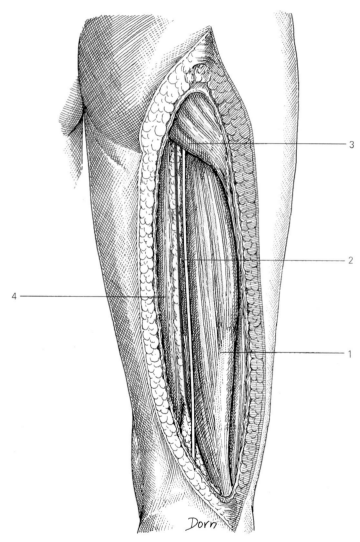

图 17-17

1. 股二头肌
2. 股后侧皮神经
3. 臀大肌
4. 半腱肌

图 17-18 识别坐骨神经，其周围布满疏松的蜂窝状组织。沿其外侧边缘仔细解剖分离，避免损伤支配腘绳肌腱的肌神经支。注意保护支配股二头肌的坐骨神经分支，该分支起于切口近侧1/3处的坐骨神经外侧界。在切口远侧，可见位于腘窝顶的坐骨神经分叉。

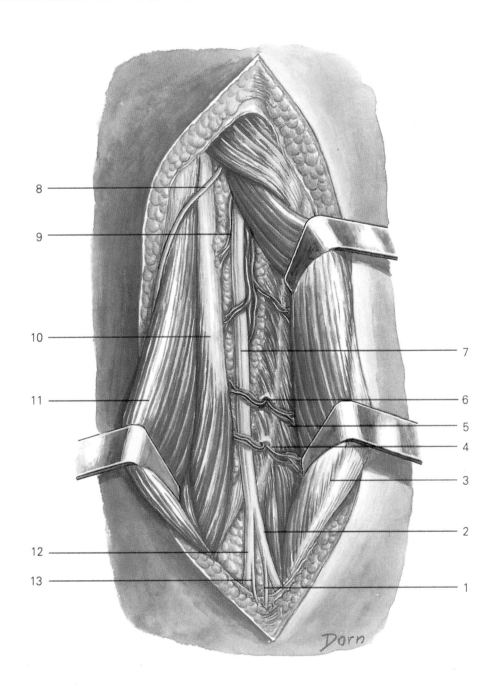

图 17-18

1.腓肠神经	7.坐骨神经
2.腓总神经	8.股后侧皮神经
3.股二头肌长头	9.肌支
4.第四穿动脉	10.半膜肌
5.股二头肌短头	11.半腱肌
6.第三穿动脉	12.胫神经
	13.腓肠神经

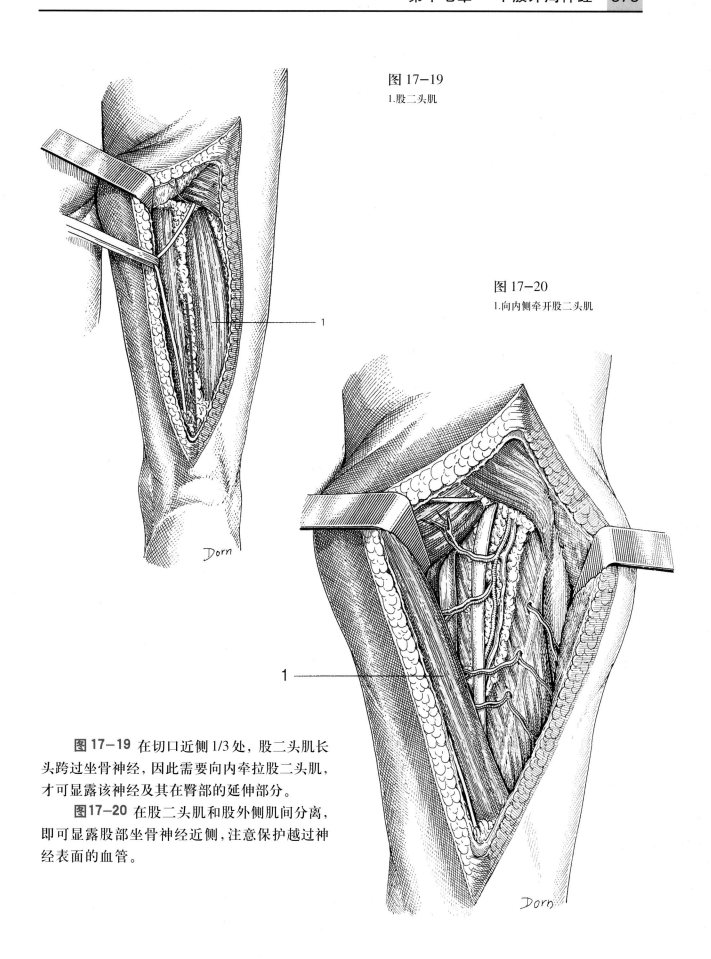

图 17-19
1.股二头肌

图 17-20
1.向内侧牵开股二头肌

图 17-19　在切口近侧 1/3 处，股二头肌长头跨过坐骨神经，因此需要向内牵拉股二头肌，才可显露该神经及其在臀部的延伸部分。

图 17-20　在股二头肌和股外侧肌间分离，即可显露股部坐骨神经近侧，注意保护越过神经表面的血管。

七、腘窝区的坐骨神经、胫神经、腓总神经

【简介】

腘窝的血管神经束损伤原因如下：

1.膝关节脱位致神经牵拉伤。

2.血肿或肿瘤压迫。

3.锐器伤或撕裂伤。

腘窝入路可向近侧延长，以显露坐骨神经主干，亦可通过分离比目鱼肌和它的腱弓向远侧延长，以显露胫神经。单独显露腓总神经需要后外侧入路。

【解剖】

在腘窝顶部坐骨神经分成胫神经和腓总神经，分叉的平面常有变异，两支神经均位于血管的表面。

【适应证】

1.神经瘤切除术。

2.神经修补术。

3.神经松解术。

【体位】

俯卧位，膝关节微屈。

【切口】

图17-21 在腘窝做反"S"形切口，其横切线在腘皱纹上。为了避免瘢痕收缩，也可做有角度的切口。反"S"形的近端和远端分别是股部中点和小腿中点，需要时可延长。

【显露】

图17-22 翻开皮瓣，游离腓肠神经及小隐静脉，在此血管外侧切开深筋膜，在半腱肌与股二头肌之间向近侧分离，可见坐骨神经的分叉就在血管的表面。

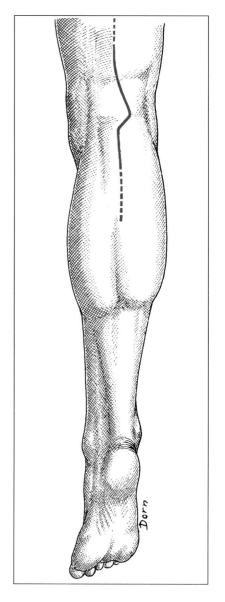

图 17-21

图17-23 腓总神经沿着股二头肌腱的内后面走行，位于腓肠肌外侧头外侧表面。腓肠神经交通支沿腓总神经内侧走行。胫神经走行于腘窝远侧的腓肠肌两侧头的深面。牵开腓肠肌两侧头，同时保护腓肠神经，可显露胫神经至腓肠肌、腘肌、跖肌和足底的分支。

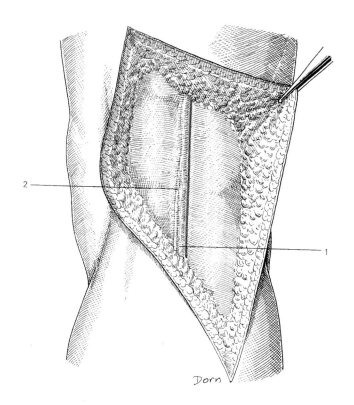

图 17-22

1.小隐静脉
2.腓肠神经

图 17-23

1.小腿外侧皮神经
2.腓肠肌外侧头
3.腓肠肌外侧头运动支
4.胫神经
5.半腱肌
6.腘静脉
7.小隐静脉
8.腓肠肌内侧头运动支
9.腓肠神经

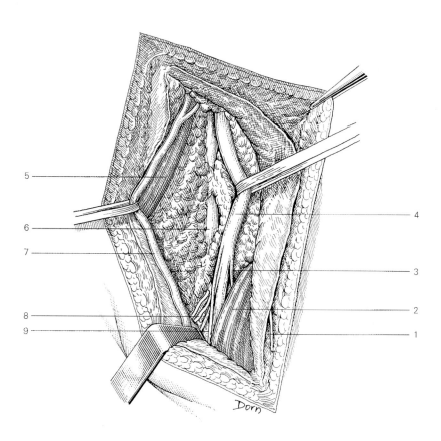

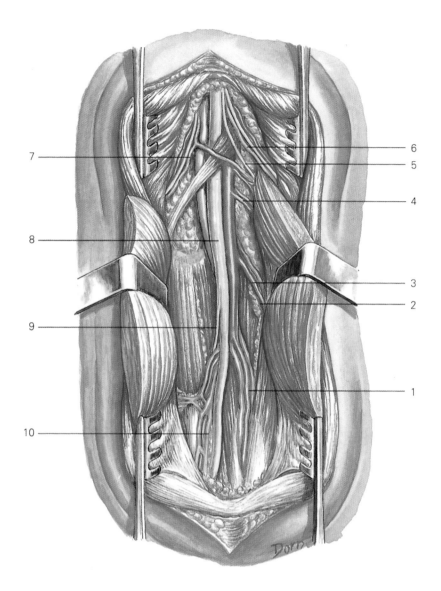

图 17-24
1.腓血管
2.踇长屈肌运动支
3.比目鱼肌血管蒂
4.胫前血管
5.比目鱼肌运动支
6.腓肠肌外侧头运动支
7.腓肠肌内侧头运动支
8.胫神经
9.趾长屈肌运动支
10.胫后血管

图 17-24 在远侧, 仔细分开比目鱼肌腱弓和比目鱼肌近端, 即显露胫神经。

八、腓总神经: 后外侧入路

【简介】

因为腓总神经在腓骨颈的位置较浅表, 所以最易被损伤。牵拉损伤比较常见, 与外科手术创伤或膝外侧韧带损伤有关。腓总神经也可能受到绷带、石膏或夹板的压迫, 多见于术后早期。手术显露腓总神经是直接的。

【适应证】

1.神经撕裂修补术。
2.神经松解术。

【体位】

俯卧位, 并在同侧前髂嵴下垫一小沙袋, 以利于髋外旋。另一种体位是病人取健侧卧位。

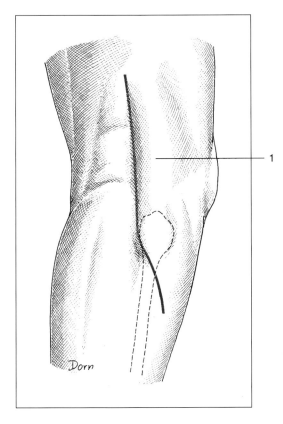

图 17-25

1.股二头肌

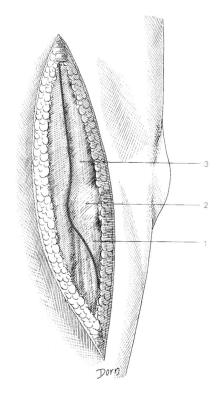

图 17-26

1.腓骨肌
2.腓骨小头
3.股二头肌腱

【切口】

图17-25 体表两个主要标志是股二头肌腱及腓骨小头，切口始于股二头肌腱内侧，向下沿腘窝外缘延伸，呈弧形至腓骨小头远端。

【显露】

图17-26 沿皮肤切口切开筋膜，腓总神经可见于切口的近段，股二头肌肌腱的内后侧，周围是疏松的蜂窝组织。

图17-27 在股二头肌腱与腓肠肌外侧头之间分离，牵开这二块肌肉，显露腓总神经。应小心分离，避免损伤腓肠外侧皮神经和腓浅神经。

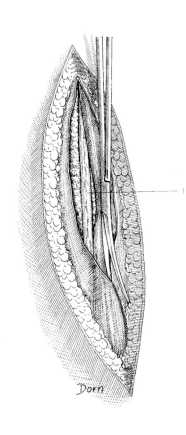

图 17-27

1.腓总神经

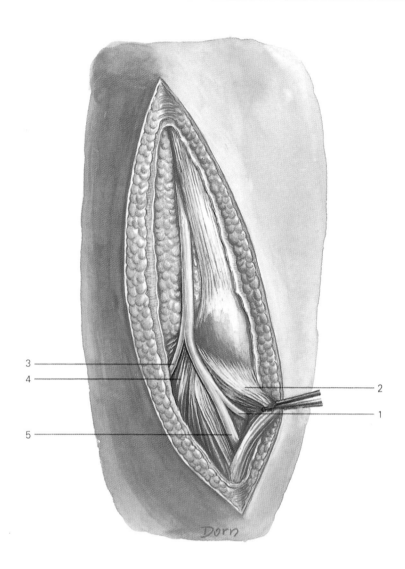

图 17-28
1.腓深神经
2.腓骨长肌
3.小腿外侧皮神经
4.腓肠肌外侧头
5.腓浅神经

图 17-28 在腓骨颈，腓总神经进入位于腓骨长肌近端下方的一个深鞘，切开此鞘，可显露腓总神经。腓总神经在鞘内分成腓深神经和腓浅神经。

九．胫神经及其属支：内侧入路

【简介】

在下肢，胫神经很少损伤，腘窝部的各种损伤需取后侧入路。该入路可通过切开比目鱼肌和分开其腱弓向远侧延长。在腿部，采用内侧入路，从胫骨分离比目鱼肌。内侧入路与胫后血管入路的一样。同时，可切断腓肠肌内侧头的肌腱，以向近端延长切口。最有临床意义的胫神经损伤，是神经在屈肌支持带下方的内踝后侧处受压。

【适应证】

远侧胫神经及其属支松解术。

【体位】

仰卧位，对侧髋关节下垫一沙袋，以便于腿外旋。

【切口】

从内踝近侧开始弧形绕过内踝后，向前至足内侧缘。

【显露】

图17-29 对浅表静脉进行电凝止血，然后切开屈肌支持带。胫神经位于胫后血管的深面外侧。因此，需要游离动、静脉将胫神经和其分支足底内外侧神经分出。在近端，切开深筋膜，拉开跟腱，显露该神经。在远端，切断踇展肌，可游离足底内侧神经。

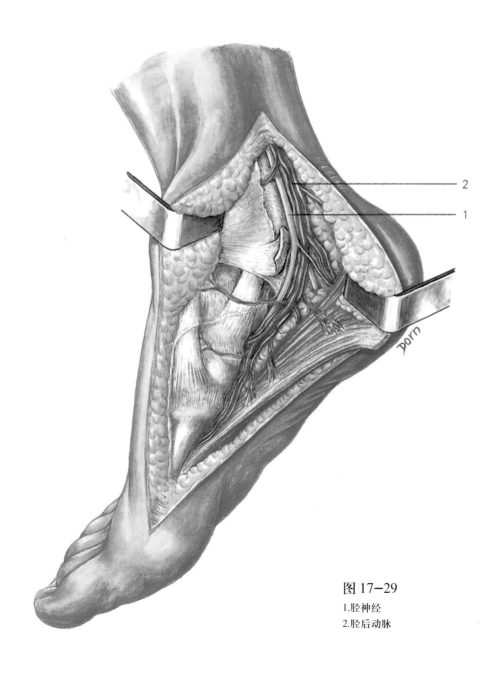

图 17-29
1.胫神经
2.胫后动脉

十、腓肠神经

【简介】

腓肠神经常被用作为神经移植术中的供体神经。它有几个优点：手术截取容易；同时，与移植术的价值相比，功能丧失几乎为零；另外，因为腓肠神经伴有一支腓肠动脉或腘动脉的分支，所以，来自于腓肠神经的移植段可带有血管。

【解剖】

腓肠神经沿腓肠肌二头之间下行，在小腿远侧浅出，有时神经穿出筋膜前在纤维通道中行走。腓肠神经向下沿跟腱外侧界走行，绕过外踝，发出几条分支支配足外侧，在表浅处，小隐静脉与之伴行。通常，在远侧，腓肠神经与始于腓骨头附近的腓总神经的腓肠神经交通支，在远端腓肠肌肌腹处相连接，腓肠神经交通支也可不与腓肠神经连接，而在小腿后外侧面下行至踝。

【体位】

俯卧位。但这可能不适合显露需移植神经段的接受区域。因此，截取腓肠神经亦可取仰卧位，同侧髋下垫沙袋，膝屈曲60°，腿最大程度内旋。

【切口】

图 17-30 两种可行的切口：

1. 从膝的屈曲横纹至外踝后方做一弯曲的长切口，以显露整根神经。下列两种情况需行这种切口：第一，婴儿，其皮下组织厚，臂丛神经修补需要较长的神经移植段。第二，需要带血管的神经移植段。

2. 在其他情况下，可作4或5条水平切口，通过皮下剥离法剥离神经。但是，有的外科医生喜欢做一条纵行长切口，截取神经。此切口在小腿近侧截取神经时可有两种选择：腓肠神经或者腓肠神经交通支。若需要，也可同时切取这两支神经。

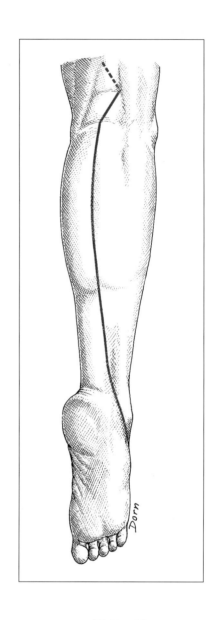

图 17-30

【显露】

图 17-31，图 17-32 显露的腓肠神经，在小腿远侧行于深筋膜的表面，在小腿近侧行于深筋膜深面，在腓肠肌内侧头和外侧头之间。若行横切口，第一条横切口应做于外踝后方，外踝尖上方2～3cm处。纵向切开浅筋膜，识别小隐静脉，牵开小隐静脉，显露腓肠神经。切断该神经的细小分支。

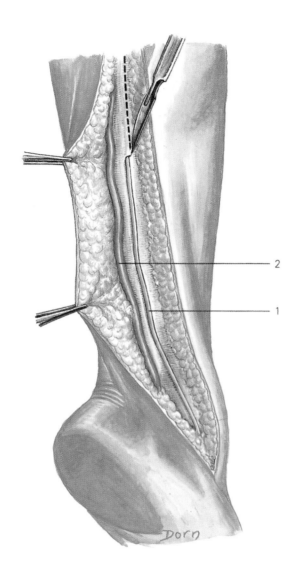

图 17-31
1.腓肠神经
2.小隐静脉

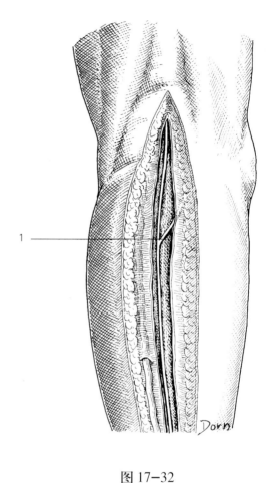

图 17-32
1.腓肠神经交通支

第二条横切口在第一条横切口近侧 10cm 处，稍微靠内侧。确定深筋膜表浅面的小隐静脉，腓肠神经位于其内侧。通过远侧横切口牵拉该神经即可确定其走向，并确定近侧切口的位置。

第三条横切口在腓肠肌中段上。在这一水平，静脉和神经可能都位于深筋膜下方。最近侧切口在膝屈曲横纹上，水平切开深筋膜，可见位于静脉内侧的神经。截取神经时，为了避免腓肠神经受到过分牵拉，可能需要再做几条切口。